보건의료인을 위한

감염관리학

Infection Control

저자 공혜연 · 김은진 · 류다정 · 박상남 · 이선미 · 조명지 · 최명심 · 황지원

의학교육

머리말

의료기관은 다양한 질병을 가진 환자들이 외래 또는 입원 진료를 통하여 진단과 치료를 받는 시설이다. 이곳에는 전파 가능한 감염성 질환을 가진 환자나 감염에 취약한 면역저하 환자뿐만 아니라 많은 직원이 근무하고 수많은 방문객이 찾는다. 따라서 의료기관 내에서 감염의 전파 위험은 항상 존재하기 때문에 환자, 방문객, 직원을 위한 예방 전략을 수립하여 이를 실행하는 일은 대단히 중요하다.

의료기관 내에서 의료행위와 관련하여 발생하는 의료관련감염은 환자군의 특성, 병원의 특성, 감염의 종류에 따라 다르지만, 입원 환자의 5~10%에서 발생한다. 특히 중환자실을 중심으로 요로감염, 혈류감염, 폐렴 순으로 발생빈도가 높다. 또한 노령인구의 증가, 만성 퇴행성 질환 및 면역저하 환자 등 감염에 취약한 사람이 늘어 의료관련감염은 더욱 증가할 것으로 예상된다.

이 책은 감염관리의 중요성이 부각되는 최근의 의료 환경과 최신 지침을 최대한 반영하여 감염관리 실무를 제대로 익히고 수행할 수 있도록 구성하였다. 총 8장으로 구성하여, 1장에서는 감염이 성립되는 요인과 경로 등 감염에 관한 기초 지식을 이해하도록 도왔고, 2장에서는 의료관련감염의 개념과 감염관리프로그램을, 3장에서는 감염병 진단법을, 4장에서는 손위생, 개인보호구, 무균술, 환경, 물품 등의 감염관리를 위한 기본지침을 설명하였다. 5장에서는 의료기관에서 특히 주의하여야 하는 업무별 감염관리를 설명하였고, 6장과 7장에서는 주요 세균성 질환과 바이러스성 질환의 병원체, 증상, 진단, 치료, 예방을 학습할 수 있도록 하였다. 8장에서는 감염병을 치료하기 위한 항미생물제와 예방을 위한 예방접종방법에 관하여 수록하였다. 모쪼록 이 책이 감염관리 실무를 공부하는 학생들에게 많은 도움이 되길 바란다.

끝으로 이 책이 출판되기까지 많은 도움을 주신 출판사 대표님 이하 편집부 여러분께 깊은 감사를 드린다.

저자 일동

Contents

Chapter 1 감염의 이해

Ⅰ. 감염의 성립 / 3

1. 감염원 ········· 3
2. 감염경로 ········· 3
3. 병원성 미생물과 숙주의 상호관계 ········· 6

Ⅱ. 감염과 발병 / 7

1. 건강한 사람의 감염 ········· 7
2. 면역저하숙주의 감염 ········· 8

Ⅲ. 감염병 현황 / 10

1. 신종 · 재출현 감염병 ········· 10
2. 의료관련감염과 지역감염 ········· 12

Chapter 2 의료관련감염과 감염관리

Ⅰ. 의료관련감염의 개요 / 15

1. 의료관련감염의 정의 ········· 15
2. 의료관련감염의 위험성 ········· 15
3. 의료관련감염의 전파경로와 감염관리 ········· 16

Ⅱ. 감염관리체계와 운영 / 17

1. 의료관련감염 정책 현황 ········· 17
2. 의료관련감염 정책의 향후 추진계획 ········· 18
3. 감염관리프로그램 ········· 18

Ⅲ. 소독과 멸균 / 21

1. 세척 22
2. 소독 23
3. 멸균 32
4. 소독과 멸균의 관리원칙 41

Chapter 3 감염관리를 위한 검사

Ⅰ. 법정감염병의 분류와 검사 흐름 / 45

1. 법정감염병의 분류 45
2. 감염병 병원체 확인기관과 역할 47
3. 법정감염병의 검사의뢰 48

Ⅱ. 미생물학적 검사 / 49

1. 세균 감염병의 진단 49
2. 바이러스 감염병의 진단 53

Chapter 4 감염관리를 위한 기본지침

Ⅰ. 개인위생 / 65

1. 손위생 65
2. 개인보호구 71
3. 무균술 81
4. 주삿바늘 찔림사고 예방 85

Ⅱ. 환경위생 / 86

1. 의료기관의 환경관리 86
2. 물품관리 89
3. 의료폐기물관리 90
4. 세탁물관리 95

Ⅲ. 표준주의와 전파경로별 주의 / 98

1. 표준주의 ········ 98
2. 접촉주의 ········ 100
3. 비말주의 ········ 101
4. 공기주의 ········ 102
5. 보호환경 ········ 104

Chapter 5 업무별 감염관리

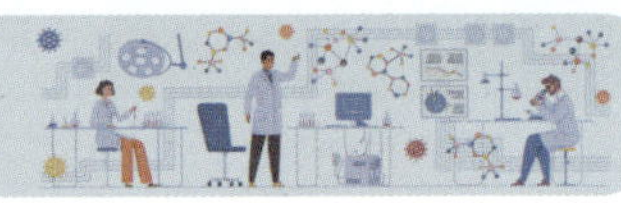

Ⅰ. 주사와 채혈 / 109

1. 주사 ········ 109
2. 채혈 ········ 111

Ⅱ. 삽입기구관리 / 112

1. 삽입기구의 개요 ········ 112
2. 중심정맥관 ········ 113
3. 유치도뇨관 ········ 115
4. 인공호흡기 ········ 119

Ⅲ. 수술부위감염과 욕창 / 121

1. 수술부위감염 ········ 121
2. 욕창 ········ 124

Ⅳ. 투석실과 내시경실 / 128

1. 투석실 ········ 128
2. 내시경실 ········ 132

Ⅴ. 경관영양과 구강관리 / 137

1. 경관영양 ········ 137
2. 구강관리 ········ 139

Chapter 6 세균성 질환

Ⅰ. 주요 세균성 질환 / 145

1. 세균성 이질 ········· 145
2. 결핵 ········· 147
3. 매독 ········· 153
4. 임질 ········· 157
5. 클라미디아 감염증 ········· 159
6. 클로스트리듐 디피실 감염증 ········· 161

Ⅱ. 다제내성균 감염증 / 165

1. 개요 ········· 165
2. 다제내성균 예방관리의 일반적 원칙 ········· 170

Chapter 7 바이러스성 질환

Ⅰ. 주요 바이러스성 질환 / 177

1. 인플루엔자 ········· 177
2. 홍역 ········· 180
3. 풍진 ········· 183
4. 수두 ········· 186
5. 유행귀밑샘염 ········· 188
6. 감염홍반 ········· 190
7. 후천면역결핍증후군 ········· 192
8. 코로나바이러스감염증-19 ········· 197

Ⅱ. 바이러스성 간염 / 199

1. B형 간염 ········· 199
2. C형 간염 ········· 202

Ⅲ. 바이러스성 위창자염 / 204

1. 노로바이러스 감염증 ········· 204

2. 그룹 A형 로타바이러스 감염증 206
3. 장내 아데노바이러스 감염증 209

Chapter 8 항미생물제와 예방접종

Ⅰ. 항균제 / 213
1. 항균제의 특성 213
2. 항균제의 종류 215
3. 항균제 부작용 217
4. 항균제 내성 218

Ⅱ. 항바이러스제 / 219
1. 항바이러스제의 종류 219
2. 약물내성 바이러스 220

Ⅲ. 예방접종 / 220
1. 예방접종의 정의 220
2. 예방접종의 분류 221
3. 예방접종의 실시기준 222
4. 예방접종의 금기사항과 주의사항 223
5. 예방접종 후 이상반응 224

Appendix 4주기 급성기병원 인증기준

1. 감염관리 관련 기준 228
2. 손위생 관련 기준 244
3. 위험관리체계 관련 기준 245
4. 안전 관리활동 관련 기준 247
5. 유행성 감염병 대응 관련 기준 249

Index 찾아보기

- 한글 / 254
- 영어 / 256

Chapter

1

감염의 이해

학습목표

① 감염이 성립되는 주요 요인을 열거할 수 있다.
② 감염원과 감염경로를 각각 설명할 수 있다.
③ 감염의 종류를 열거하고 그 특징을 설명할 수 있다.
④ 신종 · 재출현 감염병에 대해 설명하고 대표적 질환을 열거할 수 있다.

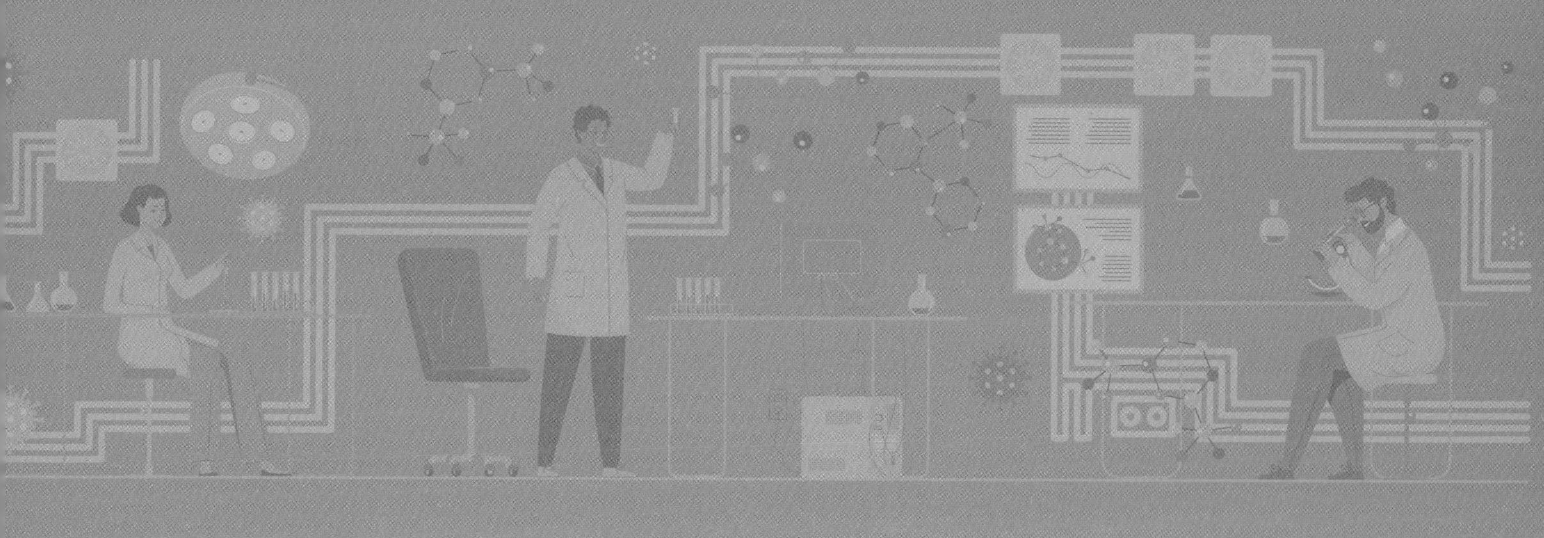

핵심용어해설

- **감염**(infection) : 병원체가 숙주의 생체방어기전을 뚫고 체내로 침입하거나 점막 표면에 부착 후 증식하여 숙주에게 어떠한 영향을 미치는 상태를 말한다.
- **감염원**(infection source) : 질병을 옮기는 근원으로, 질병이 발병하지 않았더라도 병원체를 배출하는 사람(보균자)이나 동물도 감염원에 속한다.
- **균교대감염**(superinfection) : 광역스펙트럼 항균제의 투여로 상재균이 감소하고 그 항균제에 저항성을 갖는 세균의 과증식으로 일어나는 감염을 말한다.
- **기회감염**(opportunistic infection) : 생체의 방어기전이 저하되면 건강한 사람에게는 감염병을 일으키지 않는 저병원성 미생물에도 감염이 발생하는 경우이다.
- **내인감염**(endogenous infection) : 숙주에 상주하는 상재균에 감염되는 경우를 말하며, 면역력이 저하된 숙주에게 일으키는 기회감염, 균교대감염 등이 여기에 해당한다.
- **무증상감염**(불현성 감염, inapparent infection) : 일과성으로 병원성 미생물이 조직 내에서 증식하더라도 생체방어기전이 빠르게 작동하여 제거됨으로써 증상이 나타나지 않는 감염 양식을 말한다.
- **보균자**(carrier) : 증상은 없지만 병원체를 보유하는 사람을 말하며, 과거에 감염되어 증상이 경미하였거나 전혀 없어서 감염 사실조차 모르는 무증상보균자(asymptomatic carrier)와 질병에서 회복된 후 보균자가 되는 회복기보균자(convalescent carrier)가 있다.
- **외인감염**(exogenous infection) : 외부에서 침입한 병원성 미생물이 원인이 되는 감염을 말한다. 고병원성 미생물에 노출된 경우 감염병의 발병 여부는 병원성 미생물의 양, 면역반응의 강도, 각종 숙주요인(백신접종 여부, 영양상태 등)에 좌우된다.
- **의료관련감염**(healthcare-associated infection) : 병원뿐만 아니라 요양시설, 진료소, 재택의료 등 모든 의료 현장의 의료행위 과정에서 병원성 미생물이 전파될 위험이 있어 병원감염의 의미를 확대한 용어이다.
- **인수공통감염병**(zoonosis) : 사람과 동물 간에 상호 전파되는 병원성 미생물에 의해 발생하는 전염병으로, 조류인플루엔자바이러스 감염병, SARS, 브루셀라증, 에볼라출혈열, 살모넬라 감염병 등이 있다.
- **잠복감염**(latent infection) : 무증상감염 후 숙주의 감염 세포 내에서 휴면상태가 되어 면역계통에 인식되지 않고 숙주 내에 장기간 존재하는 감염 양식이다. 결핵균이나 수두대상포진바이러스에 의한 감염을 예로 들 수 있다.
- **증상감염**(현성 감염, apparent infection) : 숙주의 생체방어기전을 뚫고 병원성 미생물이 증식한 경우 감염 조직이 손상되어 심한 염증반응이 유도되면 발열, 화농성 병변 등 각종 증상이 나타나는 감염을 말한다.
- **지속감염**(persistent infection) : 무증상감염 후 숙주의 면역반응을 피하여 지속적으로 증식하는 감염 양식이다. B형 간염바이러스에 의한 감염을 예로 들 수 있다.

I 감염의 성립

병원체가 숙주의 생체방어기전을 뚫고 체내로 침입하거나 점막 표면에 부착하여 증식하는 것을 **감염**(infection)이라고 한다. 이때 미생물이 생체에 어떠한 반응을 일으키면 '감염이 성립하였다'고 표현한다. 감염 후 혈관 확장, 이에 따른 혈류 증가(홍반, 열감), 모세혈관벽 투과성 증가로 인한 체액성분의 조직 이동(부종), 호중구를 포함한 염증세포의 감염 부위 집합과 같은 주요 현상을 동반한 각종 생리학적 증상이 나타나는 것을 **발병**이라고 하며, 그 질병을 **감염병**(infectious disease)이라고 한다.

감염이 성립하려면 ①감염을 성립시키는 병원성 미생물인 **감염원**, ②미생물이 숙주인 사람에 침입하는 **감염경로**, ③미생물에 감수성을 나타내는 개체인 **감수성 숙주**가 있어야 한다.

최종적으로 감염병의 발병 여부는 미생물의 **병원성** 유무, **독력**의 강약, 숙주가 가진 각종 **저항력**에 의해 결정된다. 즉, 미생물의 병원성이 숙주의 저항력을 이기는 경우에는 감염병이 발병하고, 그렇지 않은 경우에는 발병하지 않는다. 이러한 힘의 관계가 비슷하면 비록 감염이 성립하더라도 발병하지는 않으며 무증상감염 상태가 된다.

1. 감염원

질병을 옮기는 근원을 **감염원**(infection source)이라고 한다. 보통 질병에 걸린 사람이나 동물이 대표적인 감염원인데, 발병하지 않더라도 병원체를 배출하는 사람(보균자)이나 동물도 감염원에 속한다. 감염의 전형적인 증상이 나타나지 않는 무증상감염(불현성 감염, inapparent infection)인 경우 특히 감염원으로서 그 위험성이 높다.

증상은 없지만 병원체를 보유하는 사람을 **보균자**(carrier)라고 하며, 과거에 감염되어 증상이 경미하였거나 전혀 없어서 감염 사실조차 모르는 사람을 **무증상보균자**(asymptomatic carrier)라고 한다. 또한 질병에서 회복된 후 보균자가 된 사람을 **회복기보균자**(convalescent carrier)라고 하는데, 이 경우 질병에서 회복은 되었으나 혈액이나 분비물에서 지속적으로 감염성 병원체(미생물)를 배출한다.

2. 감염경로

병원체는 다양한 경로를 통해 체내로 침입하는데, 전파양식에 따라 크게 **수평감염**과 **수직감염**으로 나눌 수 있다.

1) 수평감염(horizontal infection)

사람에게서 사람으로 감염이 확산되는 경우로, **접촉감염**, **비말감염**, **공기감염**, **매개체감염**이 있다(표 1-1).

표 1-1 수평감염의 종류

종류	특징	미생물	질환
접촉감염	• 병원체를 보유한 보균자나 보균동물과 직접 접촉함으로써 감염 • 성매개감염과 교상감염	• 세균(임균, 매독균, 미코플라스마 등) • 바이러스(단순헤르페스바이러스, B형 간염바이러스, 사람면역결핍바이러스 등) • 진균(칸디다 알비칸스 등) • 원충(질편모충, 이질아메바, 람블편모충 등)	접촉전염고름딱지증(접촉전염농가진), 임질, 매독, 광견병, 파상풍 등
비말감염	• 재채기나 기침을 통해 흩어지는 병원체를 흡입함으로써 감염	• 세균(결핵균, 폐렴미코플라스마, 폐렴클라미디아 등) • 바이러스(인플루엔자바이러스, 풍진바이러스, 멈프스바이러스 등)	인플루엔자, 풍진, 유행귀밑샘염(유행성 이하선염), 백일해, 세균성 폐렴, 미코플라스마폐렴 등
공기감염	• 비말의 수분이 증발하여 발생하는 5μm 이하의 비말핵을 흡입함으로써 감염 • 비말핵감염과 먼지감염	• 세균(결핵균, 레지오넬라균 등) • 바이러스(인플루엔자바이러스, 홍역바이러스, 수두대상포진바이러스 등) • 진균(아스페르길루스균 등)	결핵, 홍역, 수두 등
매개체감염	• 식기, 주삿바늘, 의류 등의 오염물을 통해 감염 • 물, 음식물, 혈액 등의 매개체를 통해 감염	• 세균(황색포도알균, 세레우스균, 창자출혈성대장균, 콜레라균, 보툴리누스균, 페스트균 등) • 바이러스(노로바이러스, 아스트로바이러스, E형 간염바이러스, 일본뇌염바이러스 등) • 원충(말라리아원충, 파동편모충 등)	식중독, B형 간염, C형 간염, 후천면역결핍증후군(AIDS) 등

(1) 접촉감염(contact infection)

접촉감염에는 감염자와 직접 접촉함으로써 병원성 미생물이 전파되는 **직접접촉감염**과 병원성 미생물에 오염된 감염자의 손, 물건, 환경 표면 등을 통해 병원성 미생물이 다른 사람에게 전파되는 **간접접촉감염**이 있다.

접촉감염으로 전파되는 병원성 미생물에는 항균제 내성균[메티실린 내성 황색포도알균(methicillin-resistant *Staphylococcus aureus*, MRSA), 반코마이신 내성 장알균(vancomycin-resistant *Enterococcus*, VRE), 카르바페넴 내성 장내세균과 세균(carbapenem-resistant *Enterovacteriaceae*, CRE), 녹농균 등], 감염성 설사의 원인 미생물(창자출혈성 대장균, 노로바이러스, 로타바이러스, 디피실균 등), RS바이러스, 단순헤르페스바이러스, 유행각결막염의 원인이 되는 아데노바이러스, 옴진드기 등이 있다.

(2) 비말감염(droplet infection)

기침, 재채기, 대화 시 방출되는 호흡기 유래 **비말**(droplet)은 5μm를 넘는 크기의 입자로 전파 가능 거리도 비교적 짧은 것이 특징이다. 의료현장에서는 흡인, 기관삽관, 기관지경검사 시 비말이 방출되기도 한다. 방출된 비말이 건조되어 5μm 이하의 크기가 된 입자를 **비말핵**(droplet nuclei)이라고 한다(그림 1–1).

비말감염은 병원성 미생물을 포함한 비말이 비감염자의 얼굴 등에 부착되고 코안과 입안의 점막이나 결막을 통해 병원성 미생물이 침입하여 감염이 성립되는 전파양식이다. 비말감염으로 전파되는 병원성 미생물에는 폐렴미코플라스마, 백일해균, A군 용혈성 사슬알균(항균제요법을 시작하여 24시간이 경과할 때까지), 수막염균, 인플루엔자바이러스, 리노바이러스, 풍진바이러스, 멈프스바이러스 등이 있다.

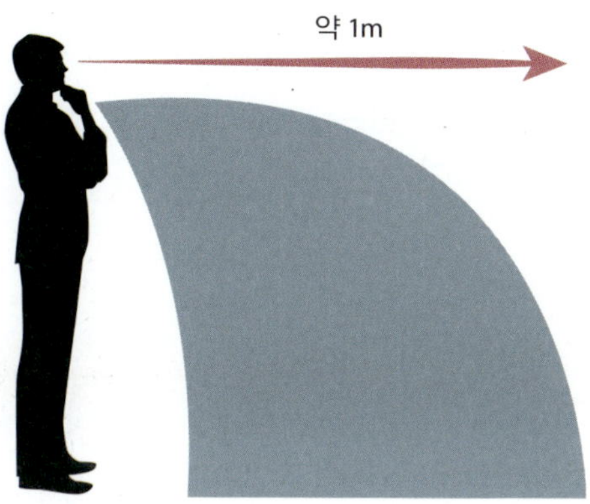

비말	• 지름 5μm 이상의 크기이다. • 작은 물방울과 입자로 이루어진 안개 모양의 에어로졸로, 대략 1m 거리에서 낙하한다.
비말핵	• 지름 5μm 이하의 크기이다. • 비말에서 수분이 건조한 상태로 공기 중에 오랜 시간 부유한다.

그림 1–1 비말과 비말핵

(3) 공기감염(aerial infection)

결핵균, 홍역바이러스, 수두대상포진바이러스는 감염자에게서 방출된 비말이 짧은 시간에 비말핵이 된 후 **부유 비말핵**(air–borne droplet)으로서 확산된다. 부유 비말핵은 공기의 흐름을 타고 광범위하게 확산되기 때문에 감염자와 직접 접촉하지 않더라도 병원성 미생물을 포함한 비말핵에 노출될 수 있다.

공기감염으로만 병원성 미생물이 전파되는 유형(결핵균), 공기감염으로 주로 전파되지만 다른 감염경로로도 전파되는 유형(홍역바이러스, 수두대상포진바이러스 등), 특수한 환경에서만 공기감염으로 전파되는 유형(병실 등 한정된 공간에서의 인플루엔자바이러스)이 있다.

(4) 매개체감염(vector-borne infection)

매매개체감염은 병원성 미생물에 오염된 식기, 주삿바늘, 의류 등을 통하거나 병원성 미생물이 포함된 물, 음식물, 혈액 등의 매개체를 통해 감염이 성립된다.

혈액을 매개로 감염이 전파되는 병원성 미생물 가운데 **B형 간염바이러스**(HBV), **C형 간염바이러스**(HCV), **사람면역결핍바이러스**(HIV) 등은 의료관련감염을 일으키는 원인으로 그 빈도가 매우 높다. 일상의 진료에서 병원성 미생물 보유자의 혈액이 묻은 주삿바늘이나 예리한 물건에 찔리거나 상처, 점막 등에 직접 노출됨으로써 의료종사자가 이들 바이러스에 감염되는 경우가 있다. 또 혈액투석실에서는 B형 간염바이러스나 C형 간염바이러스에 오염된 약물(헤파린 등)이나 의료기구 등을 통해 다른 혈액투석 환자가 감염되는 사례도 있다.

2) 수직감염(vertical infection)

모체에 감염되어 있던 병원체가 임신, 분만, 수유 시 태아나 신생아에게 직접 감염이 확산되는 경우로, **태반경유감염**(경태반감염, diaplacental infection), **산도감염**(birthcanal infection), **모유감염**(breastfeeding infection)이 있다(표 1-2).

표 1-2 수직감염의 종류

종류	특징	미생물	질환
태반경유감염	태반을 통해 병원체가 태아 혈액으로 들어와 감염	• 세균(매독균 등) • 바이러스(거대세포바이러스, 홍역바이러스 등)	선천매독, 선천풍진증후군, 선천거대세포바이러스 감염병 등
산도감염	분만 시 산도나 모체 혈액 속에 있는 병원체에 의해 감염	• 세균(B군 사슬알균, 임균, 클라미디아 등) • 바이러스(단순헤르페스바이러스, 사람면역결핍바이러스, B형 간염바이러스 등)	수막염, 각결막염, 클라미디아폐렴, 신생아헤르페스, 후천면역결핍증후군(AIDS), B형 간염 등
모유감염	모유를 통해 병원체가 감염	• 바이러스(사람T세포림프친화바이러스, 사람면역결핍바이러스 등)	성인T세포백혈병, 후천면역결핍증후군(AIDS) 등

3. 병원성 미생물과 숙주의 상호관계

감염이 성립하는 과정은 병원성 미생물과 숙주의 다양한 요인이 서로 복잡하게 얽혀 있다. 병원성 미생물측 요인에는 감염력(infectivity; 숙주에게 감염병을 일으키는 병원성 미생물의 능력), 노출량, 노출부위(정착, 생존, 증식이 가능한 조직으로의 침입) 등이 있고, 숙주측 요인에는 병원성 미생물에 대한 감수성(면역의 미획득), 연령, 감염성을 증가시키는 기저질환(영양결핍, 면역력 저하, 당뇨병, 악성종양, 화상 등) 유무, 외과수술, 이식, 방사선 치료, 약물(스테로이드제, 면역억제제, 항암제 등) 투여, 카테터나 장치와 같은 인공물의 체내 유치 등이 있다.

이처럼 감염이 성립되는 데는 다양한 요인이 영향을 미치며, 더 나아가 이러한 요인들은 감염병의 발병과 중증도에도 관여한다.

II 감염과 발병

병원체가 숙주에 정착 및 증식하여 조직손상을 일으키면 그에 대한 면역반응의 결과 감염병이 발병한다. 이러한 면역반응으로 염증이 발생되면 발열(fever), 발적(redness), 종창(swelling), 통증(pain) 등의 전형적인 감염 증상이 나타난다.

보통 우리가 섭취하는 음식물에는 어느 정도의 미생물이 있지만, 건강할 때는 이를 섭취해도 감염병을 일으키는 일은 드물다. 사람의 체내에서 증식하는 능력이 없는 미생물은 아무리 많이 섭취해도 건강상 문제가 되지 않는다. 반면, 건강한 사람에게 감염병을 일으키는 **병원성**(pathogenicity)을 가진 미생물이 존재하며, 이를 **병원체**(pathogen)라고 한다.

인체는 이러한 고병원성 미생물에 대해서도 그 정착과 증식을 저지하는 기전이 갖추어져 있다. 예를 들어 피부는 케라틴과 중층편평상피로 덮여 있어서 병원체의 침입을 막고, 소화관의 경우 침 속의 용균효소(lysozyme), 위산, 쓸개즙, 항균펩티드 등 병원체를 사멸시키는 물질이 분비된다. 또한 소화관을 비롯하여 외부와 접하는 해부학적 부위에는 다수의 상재균(resident)이 존재하여 병원성 미생물의 정착을 저지하며 면역계통의 기능 유지에도 중요한 역할을 한다.

1. 건강한 사람의 감염 (그림 1–2)

건강한 사람에게 감염병을 일으키는 미생물은 체내에 침입한 후 **병원성 인자**(virulence factor)를 생산하여 숙주의 방어기전을 뚫고 조직 내에서 증식하는 능력이 있다. 이러한 고병원성 미생물에는 백일해균(*Bordetella pertussis*)이나 창자출혈성 대장균(enterohemorrhagic *E. coli*, EHEC) 등이 있다. 고병원성 미생물은 숙주 내의 정착과 증식을 위해 세포 부착에 이용하는 섬모나 운동성을 담당하는 편모, 면역 회피를 위한 협막다당질이나 독소 등 다양한 병원성 인자를 가진다.

보통 고병원성 미생물은 사람의 체내에 서식하는 상재균이 아니라 어떠한 경로를 통해 사람에게 감염을 일으키는 외부 미생물이다. 이처럼 외부에서 침입한 병원성 미생물이 원인이 되는 감염을 **외인감염**(exogenous infection)이라고 한다. 고병원성 병원체에 노출된 경우 감염병의 발병 여부는 병원성 미생물의 양, 면역반응의 강도, 각종 숙주요인(백신접종 여부, 영양상태 등)에 좌우된다.

일과성으로 병원성 미생물이 조직 내에서 증식하더라도 생체방어기전이 빠르게 작동하여 제거됨으로써 증상이 나타나지 않는 경우도 있으며 이러한 감염을 **무증상감염**(불현성 감염, inapparent infection)이라고 한다. 무증상감염이라도 면역반응은 유도되며 항체 생산 등 면역을 획득할 수 있다. 일반적으로 건강한 사람은 무증상감염이 많다.

무증상감염 후 숙주의 면역반응을 회피하여 지속적으로 증식하는 **지속감염**(persistent infection)이나 감염세포 내에서 휴면상태가 됨으로써 면역계통에 인식되는 일 없이 숙주 내에 장기간 존재하는 **잠복감염**(latent infection)의 형태도 있다. 지속감염으로는 B형 간염바이러스에 의한 감염, 잠복감염으로는 결핵균이나 수두대상포진바이러스에 의한 감염을 예로 들 수 있다.

한편, 숙주의 생체방어기전을 뚫고 병원성 미생물이 증식한 경우 감염 조직이 손상되어 심한 염증반응이 유도되면 감염 증상이 나타난다. 이러한 감염을 **증상감염**(현성 감염, apparent infection)이라고 한다. 증상감염이 일어나면 항균제 등의 치료나 숙주의 생체방어기전을 통해 병원성 미생물은 제거되고 숙주는 치유된다. 반면, 병원성 미생물이 제거되지 않으면 숙주는 중증의 조직손상이나 과도한 면역반응인 **사이토카인 폭풍**(cytokine storm)이 유도되어 죽음에 이르기도 한다.

2. 면역저하숙주의 감염 (그림 1–3)

최첨단 의료기술의 발달로 장기이식 등 침습성이 높은 수술이 가능해졌다. 또 콜라겐병 등에 대해 면역억제를 목적으로 생물학적 제제(biological agent)를 활용한 치료도 널리 시행되고 있다. 또한 당뇨병 등의 대사질환이나 고령자의 증가도 감염병에 대한 저항성이 낮은 **면역저하숙주**(immunocompromised host)를 증가시키는 요인이 되고 있다.

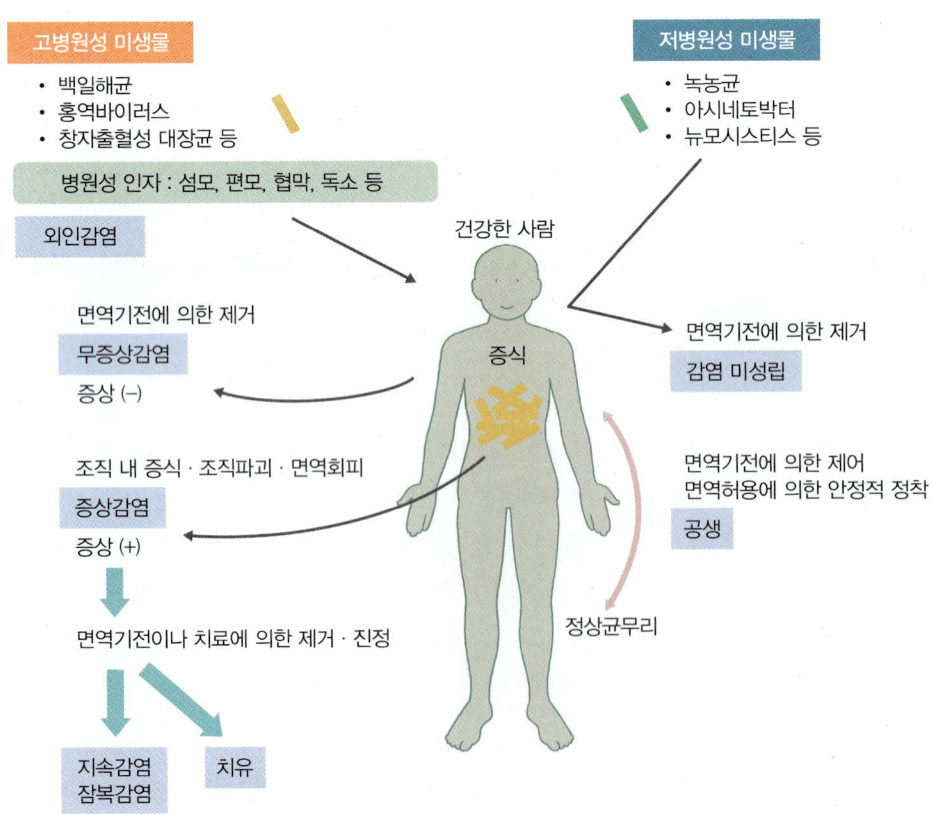

그림 1–2 건강한 사람의 감염병 발병과정과 그 경과

면역저하숙주는 생체방어기전이 약해져 있기 때문에 평소 건강한 사람에게 감염병을 일으키지 않는 저병원성 미생물에도 감염된다. 이처럼 면역저하숙주에게 일으키는 감염을 **기회감염**(opportunistic infection)이라고 한다.

면역저하숙주는 저병원성 미생물뿐만 아니라 고병원성 미생물의 감염에도 매우 취약하며 상당히 적은 균량에도 감염되어 중증화한다. 또 자신이 가진 상재균에 의한 감염인 **내인감염**(endogenous infection)도 일으킬 수 있다. 영양결핍 상태에서 창자점막의 장벽기능이 저하하면 창자 내 상재균이 혈류로 침입하여 세균혈증(bacteremia; 세균이 혈류로 침입하여 혈액에서 세균이 검출되는 상태)이나 패혈증(sepsis; 혈액에서 미생물이 증식함으로써 쇼크, 파종혈관내응고, 다장기부전 등을 일으키는 위독한 상태)을 일으키기도 한다. 또한 지속감염이나 잠복감염을 일으킨 미생물이 재활성화하여 감염병을 일으키기 쉬운데, 고령자의 대상포진이나 항암제 치료 시 지속감염되어 있던 B형 간염의 재발 등에서 그 예를 찾을 수 있다.

면역저하숙주는 기저질환이 있는 경우가 많아 입원 치료 중에 항균제 치료를 받게 될 기회도 많다. 항균제 치료에 의해 상재균이 여러 약제에 내성을 획득한 결과 난치성 내인감염을 일으키기도 한다. 또한 광역스펙트럼 항균제의 투여로 상재균이 감소하고 그 항균제에 저항성을 갖는 세균의 과증식으로 **균교대감염**(superinfection) 현상도 일어난다. 독소 생산능력을 가진 세균이 과증식한 경우에는 감염병을 발병할 위험성이 높아진다. 그 예로 클로스트리듐 디피실(*Clostridium difficile*)에 의한 거짓막대장염 등을 들 수 있다.

결론적으로 건강한 사람에게 발생하는 감염병과 비교하여 면역저하숙주에게 발생하는 감염병은 더 복잡하고 다양한 병리를 나타나며, 약제내성이나 면역력 저하로 인해 치료도 어렵다.

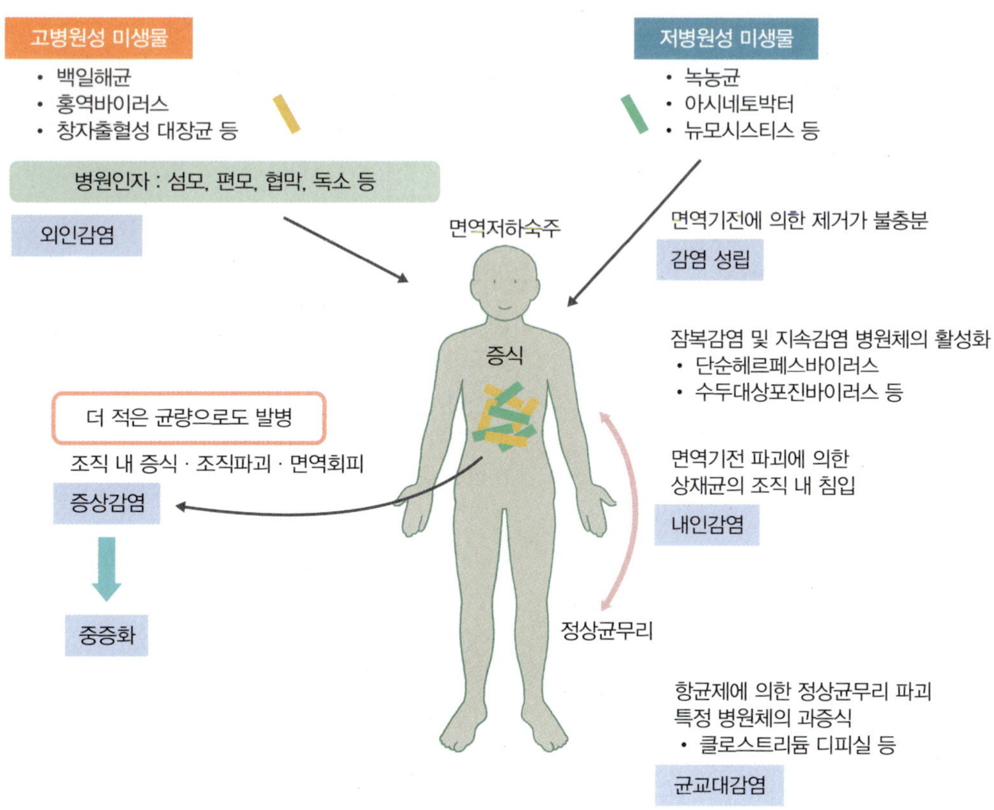

그림 1-3 면역저하숙주의 감염병 발병과 그 경과

III 감염병 현황

1. 신종 · 재출현 감염병

신종 감염병(emerging infectious disease)이란 1970년대 이후에 새롭게 출현한 감염병을 일컫고, **재출현 감염병**(reemerging infectious disease)이란 그 이전부터 존재하였으나 다시 유행이 증가한 감염병을 일컫는다. 1980년 천연두(두창)가 근절된 이후에도 다양한 감염병이 전 세계에서 유행하였다. 이 현상에 위기감을 느낀 미국질병예방관리센터(CDC)가 언급한 단어이며, 감염병의 개념을 파악하는 데 널리 사용되고 있다.

신종 · 재출현 감염병의 대부분은 사람 이외의 척추동물 및 모기나 진드기 등 절지동물 유래의 미생물이 원인이 되는 **인수공통감염병**(zoonosis)이다. 또 감염 동물 유래의 분뇨 등에 오염된 물이나 식품을 통해서도 감염이 전파되기 때문에 감염경로는 복잡하여 질병관리가 쉽지 않다.

한편, 사람 간에 감염이 일어나는 질환 중에도 중요한 신종 · 재출현 감염병이 있다. 특히 약제내성균에 의한 의료관련감염의 증가가 큰 문제가 되고 있다. 2014년 이후 에볼라출혈열(ebola hemorrhagic fever)의 유행으로 유행 국가에서는 의료체제가 붕괴하고 백신접종률의 저하로 폴리오나 홍역의 유행 확산이 우려되고 있다. 또 2022년 현재 전 세계적으로 COVID-19를 일으키는 신종 코로나바이러스가 대유행 중에 있다. 이처럼 신종 · 재출현 감염병의 출현에는 다양한 사회적 요인이 원인으로 작용한다.

주요 신종 · 재출현 감염병 중에서 인수공통감염병을 정리하면 표 1-3과 같다.

표 1-3 주요 신종 · 재출현 감염병 중 인수공통감염병

감염고리	병원체	질병명	병원체	주요 자연숙주동물	감염경로
동물이 본래의 숙주 척추동물 척추동물 사람	세균	야토병	야토병균	토끼	피부, 기도
	바이러스	에볼라출혈열	에볼라바이러스 (필로바이러스과)	박쥐(추정)	피부
		라사열	라사바이러스 (아레나바이러스과)	설치류	기도
		마버그출혈열	마버그바이러스 (필로바이러스과)	박쥐(추정)	피부
		중증급성호흡기증후군 (SARS)	SARS 코로나바이러스 (코로나바이러스과)	흰코사향고양이, 박쥐	경구
		중동호흡기증후군 (MERS)	MERS 코로나바이러스 (코로나바이러스과)	낙타	불명
		조류인플루엔자 (H5N1)	A형 인플루엔자바이러스 (오르토믹소바이러스과)	수금, 가금류	기도

표 1-3 주요 신종 · 재출현 감염병 중 인수공통감염병 (계속)

감염고리	병원체	질병명	병원체	주요 자연숙주동물	감염경로
동물이 본래의 숙주 척추동물 척추동물 사람	바이러스	조류인플루엔자 (H5N1 이외)	A형 인플루엔자바이러스 (오르토믹소바이러스과)	수금, 가금류	기도
		한타바이러스폐증후군	한타바이러스 (한타바이러스과)	설치류	기도
		헨드라바이러스 감염병	헨드라바이러스 (파라믹소바이러스과)	큰박쥐	기도
		원숭이두창	원숭이두창바이러스 (폭스바이러스과)	다람쥐	피부
		광견병	광견병바이러스 (랍도바이러스과)	여우, 라쿤, 박쥐 등	피부
		니파바이러스 감염병	니파바이러스 (파라믹소바이러스과)	박쥐, 돼지	기도
절지동물의 매개가 필요 척추동물 절지동물 절지동물 척추동물 사람	세균	페스트	페스트균	설치류, 벼룩	피부
	바이러스	리프트밸리열	리프트밸리열바이러스 (분야바이러스과)	소, 염소, 모기	피부
		웨스트나일열	웨스트나일열바이러스 (플라비바이러스과)	조류, 모기	피부
		황열	황열바이러스 (플라비바이러스과)	원숭이, 사람, 모기	피부
		뎅기열	뎅기바이러스 (플라비바이러스과)	사람, 모기	피부
		치쿤구니야열	치쿤구니야바이러스 (토가바이러스과)	사람, 원숭이, 모기	피부
		중증열성혈소판감소증후군 (SFTS)	SFTS바이러스 (분야바이러스과)	가축, 진드기	피부
	원충	지카열	지카바이러스 (플라비바이러스과)	자연숙주동물 불명, 모기	피부
		말라리아	열원충	사람, 원숭이(추정), 모기	피부
토양, 물 등의 무생물이 필요 척추동물 토양, 물고기, 식품 척추동물 사람 사람	세균	창자출혈성 대장균 감염병	창자출혈성 대장균 (EHEC)	사람(분변), 소(고기)	경구
		렙토스피라증	*Leptospira interrogans*	쥐 등의 설치류, 가축(소변), 물, 토양	피부, 경구
		살모넬라증	*Salmonella enterica*	가축, 식육, 식품	경구
		캄필로박터 감염병	*Campylobacter jejuni*	가축, 위생동물, 분변, 물	경구
	진균	콕시디오이데스진균증	*Coccidioides immitis*	닭, 쥐, 식품	기도
	원충	와포자충증	*Cryptosporidium parvum*	토양	경구

2. 의료관련감염과 지역감염

지금까지는 병원 내에서 성립한 감염을 **병원감염**(원내감염, hospital acquired infection)이라는 용어로 표현해 왔으나 최근에는 병원뿐만 아니라 요양시설, 진료소, 재택의료 등 모든 의료 현장의 의료행위 과정에서 병원성 미생물이 전파될 위험이 있어 그 의미를 확대하여 **의료관련감염**(healthcare-associated infection)이라는 용어를 사용하고 있다. 의료기관 내에서 감염되어 퇴원 후에 발병한 것도 의료관련감염이다.

한편, 의료기관 밖에서 일어난 감염을 **지역감염**(community acquired infection)이라고 한다. 의료기관 밖에서 이미 감염된 사람이 입원 후에 발병한 것은 지역감염으로 정의하는데, 지역감염이라 하더라도 의료기관 내에서는 의료관련감염을 방지하기 위한 대책을 마련할 필요가 있다.

의료관련감염의 원인은 세균, 바이러스, 진균, 원충 등의 미생물 외에 프리온 등 광범위하다(표 1-4). 또 면역력 저하와 관련한 숙주(환자)측 요인도 다양하다. 의료현장에서는 병원성 미생물이 쉽게 전파될 위험성이 있다는 인식 하에 의료종사자는 근거에 따른 정확한 의료관련감염 대책을 일상의 진료에서 실천해야 한다.

표 1-4 의료관련감염의 주요 원인균

종류			특징
세균	그람양성균	황색포도알균(MRSA 포함)	사람의 코안, 피부의 토박이균, MRSA는 다약제내성이다.
		표피포도알균	사람의 코안, 피부의 토박이균, 정맥도관에 의한 감염이 많다.
		장구균(VRE 포함)	사람의 창자 토박이균, VRE는 다약제내성이다.
		클로스트리듐 디피실	항균제 투여에 의해 균교대현상의 결과 창자 내에서 증식, 거짓막대장염, 출혈성 장염을 일으킨다.
	그람음성균	녹농균	항균제 사용에 의한 균교대현상으로 높은 빈도로 검출되며, 기회감염균으로서 중요하다. 다약제내성주가 많다.
		세라티아속 엔테로박터속	기회감염균의 일종으로 상처감염, 폐렴, 수막염, 요로감염, 패혈증 등을 일으킨다. 다약제내성주도 보고되고 있다.
		버크홀데리아 세파시아	기회감염균의 일종으로 요로 감염병 등을 일으킨다. 다약제내성주가 많다.
		레지오넬라속	공조냉각탑, 급탕설비 등이 오염원이 되며, 폐렴을 일으킨다.
바이러스		수두대상포진바이러스	접촉, 비말에 의해 감염되며 수두를 발병한다.
		로타바이러스	대변-입안감염을 일으키며 물설사와 발열이 나타난다.
		아데노바이러스	비말, 접촉, 분변에 의해 상기도, 눈의 점막에 감염되며, 급성 인두염, 급성 결막염을 일으킨다.
		엔테로바이러스	손발입병(수족구병; 손, 발, 입에 수포 형성), 헤르페스목구멍염(발열, 인두통, 입안 내, 인두에 물집 형성)을 일으킨다. 대부분은 입안감염이다.
		홍역바이러스	비말감염으로 전파되며 발열 2~3일 후에 특유한 발진이 나타난다. 중이염, 폐렴, 인두염 등을 합병한다.
진균		칸디다	균교대증으로서 나타난다. 입안, 허파, 창자, 비뇨기의 감염병, 전신파종 등을 일으킨다.
		아스페르길루스 푸미가투스	부신겉질스테로이드제의 사용과 관련하여 감염되며, 허파 감염병 등을 일으킨다.
		크립토코쿠스 네오포르만	건조에 강하고 장기간 공중을 부유하며, 주로 기도를 통해 감염된다. 허파 감염병을 일으킨다.

Chapter

2

의료관련감염과 감염관리

학습목표

① 의료관련감염의 개념을 설명할 수 있다.
② 감염관리프로그램의 기본 원칙과 실무를 이해한다.
③ 소독과 멸균을 설명하고 소독법과 멸균법의 종류를 열거할 수 있다.
④ 소독과 멸균의 관리원칙을 이해한다.

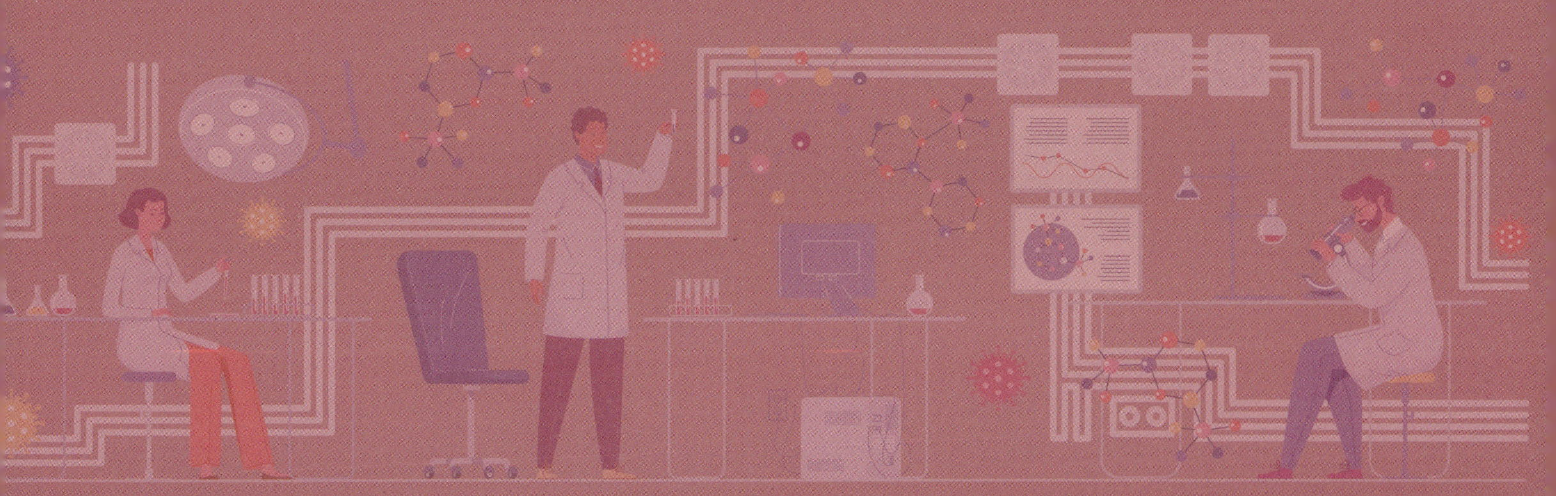

핵심용어해설

- **건열멸균**(dry heat sterilization) : 건열멸균기를 사용하여 건조 상태에서 대상물을 160℃에서 60분간 또는 180℃에서 30분간 가열하여 멸균하는 방법이다. 내열성이 높은 유리나 금속 등의 멸균에 사용된다.
- **고압증기멸균**(steam sterilization under pressure) : 고압증기멸균기를 사용하여 대상물을 2기압 121~135℃에서 3~30분간 가열하여 멸균하는 방법이다.
- **멸균**(sterilization) : 모든 미생물을 죽이거나 제거함으로써 무균 상태로 만드는 방법을 말한다. 멸균에는 가열이나 방사선조사에 의한 물리적 방법과 화학물질에 의한 화학적 방법이 있다.
- **방사선멸균**(radiation sterilization) : 방사선을 조사함으로써 세포 내에서 화학반응을 일으키게 하여 미생물을 사멸시키는 방법이다. 주로 코발트의 방사성 동위원소(^{60}Co)에서 나오는 감마선(γ선)을 이용한다.
- **생물학적 확인**(biological monitoring) : 멸균 상태를 확인할 수 있는 가장 적합한 방법으로, 생물학적 지시제(biological indicator, BI)를 사용하여 저항성이 매우 높은 세균의 아포를 멸균기에서 처리한 후 이를 배양시켜 사멸 여부를 확인한다.
- **소독**(disinfection) : 감염이나 부패 등 미생물이 일으키는 유해사상을 막는 데 필요한 수준까지 미생물을 없애는 방법으로, 모든 미생물을 죽이는 것은 아니다.
- **의료관련감염**(healthcare-associated infection) : 최근 병원뿐만 아니라 요양시설, 진료소, 재택의료 등 모든 의료 현장의 의료행위 과정에서 병원성 미생물이 전파될 위험이 있어 병원감염(원내감염, hospital acquired infection)의 의미를 확대한 용어이다.
- **자외선멸균**(ultraviolet sterilization) : 260nm 정도 되는 파장의 자외선을 살균등이라는 저압수은램프를 이용하여 살균하는 방법이다. 자외선이 핵산에 흡수되면 티민 이량체가 형성되어 DNA 복제가 정상적으로 이루어지지 못하게 되며 결과적으로 미생물이 사멸한다. 대부분의 미생물에 효과적이나 아포에 대한 효과는 충분하지 않다.
- **플라즈마멸균**(plasma sterilization) : 진공상태에서 과산화수소를 넣고 고주파에너지를 가하면 과산화수소가스 플라즈마가 발생한다. 이 플라즈마를 이용하여 멸균하는 방법이다. 열에 약한 것도 멸균할 수 있다.
- **화학적 확인**(chemical monitoring) : 멸균과정과 관련된 하나 또는 두 가지 이상의 변수 변화에 시각적으로 반응하는 화학적 지시제(chemical indicator, CI)를 이용하여 확인하는 방법이다.
- **EO 가스멸균**(EO gas sterilization) : 대상물을 에틸렌옥시드가스(EO gas)로 처리하는 방법으로, 미생물의 단백질 등을 변성시킴으로써 아포를 포함한 미생물을 사멸시킨다.

I 의료관련감염의 개요

1. 의료관련감염의 정의

의료관련감염(healthcare-associated infection, HAI)이란 입원뿐만 아니라 외래진료를 포함하여 의료기관 내에서 이루어진 의료행위와 관련된 감염을 말하며, 이는 병원 종사자의 감염까지 포함한다.

의료관련감염의 발생은 환자군의 특성, 병원의 특성, 감염의 종류에 따라 다르지만, 입원 환자의 5~10%에서 발생하며, 특히 중환자실을 중심으로 요로감염, 혈류감염, 폐렴 순으로 발생빈도가 높다. 또한 노령인구와 만성 퇴행성 질환 및 면역저하 환자 등 감염에 취약한 인구의 증가로 의료관련감염은 더욱 증가할 것으로 예상된다.

의료기관은 다양한 질병을 가진 환자들이 외래 또는 입원 진료를 통하여 진단과 치료를 받는 시설로, 이 중에는 전파가 가능한 감염성 질환을 가진 환자나 감염에 취약한 면역저하 환자뿐만 아니라 많은 직원이 근무하고 수많은 방문객이 찾는다. 따라서 의료기관 내에서 감염의 전파 위험은 항상 존재하며 환자, 방문객, 직원을 위한 예방 전략을 수립하여 이를 실행하는 것은 대단히 중요하다.

2. 의료관련감염의 위험성

의료관련감염을 유발하는 대표적인 미생물은 메티실린 내성 황색포도알균(methiciiin-resistant *Staphylococcus aureus*, MRSA), 반코마이신 내성 장알균(vancomycin-resistant *Enterococcus*, VRE), 녹농균(*Pseudomonas aeruginosa*) 등의 항생제에 내성이 강한 세균이지만, 그 밖에도 세균, 진균, 바이러스를 포함한 다양한 미생물이 의료관련감염을 유발할 수 있다(표 1-4 참조). 의료관련감염을 일으키는 미생물의 근원에는 의료기관의 환경이나 의료진뿐만 아니라 환자 자신의 신체에 상재하는 미생물까지 포함된다. 이처럼 다양한 근원의 미생물이 환자의 피부나 점막을 통하여 인체에 침투하여 환자의 면역력을 넘어서면 감염이 발생하게 된다.

의료관련감염이 발생하면 이를 치료하기 위하여 재원기간이 길어지고 직·간접적으로 환자의 예후에 나쁜 영향을 미쳐 사망에 이르게도 하며 결과적으로 의료비용 상승으로 이어진다.

국내 의료서비스는 지난 수십 년간 크게 발전하여 다른 선진국과 어깨를 나란히 하고 있지만, 의학과 의료기술의 발전 및 고령화로 인하여 이전보다 면역력이 저하되고 다양한 기저질환을 가진 환자에게도 적극적으로 침습적인 치료를 하게 되면서 의료관련감염의 발생 위험은 오히려 증가하고 있다. 이러한 의료관련감염의 예방에 있어서는 발생 제로에 도전하고 있는 선진국의 의료서비스에 비하여 많이 뒤처지고 있는 것이 사실이다.

최근 국내에서도 의료서비스에 있어서 환자 안전의 중요성을 인식하여 이를 위한 제도적 보완, 의료기관의 시설 투자, 감염관리 전문가의 채용 등을 통하여 의료기관의 감염관리능력 강화를 위한 노력을 기울이고 있다. 하지만 의료관련감염의 예방은 시설 확충과 감염관리 전문가의 노력만으로는 이루어낼 수 없다. 모든 의료인, 모든 의료기관 종사자, 환자 자신과 가족, 그리고 전 국민이 감염의 전파양식과 예방 기본수칙을 잘 이해하고 지키고자 노력하여야 한다.

3. 의료관련감염의 전파경로와 감염관리

의료관련감염을 일으키는 미생물은 주로 직 · 간접적인 접촉이나 공기, 비말을 통하여 전파되며 그 밖에도 오염된 물이나 음식, 투약 등으로도 전파되기도 한다. 결핵, 수두, 홍역은 공기전파가 가능한 대표적인 감염병이고, 인플루엔자, 백일해, 수막알균 감염병은 비말전파가 가능한 감염병의 예이다.

1) 의료관련감염의 전파경로

의료관련감염의 전파경로에는 공기전파, 비말전파, 접촉전파가 있다. 비말의 크기가 5μm보다 작으면 공기전파, 5μm보다 크면 비말전파로 분류된다. **결핵**, **홍역**, **수두**는 공기전파를 하는 대표적인 감염성 질환이며, 그 밖의 호흡기 감염성 질환은 비말전파로 확산된다. 비말전파의 경우 한계 범위는 평균 약 1m이며, 이는 격리조치 시 밀접접촉을 규정하는 기준이 된다.

공기전파와 비말전파는 고정된 개념은 아니다. 만약 비말의 크기가 5μm 미만으로 줄어드는 상황이 조성되면 원래는 비말전파를 하는 병원체라 하더라도 공기전파로 바뀔 수 있다. 그 대표적인 예가 병원 내에서 기관지흡인 등의 처치로 연무질이 만들어지는 경우이다. 이는 본질적으로 비말전파를 하는 감염성 질환이라도 병원 내에서 공기전파로 얼마든지 바뀔 가능성이 있다는 말이다. 환자에게서 배출된 비말은 다른 사람의 호흡기 내로 직접 들어갈 수도 있지만, 실제로는 어딘가에 떨어져 부착하고 이를 다른 사람이 손으로 만져서 감염이 전파되는 경우가 빈번하다.

한편, 최근 들어 공기전파, 비말전파, 접촉전파와 함께 환경이나 무생물에 의한 전파의 중요성도 점차 커지고 있다. 침대 난간, 이불, 환자복 등 환자가 쓰거나 만지는 물품, 청진기, 혈압계, 근무복 등 의료진이 만지는 물품, 병실 바닥이나 수도관 등 환자 주변 시설물이 의료관련감염의 숨은 발원지임에 주목하여 이에 대한 조치를 강화할 필요성이 매우 높다.

2) 감염관리를 위한 손위생

손위생은 의료관련감염을 관리함에 있어 가장 중요한 핵심이다. 의료인이 의료관련감염의 주요 원인이 되는지 아닌지는 손위생을 얼마나 준수하느냐에 달려 있다. 사람은 무의식중에 자신의 코나 눈을 하루 평균 15회 이상 만진다고 한다. 가운이나 마스크 등의 개인보호구를 아무리 잘 착용한다 하더라도 환자나 주위 환경과의 접촉에 이어서 자기 신체를 손으로 만지는 일이 반복되다 보면 언제든지 의료관련감염을 유발할 가능성이 높아진다. 모든 감염관리는 손위생으로 귀결된다고 할 수 있다.

II 감염관리체계와 운영

1. 의료관련감염 정책 현황

우리나라는 2002년 「의료법」에 '병원감염 예방'이라는 조문을 신설하여 300병상 이상 종합병원의 감염관리위원회 및 감염관리실 운영 의무를 규정하는 등 의료기관의 기본적인 감염관리시스템 구축 근거를 마련하였다. 2012년에는 200병상 이상 중환자실을 운영하는 의료기관에 대하여 의무적으로 감염관리위원회 및 감염관리실을 설치 · 운영하고 전담인력을 배치하도록 개정하는 등 감염관리의 강화를 점차 확대하고 있다.

1) 의료관련감염병의 법률 지정

2000년 지정전염병 등의 종류 고시(개정)로 반코마이신내성 황색포도알균(VRSA) 감염증이 처음 지정되었다. 이후 2009년 병원감염을 하나의 감염병군으로 지정하여 감시체계의 근거를 규정하였고, 2010년 지정전염병 등의 종류 고시(개정)로 NDM-1 생성 카바페넴 내성 장내세균속균종(CRE) 감염증을 추가하였으며, 2022년 현재 「감염병의 예방 및 관리에 관한 법률」에 다음 6종류의 의료관련감염병이 지정 및 관리되고 있다(2022.6.10. 일부개정).

- 반코마이신 내성 황색포도알균(VRSA) 감염증
- 반코마이신 내성 장알균(VRE) 감염증
- 메티실린 내성 황색포도알균(MRSA) 감염증
- 다제 내성 녹농균(MRPA) 감염증
- 다제 내성 아시네토박터바우마니균(MRAB) 감염증
- 카바페넴 내성 장내세균속균종(CRE) 감염증

2) 의료관련감염 감시체계의 운영

의료기관의 감염관리를 강화하기 위한 의료법 개정(2012.8.5.)으로 감염관리위원회 및 감염관리실 설치 · 운영 대상 의료기관을 확대하였다. 감염관리실은 의료관련감염의 발생감시, 의료관련감염 관리실적 분석 및 평가 등의 업무를 하고 있다. 국내 의료관련감염 실태 파악을 위하여 2004~2005년 중환자실 의료관련감염 조사연구를 수행하였고 이를 바탕으로 2006년부터 **전국 의료관련감염 감시체계**(korean national healthcare associated infections surveillance system, **KONIS**)를 마련하여 중환자실 감염과 수술부위 감염 등을 대상으로 운영하고 있다. KONIS는 질병보건통합관리시스템(http://kdca.go.kr)을 통하여 표준진단기준에 근거하여 자료를 수집 및 분석하고 의료관련감염 정책 수립을 위한 기초자료를 생성한다.

3) 감염 예방 활동의 강화

감염관리위원회 및 감염관리실 설치 · 운영 대상 의료기관이 양적으로 증가함에 따라 감염관리 업무의 질적 증진을 위하여 보건복지인력개발원에서는 감염관리 담당 인력의 전문교육 확대를 위하여 중앙 및 지역 교육사업으로 진행하였다.

또한 **중소병원 감염관리 네트워크**(infection control consulting network, ICCON)를 구축하여 온라인 자문 및 지역 자문을 담당하고 의료관련감염 예방관리사업 등을 통하여 의료기관이 감염관리 할 수 있는 역량을 강화할 수 있도록 기술지원을 수행하고 있다.

2. 의료관련감염 정책의 향후 추진계획

의료관련감염은 지역사회에서 발생하는 감염병과는 달리 의료기관이라는 발생장소가 가진 여러 가지 특성과 연관된다는 차이점이 있다. 다인실 병상, 개방형 중환자실 등 감염 예방에 취약한 의료기관의 구조적 문제, 감염관리 전문인력의 부족과 전담기구의 부재, 한 가지 사업의 관점에서 해결하기 어려운 문제들이 다양한 측면에서 결부되어 있다. 보건복지부 내에서도 여러 부서 기관의 협력이 필요하며, 민간 및 전문가와의 공조가 매우 중요하다고 할 수 있다.

질병관리청은 순차적으로 제도를 정비하고 기반을 확충하며 연구개발을 지속적으로 수행해나갈 계획이다. 감시체계에서는 현재의 성인 대상에서 소아를 포함하고, 다양한 의료기관이 참여할 수 있도록 확대할 예정이며, 의료기관의 감염관리 역량을 강화하기 위한 전문인력의 양성과 기술지원을 확대하고 표준예방관리지침을 지속적으로 보강해나갈 계획이다. 의료기관의 감염예방 활동을 강화하기 위한 실행계획을 수립하고 근거 중심의 정책 수립을 착실히 진행함으로써 안전한 의료 환경을 조성할 수 있을 것이다.

3. 감염관리프로그램

최근 수년간 국내에서는 관련 법률, 보험급여체계 및 평가제도를 통하여 감염관리조직과 업무에 대한 규제가 강화되고 있으나 아직 모든 의료기관에서 실제적인 감염관리가 이루어지지 못하는 실정이다. 의료관련감염의 예방은 감염관리실만의 업무가 아니라 병원의 최고 경영진에서부터 환경관리인에 이르기까지 병원 직원 모두가 본인의 책임으로 인식하고 수행할 때 더 효율적으로 달성할 수 있다.

감염관리의 목표는 의료관련감염으로부터 환자를 포함한 의료기관 종사자, 방문객 및 병원에 있는 모든 사람을 보호하는 것이며, 가능하면 **비용 효과적인 방법**을 모색하여야 한다. 효율적 감염관리를 위해서는 위험 분석을 통한 우선순위 선정이 선행되어야 한다. 감염 위험이나 감염관리 우선순위는 병원마다 다를 수 있다. 훈련된 감염관리 인력을 포함한 감염관리조직, 과학적 근거에 입각한 감염관리지침, 제정된 규정과 지침이 교육과 훈련을 통하여 의료기관 전반에 걸쳐 일관되게 수행될 때 감염으로부터 안전한 의료 환경을 조성할 수 있다.

또한 새로운 감염성 질환의 유행과 같은 국가적 재난사태에 대비하기 위해서는 신속대응체계를 구축하고 훈련하여야 한다. 직원 건강관리나 항생제 관리 등 의료기관 내부의 프로그램뿐만 아니라 지역사회나 공중보건 관리체계와도 상호 협력을 유지하는 것이 중요하다. 감염관리프로그램에는 의료기관의 모든 실무과정을 포함하여야 하고, 매년 또는 정기적으로 검토하여야 한다.

1) 기본 원칙

① 감염 예방과 관리는 모든 의료기관에서 우선적으로 이루어져야 한다.
② 해당 의료기관에 적합한 감염관리조직과 체계를 갖추어야 하며, 감염관리 책임자는 감염 전파의 위험을 파악하고 발생위험을 감소시킬 수 있는 시스템을 운영하여야 한다.
③ 감염관리조직과 그 구성은 병원의 규모와 진료 특성에 따라 달라질 수 있지만, 감염관리에 대한 운영원칙은 일관되어야 한다.
④ 의료기관의 장은 감염관리프로그램에 대한 전반적인 책임을 진다.
⑤ 의료기관의 모든 직원은 환자와 직원에게 안전한 환경을 제공할 책임이 있다.
⑥ 감염관리프로그램의 원활한 운영을 위하여 의료기관은 감염관리 전문가를 확보하고 필요한 행정적 지원을 하여야 한다.
⑦ 감염관리프로그램 및 감염관리 규정과 지침은 환자 안전을 우선적으로 고려하여야 한다.
⑧ 의료기관은 손위생을 위한 시설, 환자 침상 간 적합한 거리 확보, 병상 규모에 따른 격리시설 확보 등 감염관리를 위한 적합한 시설과 환경을 갖추어야 한다.

2) 조직과 인력

감염관리를 위한 업무 진행과 자문, 심의를 위하여 감염관리위원회와 감염관리 전문가가 필요하다. 감염관리위원회의 구성은 의료기관의 규모와 복잡성에 따라 다르지만 **다학제**로 구성하며, 국내 의료법에서는 핵심 인원과 함께 의료기관의 장이 필요하다고 인정하는 사람으로 규정함으로써 직원건강관리부서, 약국, 환경관리부서, 교육부서 등의 참여 폭을 넓히고 있다.

감염관리의 적정 인력으로 감염관리 간호사나 감염관리 실무자의 수가 1980년대에는 250병상당 1명 정도이었으나 환자의 중등도와 복잡성이 증가함에 따라 급성기 병원은 100병상당 1명, 장기요양병원은 150~250병당상 1명으로 보고 있다. 최근에는 병상 기준보다는 프로그램의 범위를 반영하여 인력이 설정되기도 한다.

3) 감염관리프로그램의 실무

(1) 계획

① 매년 감염관리프로그램을 평가하고 계획한다.
② 감염관리프로그램은 의료기관의 규모, 지역적 위치, 환자 및 진료의 특성을 반영하여 계획한다.
③ 감염관리프로그램의 계획에는 격리지침, 멸균과정, 감염관리에 대한 직원의 교육 및 훈련, 역학적 감시 등을 포함한다.
④ 감염관리프로그램은 의료기관 전체에서 동일하게 적용되어야 한다.

(2) 감시

① 의료관련감염의 현황 파악을 위하여 의료기관 및 지역사회 관련 주요 병원체에 대한 감시체계, 진료 특성을 반영하는 삽입기구 관련 감염이나 수술부위 감염, 법정감염병에 대한 감시체계 등 다양한 감시체계를 구축한다.

② 감시 대상과 방법은 감염관리 위험사정(risk assessment)을 근거로 결정한다.

③ 감시는 가능하면 전향적으로 시행하고 시기적절한 피드백을 제공한다.

④ 감염관리위원회와 감염관리실은 감염감시를 계획하고, 자료의 조사 및 분석, 감시 결과 공유에 대한 책임이 있다.

⑤ 의료기관의 감염 발생 현황과 감염관리 수준을 파악하기 위하여 전국적인 규모의 감염감시 네트워크에 참여한다.

⑥ 감시데이터의 질 평가시스템을 갖춘다.

(3) 감염관리 규정 및 지침의 개발

① 규정과 지침은 관련 법률과 과학적 근거를 중심으로 개발한다.

② 규정과 지침을 실무에 적용할 수 있도록 모든 직원은 교육을 받아야 한다.

③ 감염관리 규정 및 지침에는 환자 진료(손위생을 포함한 표준주의지침, 격리지침과 술기, 개인보호구의 선택과 착용, 무균술 및 삽입기구 관리), 부서별 감염관리, 의료기구의 재처리 절차, 세탁물 관리, 의료폐기물관리, 환경관리, 직원감염관리(주삿바늘 찔림 등 감염노출 예방 및 노출 시 관리), 역학적으로 중요한 병원체 관리, 환자 방문 시점에서 역학적으로 중요한 감염이 의심되는 환자에 대한 적절한 관리 방안 등이 포함되어야 한다.

(4) 감염 예방과 감소를 위한 중재방안

① 의료관련감염의 감소를 위한 중재방안을 마련한다.

② 중재방안을 적용하기 위하여 다각적 전략을 활용한다.

(5) 감염관리 규정 및 지침 이행도 모니터링

① 감염관리 규정 및 지침이 잘 이행되고 있는지 표준화된 방법으로 정기적으로 모니터링한다.

② 모니터링 결과를 경영진, 부서장 및 관련 직원에게 피드백한다.

(6) 교육 및 훈련

① 의료기관은 직원과 환자에게 감염관리에 대한 교육과 훈련을 제공한다.

② 대상자의 교육수준, 학습방법, 근무형태에 따라 교육 방법과 내용을 조정한다.

- 환자, 가족, 방문객에게 손위생 등 감염관리 주의사항을 안내한다.

- 실무에서 환자와 가족에게 제공할 감염관리 교육 자료를 개발하여 사용한다.
- 간접적으로 환자와 접촉하는 직원과 교육생도 포함한다.

(7) 신속대응체계 구축

① 감염병과 관련된 국가적 재난상황, 유행 발생과 같은 응급상황에 대한 신속한 대응체계를 구축한다.
② 감염병에 대한 주의, 경계 또는 심각한 경보가 발령되는 경우에는 의료기관에서 상시적으로 업무를 수행하는 사람을 대상으로 2회 이상 감염병 예방교육을 실시한다.

(8) 관련 프로그램

① 의료기관의 직원 건강을 관리하는 부서와 상호 협력하여 의료기관에서 **감염성 질환 노출 후 관리프로토콜, 노출 후 예방적 투약 결정 지원, 주삿바늘 찔림 예방 프로그램의 운영**을 지원한다.
② 내성균주에 대한 감시체계 확립, 적절한 격리 적용과 표준주의지침 강화, 환경관리와 같은 감염관리 프로그램과 연계하여 진행한다.
③ 공중보건 관리체계(보건소, 질병관리청 등)와 상호 협력체계를 구축한다.

(9) 감염관리 지원체계

① 의료기관은 감염관리에 필요한 정보의 수집과 분석, 시기적절한 보고가 가능하도록 정보기술을 지원하고, 감염관리 전문가는 의료정보(환자 치료와 관련된 임상자료와 행정자료)에 접근이 가능하여야 한다.
② 의료기관의 주요 교육프로그램과 연계하여 운영하고 핵심 의사결정체계와 의사소통 채널을 구축한다.

III 소독과 멸균

병원 내에서 의료관련감염을 예방하기 위한 가장 중요한 요소는 적절한 소독과 멸균이라고 할 수 있다. 적절하지 못한 소독이나 멸균도 문제가 되지만 불필요한 소독이나 멸균도 시간과 비용의 낭비, 환경오염을 초래하므로 올바른 소독과 멸균 방법을 선택하여 준수하는 것이 중요하다. 기구의 사용 목적이나 진료 상황에 따라 세척, 소독, 멸균 과정을 적절하게 선택하여 실시하여야 한다(표 2-1).

표 2-1 세척, 소독, 멸균의 개념

세척	대상물로부터 모든 이물질(토양, 유기물 등)을 제거하는 과정을 말한다. 소독과 멸균의 가장 기초단계로 일반적으로 물, 기계적인 마찰, 세제를 같이 사용한다.
소독	인체에 유해한 미생물을 제거하거나 균수를 줄이는 과정을 말한다. 일반적으로 액상 화학제나 습식 저온 살균제 등을 이용한다.
멸균	물리적, 화학적 과정을 통하여 모든 미생물을 완전하게 제거하고 파괴시켜 무균 상태로 만드는 과정을 말한다. 고압증기멸균법, 가스멸균법, 건열멸균법, 플라즈마멸균법, 액상 화학제 등을 이용한다.

1. 세척

세척(washing)이란 대상물로부터 이물질을 제거하는 과정을 말하며, 소독이나 멸균을 위한 필수요건이다. 의료기관에서는 세척에 대한 규정을 수립하고 규정에 따라 실시하며 이를 모니터링하여야 한다.

1) 일반적 주의사항

① 사용한 기구는 주변을 오염시키지 않는 방법으로 세척장소로 운반한다.

② 의료기구는 사용 후 가능한 한 빨리 세척한다. 세척을 빨리 할 수 없는 경우에는 유기물이 기구에 말라붙을 수 있으므로 물에 담가놓거나 젖은 수건으로 덮어 놓는 등 건조해지지 않게 한다. 세척 시 생리식염수는 기구를 부식시킬 수 있으므로 사용하지 않는다.

③ 세척 시 분해가 필요한 기구는 제조사의 권고에 따라 분해한다.

④ 세척과정에서 기구 표면의 손상이나 부식 등의 이상이 발견된 경우에는 세척 후 기구관리부서에 의뢰한다.

⑤ 세척도구(솔, 스펀지 등)는 재사용 시 사용 대상의 수준에 적합한 재처리 과정을 거친다(세척 후 건조하거나 소독 또는 멸균).

⑥ 세척제는 기구의 재질과 오염물질의 성분, 형태 등을 고려하여 오염 제거에 효과적이며 헹굼이 용이한 것을 사용한다.

⑦ 세척제가 남아 있으면 소독 및 멸균 과정을 방해할 수 있으므로 충분히 헹군다.

2) 기계세척 시의 주의사항

① 기계세척기는 제조사의 권고사항을 확인하여 정기적으로 점검하며 결과를 기록하고 보관한다.

② 기구의 모든 표면이 세척제와 충분히 접촉할 수 있도록 가능한 한 분해하고, 뚜껑이 있는 기구는 완전히 열어준다.

③ 세척기는 제조사의 권장 주기에 따라 내부세척과 소독을 실시한다.

④ 초음파세척기는 육안으로 보이는 큰 오염을 제거할 수 없으므로 1차 오염을 제거한 후 사용한다.

- 고무와 PVC는 진동을 흡수하기 때문에 초음파 세척이 불가능하며, 깨지기 쉬운 물품들은 손상 받을 수 있다.

- 내강이 있는 기구는 초음파 세척 전과 후에 손으로 세척한다.
- 세척 시에는 주변 오염을 방지하기 위하여 뚜껑을 덮어 놓아야 하며, 세척용액은 제조사의 권장사항에 따라 교환한다.

⑤ 기구가 올바로 세척되었는지를 확인하기 위하여 세척 후 기구의 이물질 여부를 육안이나 세척과정의 출력물 등을 통하여 반드시 점검한다.

2. 소독

소독(disinfection)이란 인체에 유해한 미생물을 제거하거나 균수를 줄이는 과정을 말하며, 일반적으로 물리적 방법과 소독제를 사용하는 화학적 방법이 있다. 대상물과 그 목적에 맞게 적절한 방법을 선택하여야 한다.

1) 소독법

(1) 물리적 소독법

① 여과법(filtration)

액체나 기체를 세균보다 작은 구멍지름(0.22~0.45μm)의 필터에 통과시킴으로써 세균을 제거하는 방법이다. 미코플라스마나 바이러스는 이 여과필터의 구멍지름보다 작기 때문에 여과법으로 제거할 수 없다. 열을 가하면 변질되는 약액이나 혈청 등의 소독에 효과적인 방법이다.

② 자비소독(boiling disinfection)

소독하고자 하는 대상물을 100℃의 끓는 물에 넣고 10~15분간 끓이는 방법이다. 1%의 탄산나트륨을 첨가하면 소독력이 높아지고 동시에 금속기구의 부식도 방지할 수 있다. 일반 세균, 결핵균, 진균, 바이러스는 사멸되지만 아포(spore)는 사멸되지 않기 때문에 아포를 포함한 모든 균을 완전히 사멸시키려면 고압증기멸균법을 이용하여야 한다. 유리제의 주사기나 금속기구, 일반 식기류나 우유병 등의 소독에 적절하다.

③ 저온살균(pasteurization)

60~70℃에서 30~60분간 가열함으로써 대상물의 품질 변화를 최소한으로 하면서 많은 세균이나 진균류를 사멸시키는 방법이다. 주로 우유 소독에 이용된다.

(2) 화학적 소독법

소독제의 화학반응을 이용하는 방법으로, 여러 종류의 소독제가 있기 때문에 각 소독제의 성질을 충분히 이해하고 용도에 따라 사용하여야 효과적이다. 소독방법은 그 효력의 강약에 따라 표 2-2와 같이 분류되며, 표 2-3과 같이 미생물에 대한 유효성(항미생물 범위), 적용 대상, 경제성, 환경을 고려하여 소독제를 선택해서 적절하게 사용하도록 한다.

또 소독의 효과는 소독제의 농도, 시간, 온도에 좌우되므로 이 세 가지 요소가 충족되었는지 늘 확인하는 습관을 들여야 한다(그림 2-1).

표 2-2 소독제의 수준

소독수준	일반명
고수준 소독제	글루타르알데히드, 프탈알데히드, 과산화아세트산
중간수준 소독제	에탄올, 차아염소산나트륨, 페놀, 크레졸
저수준 소독제	염화벤제토늄, 염화벤잘코늄, 글루콘산 클로르헥시딘, 알킬디아미노에틸글리신염산염

표 2-3 소독제의 적용 대상

용도(대상)					효과	소독제	미생물에 대한 효과										
손	점막	의료 기구		환경			그람양성 세균			그람음성 세균		결핵균	진균	바이러스			
		금속	비금속				일반	MRSA	아포	일반	녹농균			일반	HBV	HCV·HIV	리노
×	×	○	○	×	고	글루타르알데히드(2%)	○	○	○	○	○	○	○	○	○	○	○
○	×	○	△	○	중	소독용 에탄올(70~80%)	○	○	×	○	○	○	△	○	×	○	×
△	×	×	○	○	중	차아염소산나트륨(0.01~0.05%)	○	○	△	○	○	△	○	○	○	○	○
○	○	×	×	×	중	포비돈 요오드(0.25~0.5%)	○	○	△	○	○	△	○	○	△	○	△
○	○	○	○	△	저	염화벤제토늄(0.1~0.2%)	○	△	×	○	△	×	△	×	×	×	×
○	○	○	○	△	저	염화벤잘코늄(0.01~0.1%)	○	△	×	○	△	×	△	×	×	×	×
○	×	○	○	△	저	글루콘산 클로르헥시딘(0.05~0.5%)	○	△	×	○	△	×	△	×	×	×	×
○	△	○	○	△	저	알킬디아미노에틸글리신염산염(0.05~0.1%)	○	△	×	○	○	△	△	×	×	×	×

[용도]
○ : 사용 가능, △ : 주의해서 사용, × : 사용 불가

[효과]
○ : 유효, △ : 중간 효과, × : 무효

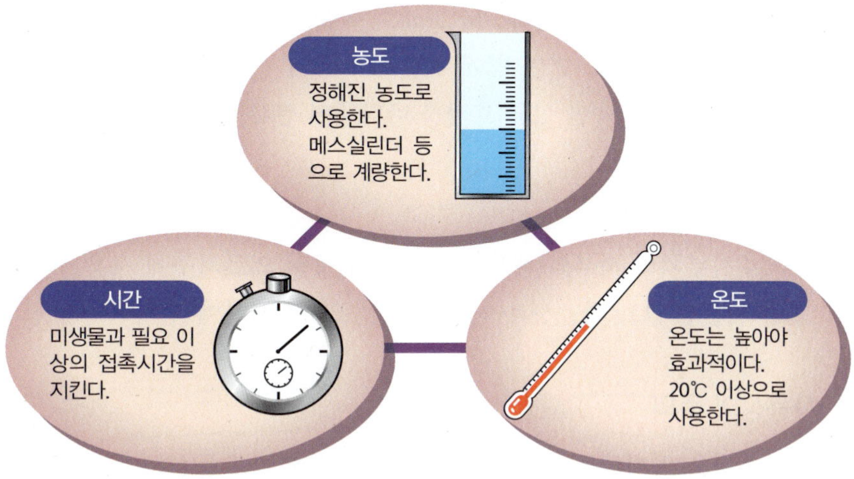

그림 2-1 소독의 3요소

MEMO

- **소독제의 효과적 사용을 위한 지침**

① 농도, 시간, 온도를 확인해서 사용한다.
② 필요한 소독 수준에 맞게 사용한다.
③ 서로 다른 소독제를 혼합하면 화학반응을 일으켜 불활성화되기 때문에 혼합하면 안 된다(단, 에탄올은 제외).
④ 표면활성제(세제 등)를 제거한 다음 소독제를 사용한다.
⑤ 혈액, 체액, 배설물, 생체조직, 고름 등의 유기물과 결합하면 효력이 저하되는 경우가 많기 때문에 세척하여 유기물을 제거한 후 소독제를 사용한다.
⑥ 소독제를 용액 상태에서 충분히 접촉시킨다.

- **소독제의 안전한 사용을 위한 지침**

① 소독제를 분무하면 농도가 매우 떨어지고 증발도 빠르며 흡입독성도 있으므로 절대로 분무하지 않도록 한다.
② 대량으로 자주 장시간 사용하면 안 된다.
③ 오염 방지를 위해 다른 용기로 옮겨 담거나 리필하여 사용하면 안 된다.
④ 필요할 때마다 조제하여 사용하는 것이 원칙이며 조제 후에는 가능한 한 빨리 사용한다.

2) 소독제의 종류와 특징

(1) 알코올류(alcohol) (표 2-4, 그림 2-2)

① 미생물에 대한 유효성

알코올은 가장 흔한 소독제로, 단백질을 변성시키고 지질을 용해시켜서 일반 세균, 결핵균, 외피(envelope)를 지닌 바이러스에 효과를 나타낸다. 다만, 진균이나 아포에는 효과가 없다. 알코올류 중에서 소독제로서 주로 사용되는 것은 **에탄올**(ethylalcohol, 에틸알코올)이다. 60~80%의 농도에서 강력한 소독 효과를 얻을 수 있으며, 이 농도 범위 밖에서는 소독 효과가 감소된다. 일반적으로 피부에 적용 시 15초 정도에 세균이 살균되는 신속한 살균 효과를 나타내며 잔류 효과는 없다.

② 용도

인체에서는 손이나 주사부위의 피부와 체온계나 청진기 등의 의료기구에 사용된다. 그러나 고무나 플라스틱 제품을 변성시킬 수 있고 휘발성과 인화성이 있으므로 사용에 주의하여야 한다.

③ 부작용, 독성, 사용상의 주의

대량 흡입하면 중추신경을 억제하는 작용이 나타난다. 증상으로 운동실조, 청색증 등이 나타나고 혈중 농도가 0.4~0.5%이면 혼수, 0.5% 이상이면 호흡이 억제된다. 이소프로판올은 에탄올보다 흡입독성이 2배 정도 높아 영유아에게 사용을 제한하여야 한다. 현기증, 두통, 마비, 혼수, 저체온, 호흡정지 등의 중추신경 증상, 착란 등의 정신신경 증상, 구토, 토혈, 설사를 동반한 위장장애 등의 소화기 증상이 나타난다.

그 밖에 알코올류는 점막 자극성이 강해 점막이나 손상부위에 사용하여서는 안 되며 또한 탈지작용이 있어 손을 거칠게 하는 문제도 있다. 인화성, 폭발성이 있어 전기메스의 사용이나 화기에 충분한 주의가 필요하다.

표 2-4 **알코올(의료용 의약품)의 종류**

종류	주요 용도	취급상 주의
에탄올 제제	• 76.9~81.4%의 농도 : 생체소독에 이용되며 소독용 알코올과는 다른 종류이다.	• 빛을 차단하고 화기를 피해서 보관한다.
이소프로판올 제제	• 50%의 농도 : 일반세균의 소독 • 70~99%의 농도 : 바이러스, 결핵균, 진균 및 일반세균의 소독	• 탈지작용이 강하다. • 흡입독성(중추억제작용)이 에탄올의 2배로 강하다. • 소아과에서는 사용하지 않는다. • 화기를 피해서 보관한다.

※ 이소프로판올 제제는 의료현장에서는 증발에 의한 효력저하가 있기 때문에 70%의 농도로 사용한다. 의료용 의약품이 아닌 알코올류도 많이 있기 때문에 의약품과는 구별해서 사용해야 한다.

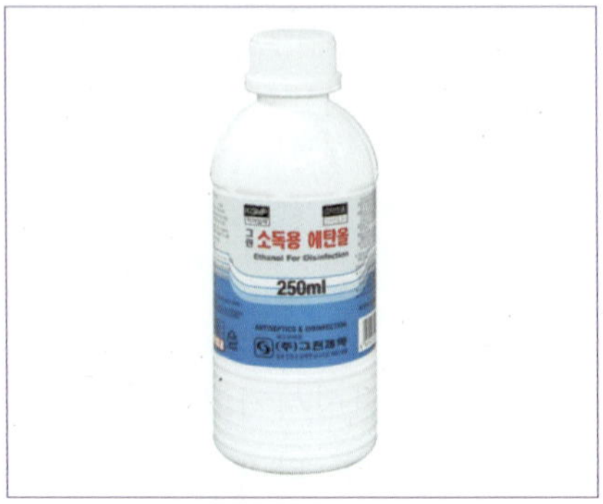

그림 2-2 **알코올류**

(2) 차아염소산나트륨(sodium hypochlorite) (그림 2-3)

① 미생물에 대한 유효성

일반 세균, 진균, 바이러스에 대하여 살균 또는 불활성화 작용을 나타내지만, 아포에는 거의 효과가 없다. 결핵균에 대한 살균 효과는 불확실하다.

② 용도 및 사용 농도

잔류성이 낮고 혈액, 단백질 등의 유기물과 접촉하면 식염(NaCl)이 되어 무해하기 때문에 리넨류, 식기류의 소독에 사용된다. 사용 농도는 0.01~1%(100~10,000ppm)이다. 또한 혈액, 체액, 배설물 등의 직접 처리 목적으로는 0.5%(5,000ppm)의 농도로 사용하지만 이 경우 혈액, 체액, 배설물 등의 양에 대하여 충분한 양을 사용하여야 한다.

③ 부작용, 독성, 사용상의 주의

강알칼리와 산화작용에 의한 피부염, 점막자극이 있다. 산성액과의 반응으로 발생하는 염소가스는 냄새가 없지만 독성이 매우 높아 흡입하면 인두나 기관지의 통증, 심한 기침과 구토가 일어난다. 위중한 경우 전해질 이상, 폐부종, 화학성 폐렴을 일으키기도 한다. 비말이 눈에 들어가면 작열감, 눈물을 동반한 일과성 각막장애를 일으키며 고농도인 경우 각막궤양을 일으킨다.
금속부식성이 문제가 되는데, 차아염소산나트륨에 담가서 소독하는 경우 보이지 않는 곳에 녹이 발생하여 금속 피로를 일으켜 고장의 원인이 되기도 하고 기구의 수명을 단축시키며 최악의 경우 사고로 이어진다. 금속 이외의 플라스틱이나 고무 제품 등에는 효과적이다.

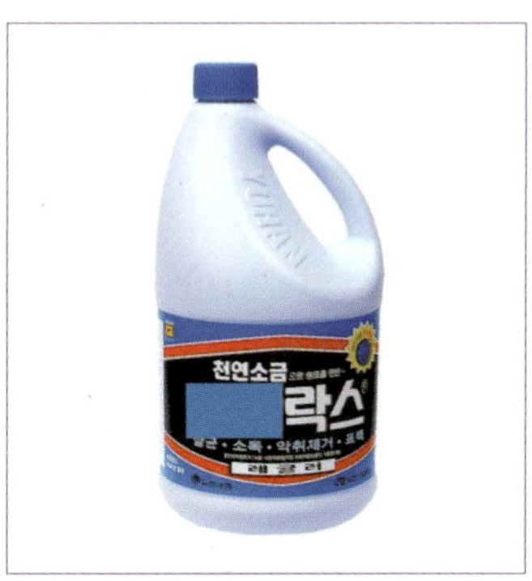

그림 2-3 차아염소산나트륨

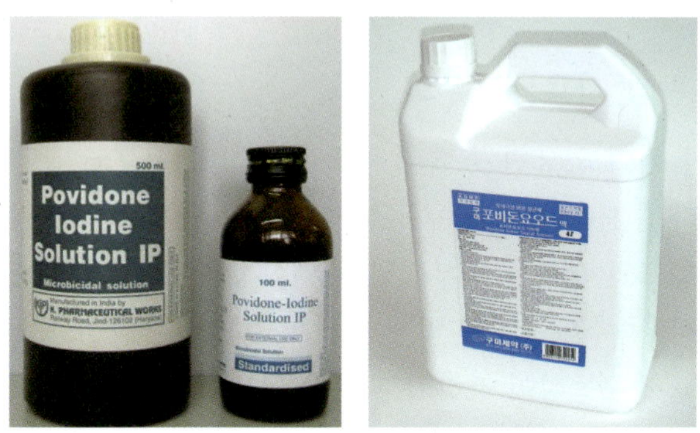

그림 2-4 포비돈 요오드 제제

(3) 포비돈 요오드(povidone iodine) (그림 2-4)

① 미생물에 대한 유효성

그람양성균, 그람음성균, 결핵균, 바이러스, 진균류에 효과적이다.

② 부작용, 독성, 사용상의 주의

빛에 안정적이어서 차광할 필요가 없지만, 직사광선은 제품의 온도를 상승시키기 때문에 직사광선을 피하여 실온에 보관한다. 또한 고압증기멸균기에 넣으면 열에 의하여 유효 요오드가 효력이 없는 요오드이온으로 변하여 유효 요오드가 감소하고 pH도 저하된다. 따라서 무균 제제 표시가 있는 것을 사용한다. 개방 용기에 담으면 기체로 휘발하기 때문에 안정성이 나빠진다. 또 주변 물체가 착색되는 경우가 있다. 보관 용기의 경우 유리는 문제가 없지만 플라스틱은 재질이나 두께에 따라 요오드가 투과되기 때문에 안정성이 나빠진다. 농도는 낮을수록 안정성이 나빠진다.

포비돈 요오드를 사용할 때는 요오드의 흡수에 주의가 필요하다. 장기적으로 계속 사용하는 경우에도 갑상샘 기능이 정상이라면 문제가 없으나 갑상샘 질환자는 주의하여야 한다. 또 요오드의 주요 배설경로는 콩팥으로 혈중에서 요중으로 배설되기 때문에 대량으로 사용하는 경우 소변량이 적거나 콩팥장애가 있을 때는 주의가 필요하다. 요오드를 대량 흡수하면 산증(acidosis)이나 섬망 등의 부작용이 나타난다.

(4) 염화벤잘코늄(benzalkonium chloride) (그림 2-5)

① 미생물에 대한 유효성

그람양성균, 음성균, 진균 등에는 효과적이지만, 결핵균 및 바이러스에는 효과가 없다.

② 용도 및 사용 농도

손이나 피부소독에 0.05~0.1%, 점막이나 상처부위에 0.01~0.025%의 농도로 사용한다. 의료용 기구에는 0.1%의 용액을 사용한다.

③ 부작용, 독성, 사용상의 주의

유기물이 섞여 있으면 효력이 감소된다. 비누는 이 제제의 살균작용을 감소시키기 때문에 비누를 잘 씻어낸 다음 사용한다. 경구독성이 강하고 쉽게 흡수되어 심장, 간, 콩팥, 뇌의 세포변성을 초래한다. 또한 고농도의 경우는 피부점막의 부식작용이 강하다. 대량으로 섭취한 경우 구토, 복통, 인두 · 식도 점막 부식, 중추신경계통 억제, 혈압 저하, 호흡마비, 근무력, 청색증 등의 증상이 나타난다. 잘못 삼키기 쉽고 경구독성이 강하기 때문에 고위험 약제이다.

(5) 염화벤제토늄(benzethonium chloride) (그림 2-6)

① 미생물에 대한 유효성

아포를 형성하지 않는 세균(그람양성균, 그람음성균), 진균에 항균작용을 나타낸다. 결핵균이나 일부 바이러스에는 효과가 없다.

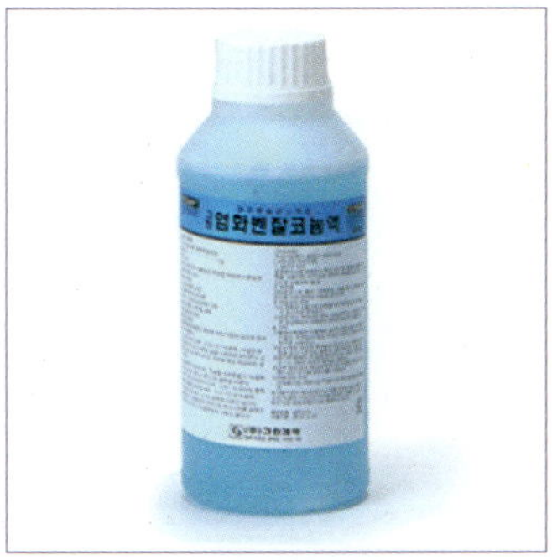

그림 2-5 염화벤잘코늄

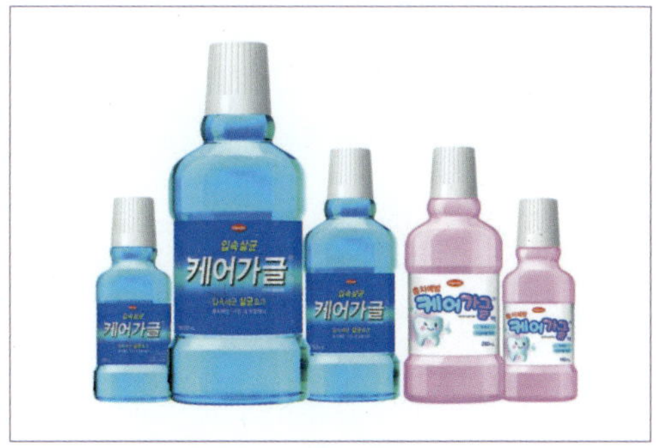

그림 2-6 염화벤제토늄

② 용도 및 사용 농도

손이나 피부소독에 0.05~0.2%, 점막이나 창상부위에 0.01~0.025%, 의료용 기구에는 0.1%의 농도가 사용된다. 결막주머니(결막낭)의 세척과 소독에는 0.02%가 사용된다.

③ 부작용, 독성, 사용상의 주의

경구독성이 강하고 쉽게 흡수되어 심장, 간, 콩팥, 뇌의 세포변성을 초래한다. 고농도의 경우는 피부 점막의 부식작용이 강하다. 대량으로 섭취한 경우 구토, 복통, 인두 · 식도점막 부식, 중추신경계통 억제, 혈압 저하, 호흡마비, 근무력, 청색증 등의 증상이 나타난다. 잘못 삼키기 쉽고 경구독성이 강하기 때문에 고위험 약물이다.

(6) 글루콘산 클로르헥시딘(chlorhexidine gluconate) (그림 2-7)

① 미생물에 대한 유효성

일반 영양형 세균에는 효과가 있으나 진균, 결핵균, 바이러스와 아포에는 효과가 없다.

② 용도 및 사용 농도

손이나 피부소독에는 0.1~0.5% 수용액 또는 0.5% 에탄올 용액, 피부 손상부위의 소독에는 0.05% 수용액을 사용한다.

③ 부작용, 독성, 사용상의 주의

손, 팔 등의 피부 및 소화관으로는 흡수되지 않기 때문에 경구독성이 낮아 비교적 안전성이 높은 소독제이다. 피부 자극성도 없고 기구를 부식시키는 일도 적다. 그러나 적정 농도 이상을 사용하면 부작용이 나타나므로 주의하여야 한다.

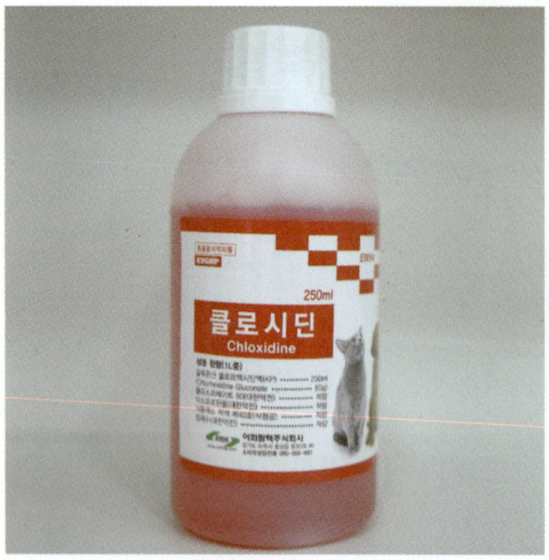

그림 2-7 글루콘산 클로르헥시딘 제제

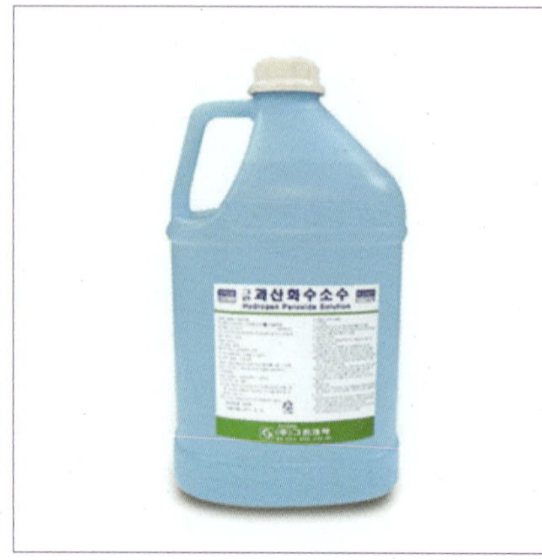

그림 2-8 과산화수소

(7) 과산화수소(hydrogen peroxide) (그림 2-8)

① 미생물에 대한 유효성

활성산소를 생산하여 미생물 세포막의 지질, DNA, 구성요소 등을 파괴하는 작용을 한다. 세균, 결핵균, 진균, 바이러스와 아포 모두에 효과가 있다.

② 용도 및 사용 농도

일반적으로 과산화수소(H_2O_2)의 3% 수용액이 사용된다. 6% 이상의 과산화수소에 과초산(peracetic acid)을 혼합하면 고수준 소독제로 분류된다(0.23% peracetic acid + 7.23% hydrogen peroxide). 3% 농도의 제품은 환경 표면 소독제로 사용할 때 안정적이고 효과적이다.

(7) 생리식염수(normal saline) (그림 2-9)

혈액이나 림프액 등의 체액과 같은 농도로 만든 식염수로, 일반 물과 달리 혈관 안으로 직접 들어와도 삼투압의 변화를 일으키지 않기 때문에 링거 등으로 주입하여도 쇼크 등의 증상이 나타나지 않는다.

생리식염수에는 일반생리식염수와 멸균생리식염수가 있다. 일반생리식염수는 외부 상처, 코안이나 입안의 헹굼, 콘택트렌즈 세척 등에 사용할 수 있는 반면, 멸균생리식염수는 주사용이나 흡입용의 의학적 목적으로 사용할 수 있으며 전문의약품으로 분류되어 일반식염수보다 더 엄격한 기준으로 생산 및 유통된다.

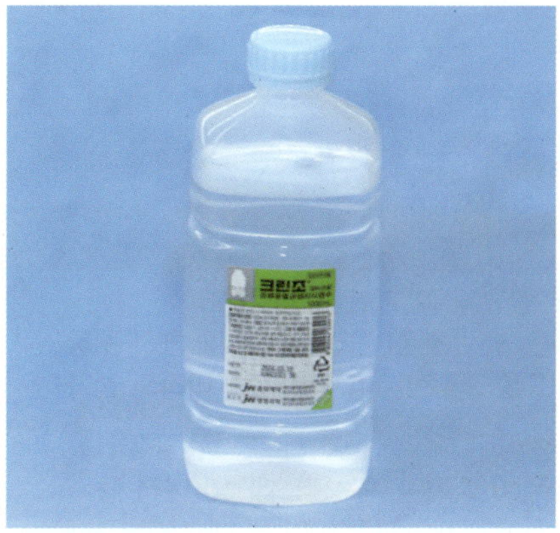

그림 2-9 생리식염수

MEMO

● 기구의 소독과 멸균 선택

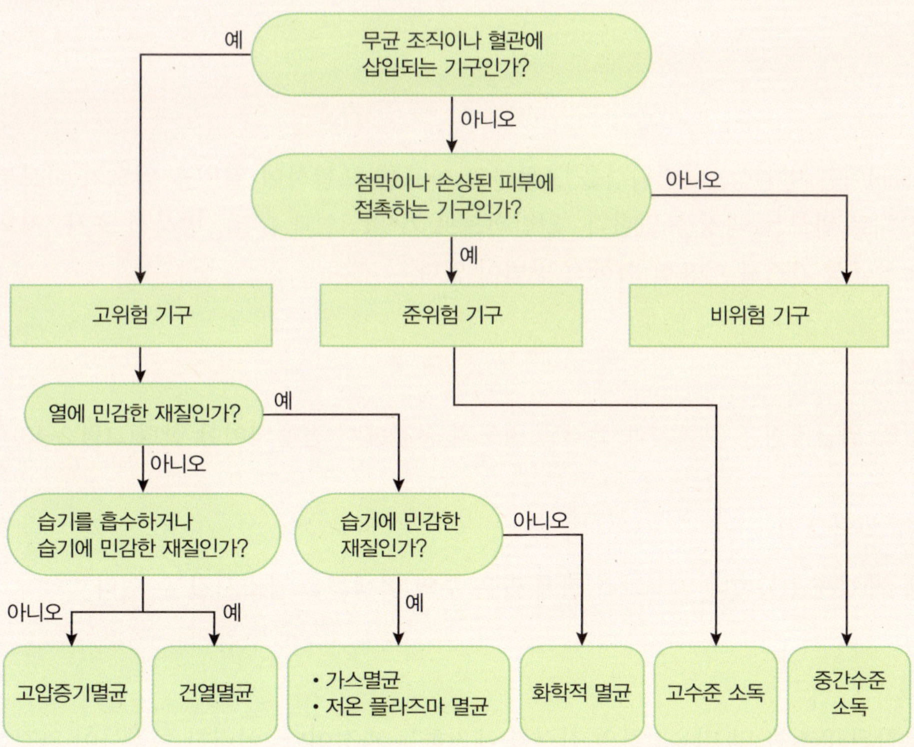

MEMO

● 의료기구의 분류와 적용 방법

분류	종류	적용 방법
고위험 기구 (critical items)	• 무균 조직, 혈관에 삽입하는 기구(물품) • 수술용 기구, 혈관 삽입 카테터, 이식매립기구 등 • 세균의 아포를 포함한 어떠한 미생물이라도 존재하지 않아야 함	멸균
준위험 기구 (semicritical items)	• 점막이나 손상된 피부에 접촉하는 기구(물품) • 호흡기 회로, 마취기구, 내시경, 네뷸라이저 등 • 모든 미생물이 존재하지 않아야 하지만 일부 세균의 아포는 허용	고수준 소독
비위험 기구 (non-critical items)	• 손상이 없는 피부와 접촉하고 점막에 사용하지 않는 기구(물품) • 청진기, 혈압 측정띠, 심전도의 전극 등 • 대부분의 영양성 세균을 사멸할 수 있는 낮은 수준의 소독을 적용 • 의료종사자의 손을 오염시키거나 의료기구와의 접촉을 통해 이차적으로 감염을 유발할 수 있음	저~중수준 소독

3. 멸균

멸균(sterilization)이란 병원성, 비병원성을 불문하고 아포를 포함하여 질병을 일으키는 모든 미생물을 사멸시켜 무균 상태로 만드는 과정을 말한다. 일반적으로 가열(건열과 습열), 방사선 조사, 자외선 조사 등의 물리적 방법과 살균성 가스를 이용한 화학적 방법이 있다.

1) 멸균과정

기구의 세척 및 멸균과정은 진료실과 분리된 별도의 공간에서 진행되어야 한다(그림 2-10).

① 세척 전 용액 담그기

이 과정을 거치면 소독이나 멸균과정 전에 많은 수의 미생물을 감소시킬 수 있다.

② 기구 세척

기구에 부착된 유기물 및 비유기물의 잔사를 제거하는 과정이다. 이러한 물질들이 완전히 제거되지 않으면 미생물의 비활성화가 이루어지지 않아 소독이나 멸균이 실패할 수 있으므로 세척과정은 매우 중요하다. 기구 세척 방법에는 손세척, 초음파세척, 자동세척 등이 있다.

③ 기구 건조

기구의 부식을 방지하기 위하여 세척과정이 끝나면 잘 건조시켜야 한다.

④ 기구 포장

포장의 목적은 멸균기에서 기구를 꺼내거나 보관할 때 오염으로부터 보호하기 위함이다.

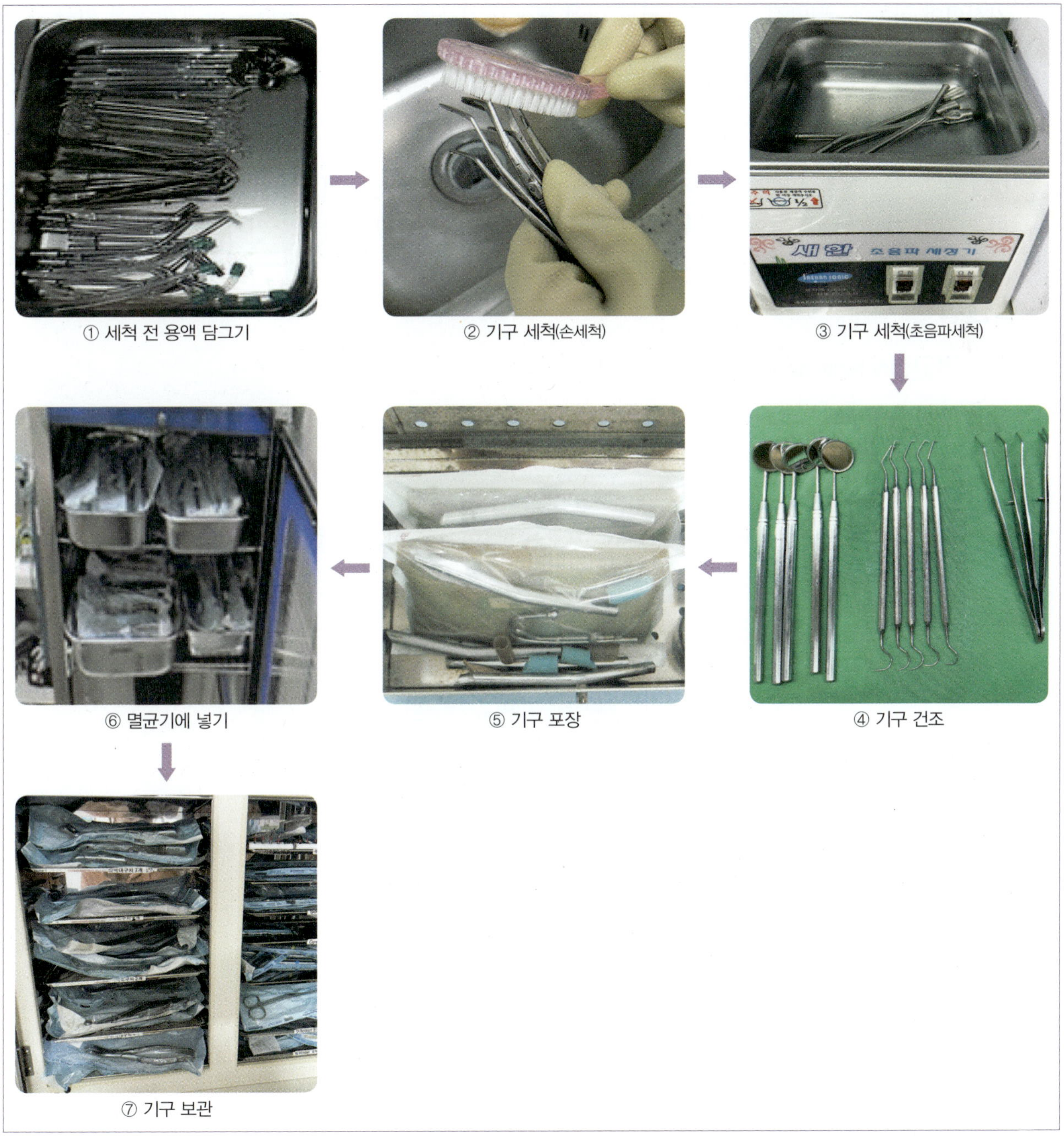

그림 2-10 멸균과정

⑤ 멸균기에 넣기

모든 멸균은 식품의약품안전처에서 허가받은 의료용 멸균기를 사용하고 멸균기에 기구를 넣는 방법은 제조사의 지시를 따라야 한다. 포장된 기구는 멸균 공간 내에서 멸균 약제가 자유롭게 순환하도록 배치하여야 하는데, 일반적으로 멸균 공간 내에 포장된 기구를 세워 넣으면 멸균 약제가 포장 기구 표면과 빠짐없이 접촉된다.

⑥ 기구 보관

멸균된 기구는 청결하고 건조한 전용 공간에 보관하여야 한다. 멸균된 기구는 유효 보관기간이 있으며 이 기간이 지났거나 포장이 손상된 경우에는 다시 세척, 포장, 멸균 과정을 거쳐서 보관하도록 한다.

2) 멸균법

(1) 건열멸균(dry heat sterilization)

습한 열에 의하여 기구가 손상될 수 있는 경우에 적용하는 방법으로, 건열멸균기를 이용하여 전기 또는 가스로 공기를 가열해서 내부를 160~180℃의 고온으로 30~60분 동안 유지하여 미생물을 사멸시킨다(그림 2-11, 표 2-5).

멸균 대상은 고온의 가열에도 견딜 수 있는 것으로, 내열성이 있는 금속제품, 유리기구(시험관, 접시, 피펫 등), 도기 등이 해당된다. 다만, 가위나 메스 등의 칼날은 무뎌지므로 건열멸균이 적절하지 않다.

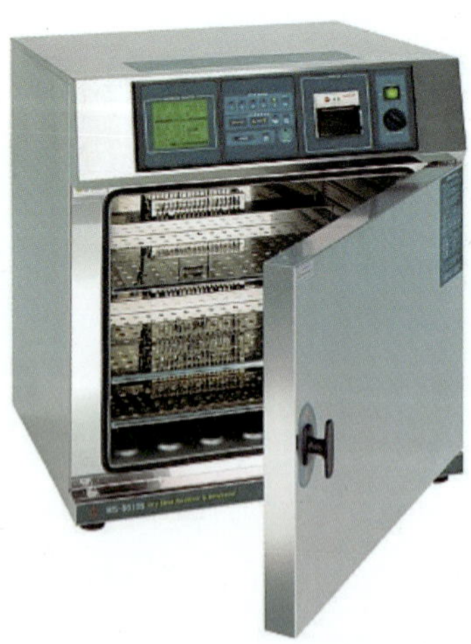

그림 2-11 **건열멸균기**

표 2-5 건열멸균의 장 · 단점

장점	• 분말로 된 기재나 유리제품의 멸균에 우수하다. • 경제적이다. • 독성이 없다. • 기구를 부식시키지 않는다.
단점	• 멸균에 소요되는 시간이 길다. • 멸균온도가 높기 때문에 금속기구의 변질이 우려된다.

(2) 고압증기멸균(steam sterilization under pressure)

고압증기멸균기(autoclave)를 이용하여 고압의 증기로 멸균하는 방법이다. 압력을 높여 포화 수증기의 온도를 100℃ 이상으로 유지시켜 멸균한다. 보통 2기압(2kg/cm²) 121~135℃에서 3~30분간 가열하지만, 멸균 대상의 내열성에 따라 여러 조건 중에 선택하여 시행한다. 아포나 바이러스를 포함한 모든 미생물을 완전히 사멸시킬 수 있기 때문에 미생물 연구시설뿐만 아니라 의료시설에서 가장 많이 이용된다(그림 2-12, 표 2-6).

멸균 대상은 고온의 가열에 견딜 수 있는 것으로, 주로 진료실에서 사용하는 금속제 작은 기구(겸자, 핀셋, 가위, 메스 등), 솜, 거즈, 붕대, 세균배양용 배지 등이 해당된다. 액체 용액 등의 액체가 끓어 넘치지 않게 고압 상태에서 고온으로 가열하여 멸균시킬 수 있는 장점이 있다. 열에 약한 플라스틱 제품이나 가열 분해 또는 변성되는 것은 사용할 수 없다.

〈고압증기멸균법의 3단계〉

- 가열단계 : 일정한 온도까지 오르도록 하여야 한다.
- 멸균단계 : 멸균에 필요한 충분한 시간을 주어야 한다.
- 냉각단계 : 여분의 습기가 마르도록 하고 충분히 냉각시킨다.

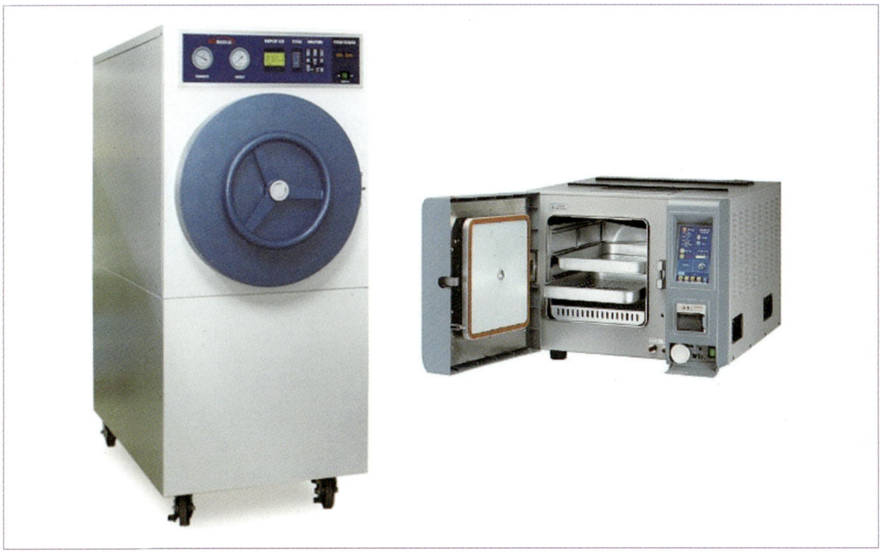

그림 2-12 고압증기멸균기

표 2-6 고압증기멸균의 장 · 단점

장점	• 효과가 확실하며 소요 시간이 짧다. • 침투가 좋으며 멸균범위가 넓고 경제적이다.
단점	• 탄소강 기구의 부식이 있어 금속기구(특히, 절연면이 날카로운 기구)의 사용이 제한된다. • 건조과정이 반드시 필요하다. • 일반 수돗물을 사용하면 침전물이 생기므로 반드시 증류수를 사용해야 한다.

(3) EO 가스멸균(EO gas sterilization)

살균성이 있는 가스를 이용하여 미생물의 단백질 등을 변성시킴으로써 아포를 포함한 미생물을 사멸시키는 방법으로, 산화에틸렌가스(ethylene oxide gas, EO gas)를 사용한다(그림 2-13, 표 2-7).

고무, 플라스틱 제품, 내시경과 같은 정밀기계 등 고온가열로 멸균할 수 없는 기구를 멸균할 때 유용하다. 모든 미생물에 효과가 있고 멸균 대상물을 저온에서 멸균할 수 있는 장점이 있지만, 인화성이나 폭발성이 있고, 또 발암성이나 기형유발성과 같은 독성이 강하다는 단점이 있다. 멸균 후에는 6시간 이상 환기시켜 가스가 완전히 없어진 다음 사용하는 등의 주의가 요구된다.

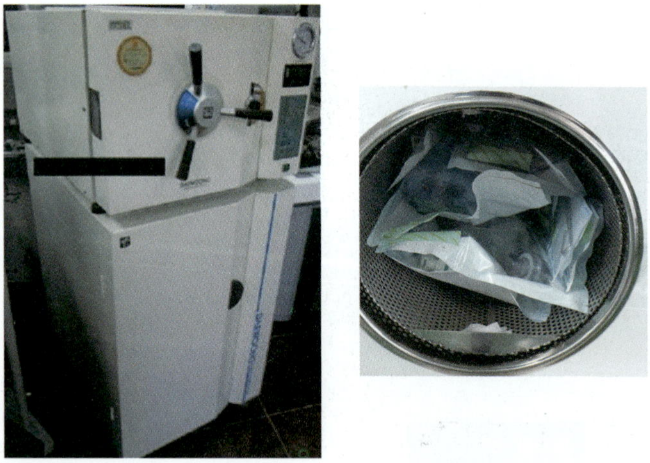

그림 2-13 EO 가스멸균기와 멸균기구

표 2-7 EO 가스멸균의 장 · 단점

장점	• 열에 취약한 제품의 멸균이 가능하다. • 큰 병원용으로 적합하다.
단점	• 멸균시간이 길다. • 환기를 요하는 번거로움이 있어 별도의 환기시설이 필요하다. • 독성이 있고 발암물질이므로 취급 시 주의를 요한다.

(4) 플라즈마멸균(plasma sterilization)

플라즈마(plasma)란 기체가 초고온에서 가열되어 음전하를 가진 전자와 양전하를 띠는 이온으로 분리된 상태를 말한다. 고체에 에너지를 가하면 액체에서 기체가 되고, 이 기체에 높은 에너지를 더 가하면 수만℃에서 전자와 이온으로 분리되어 플라즈마 상태가 된다.

저온멸균기를 이용하여 과산화수소로 멸균하기 때문에 EO 가스와 같은 독성이 없어 친환경적이다(그림 2-14). 1시간 이내에 멸균 가능하고 멸균 후 즉시 기구를 사용할 수 있지만, 멸균 가능한 기구의 범위가 제한된다. 고온, 고압, 습기에 약한 기구를 멸균하는 데 적합하다.

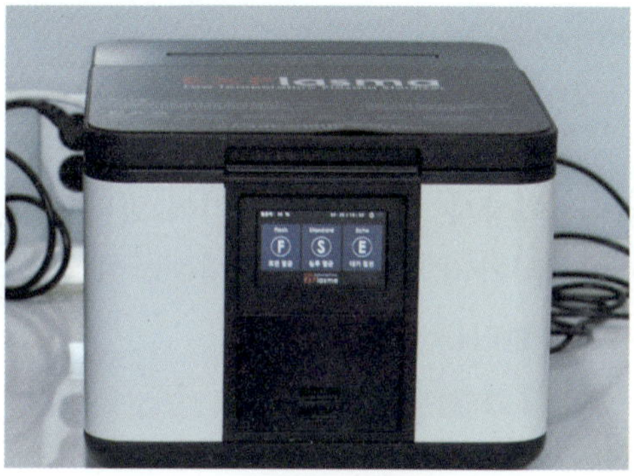

그림 2-14 플라즈마멸균기

(5) 방사선멸균(radiation sterilization)

방사선을 조사함으로써 세포 내에서 화학반응을 일으키게 하여 미생물을 사멸시키는 방법이다. 주로 코발트의 방사성 동위원소(^{60}Co)에서 나오는 감마선(γ선)을 이용한다. 감마선은 미생물의 수분을 이온화시키는데, 이로 인해 핵산 등이 변성되어 결과적으로 미생물을 사멸시킨다. 감마선은 투과력이 강하여 완전히 포장한 물품이나 다량 제품의 멸균에 효능이 뛰어나고, 멸균한 제품은 장기간 보관할 수 있는 등의 장점에서 가장 신뢰할 수 있는 멸균방법이다. 그러나 방사선 조사는 고가의 대규모 장치가 필요하고 취급에도 주의가 요구되기 때문에 특정 시설에서만 시행할 수 있다. 플라스틱제 의료기구나 세포배양용 기구 등에 이용된다.

(6) 자외선멸균(ultraviolet sterilization)

260nm 정도 되는 파장의 자외선을 살균등이라는 저압수은램프를 이용하여 살균하는 방법이다(그림 2-15). 자외선이 핵산에 흡수되면 티민 이량체(thymine dimer)가 형성되어 DNA 복제가 정상적으로 이루어지지 못하게 되며 결과적으로 미생물이 사멸한다.

자외선은 투과력이 약하고 빛이 닿은 곳에만 작용하기 때문에 그늘진 부분은 살균되지 않는 단점이 있으므로 주의가 필요하다. 따라서 기구의 멸균에는 부적절하고, 실험실이나 수술실의 공기, 실험기구 등의 표면이나 물의 소독에 사용된다. 멸균 시 램프를 직접 쳐다보거나 피부에 자외선이 조사되지 않도록 주의하여야 한다.

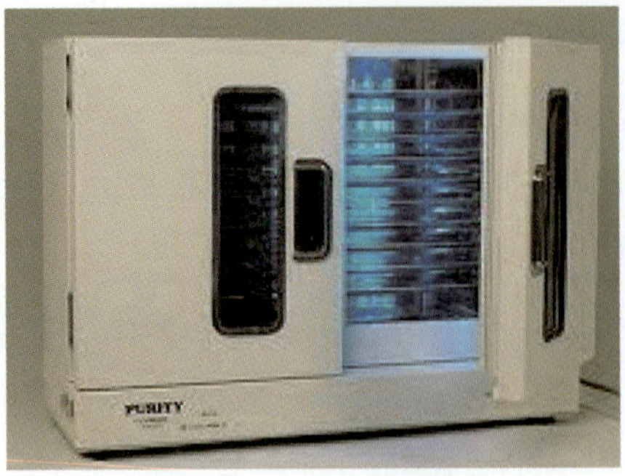

그림 2-15 자외선멸균기

3) 멸균 모니터링

멸균을 확인하는 방법에는 물리적, 화학적, 생물학적 확인이 있다. 이 가운데 한 가지 방법만으로는 멸균 여부를 판단하기 어려우며 적어도 두 가지 방법 이상을 병행하여야 한다. 또한 멸균과정의 효과성과 멸균 정도를 정기적으로 모니터링하도록 한다(표 2-8).

표 2-8 멸균 모니터링의 방법과 주기

방법		단위	주기
물리적 확인		멸균 회차	모든 멸균 회차
화학적 확인	내부 지시제	모든 멸균팩	
	외부 지시제	모든 멸균팩, 멸균세트	
생물학적 확인		멸균 회차	매일 1회(최소 주 1회)

(1) 물리적 확인(physical monitoring)

멸균과정이 이루어지는 동안 멸균기의 진공, 압력, 시간, 온도를 측정하여 기록하는 방법이다. 이 방법으로 멸균과정을 보증할 수는 없지만 잘못된 계기 수치로 인하여 발생하는 문제는 막을 수 있다. 멸균기 내부의 모든 부분에 대한 자료가 아니라 멸균기 내부 한 시점의 상태를 나타내는 것이기 때문에 질적 향상을 위해서는 화학적, 생물학적 확인이 병행되어야 한다.

(2) 화학적 확인(chemical monitoring)

멸균과정과 관련된 하나 또는 두 가지 이상의 변수 변화에 시각적으로 반응하는 **화학적 지시제**(chemical indicator, CI)를 이용하는 방법이다. 이 방법은 멸균과정의 오류를 비교적 쉽게 발견할 수 있고 가격이 저렴하다. 하지만 멸균 물품이 완전히 멸균되었는지를 확인하기는 사실상 어려우며, 포장 물품이 멸균과정을 거쳤는지를 확인할 수 있는 수준이다(그림 2-16). 따라서 생물학적 확인을 병행하는 것이 바람직하다.

멸균의 신뢰성을 확인 검사하는 방법으로 보위딕 테스트(Bowie-Dick test)가 있다. 고압증기멸균기의 멸균 성능을 평가하기 위한 표준화된 테스트로, 완전 멸균의 필수 요소인 잔류 공기 제거 및 공기 누출 여부 등을 화학적 방법으로 확인할 수 있다(그림 2-17). 멸균기의 사멸 능력을 판단하지 않고 오로지 멸균 작동 전 멸균기 내부에 차 있는 오염공기 제거능력과 스팀 침투능력을 판정하는 검사 방법이다.

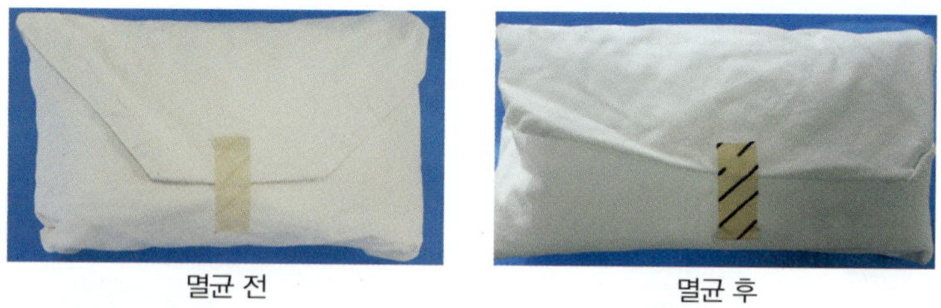

그림 2-16 화학적 지시제(CI)의 변화

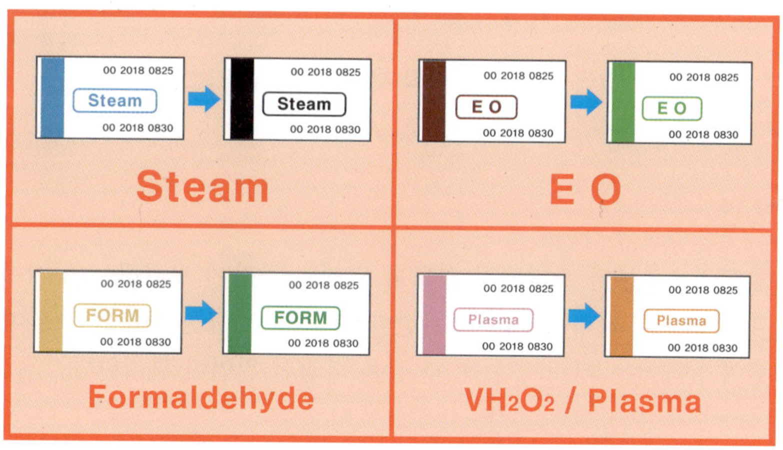

그림 2-17 보위딕 테스트 전후의 색상 변화

(3) 생물학적 확인(biological monitoring)

멸균 상태를 확인할 수 있는 가장 적합한 방법으로, 저항성이 매우 높은 세균의 아포를 멸균기에서 처리한 후 이를 배양시켜 사멸 여부를 확인한다. 이때 사용되는 아포는 고초균(*Bacillus subtilis*) 또는 바실러스(*Bacillus stearothermophilus*)이다.

생물학적 지시제(biological indicator, BI)는 아포가 들어 있는 종이띠나 유리병의 두 형태로 시판되며, 멸균기에서 처리한 후 포장 봉투 안의 종이띠나 유리병을 무균적으로 꺼낸 후 이를 배양한다. 살아 있는 아포가 남아 있으면 이들이 증식하여 배양액의 색상 변화와 혼탁을 일으키기 때문에 육안으로 확인할 수 있다(그림 2-18). 이 방법은 적어도 주1회 이상 실시하는 것이 바람직하다.

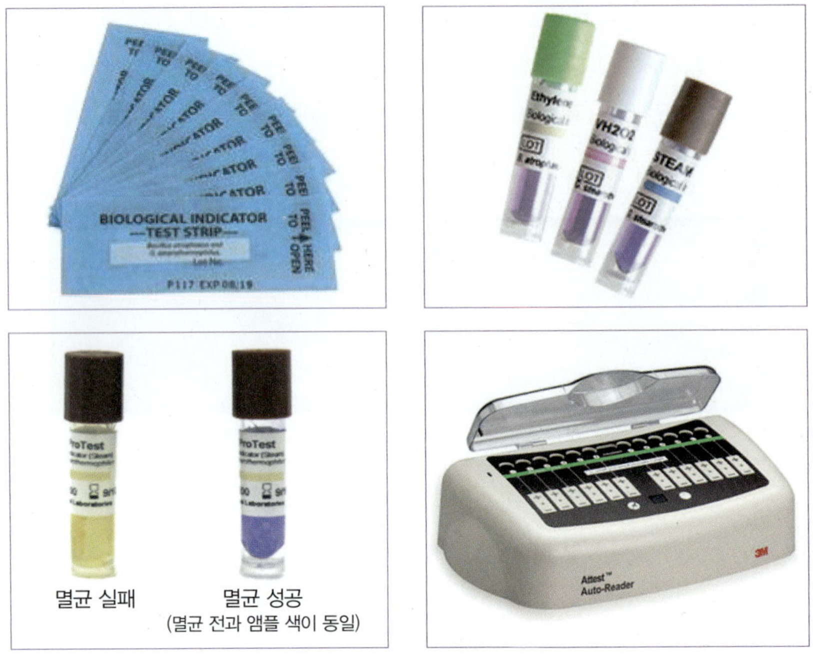

그림 2-18 생물학적 지시제의 종류와 변화

4) 멸균 기구의 보관

멸균한 기구는 주변 환경으로부터 오염되지 않도록 밀폐된 공간에 보관하는 것이 중요하다. 날짜에 따라 보관하거나 진료 내용에 따라 날짜를 적어 보관한다(표 2-9). 멸균한 기구의 포장이 손상되었다면 다시 멸균하도록 한다. 멸균이 실패하는 데는 표 2-10과 같은 다양한 원인이 관여한다.

표 2-9 멸균 기구의 유효 보관기간

포장방법	멸균 유지 기간	
	밀폐된 기구장	개방된 선반
모슬린으로 한 번 포장(2장 두께)	1주	2일
모슬린으로 두 번 포장(각각 2장 두께)	7주	3주
크레이프 페이퍼[1]로 한 번 포장(1장 두께)	적어도 8주	3주
한 번 포장한 모슬린(2장 두께) 위에 촘촘하게 직조한 처리하지 않은 피마면[2](1장 두께)	–	8주
한 번 포장한 모슬린(2장 두께) 위에 두 방향의 크레이프 페이퍼(1장 두께)	–	10주
한 번 포장한 모슬린(2장 두께) 위에 3Mil[3]의 폴리에틸렌으로 봉한 것	–	적어도 9개월
전부 종이로 된 봉지(테이프로 봉함)*	적어도 3개월	60일
종이-합성수지 봉지*	적어도 6개월	4개월
전부 합성수지로 된 봉지*	1년	6개월

* 두 번 열로 봉하면 적어도 30일 이상 보관기간이 증가
1) 크레이프 페이퍼 : 냅킨용의 주름진 종이
2) 피마면 : 이집트면을 미국 서남부에서 고강도 섬유용으로 개발한 것
3) Mil : 1/1,000인치

표 2-10 멸균 실패의 원인

원인	설명
불완전한 기구 세척	기구에 오염물이 남아 있는 경우 멸균제가 미생물에 직접 접촉하지 않을 수 있다.
기구의 과적	멸균기 내에 기구를 너무 많이 넣어 공간이 없는 경우 멸균제의 침투를 방해하여 멸균제와 기구가 직접 접촉하지 못할 수 있다.
적절하지 않은 포장	멸균법에 맞지 않는 포장재를 선택하는 경우 포장재가 화학약품을 흡수하여 약품의 기화를 방해한다. 또는 포장재로 과도하게 포장한 경우 멸균제의 침투를 방해하여 멸균제가 기구에 직접 접촉하지 못한다.
멸균기 취급의 미숙	멸균기 작동법을 숙지하지 못해 오류가 발생하는 경우이다.
멸균법 오류	멸균제를 잘못 투입하거나 부적절한 멸균법을 사용하는 경우로 기구가 변형되거나 멸균제가 용액에 침투하지 않는다.

4. 소독과 멸균의 관리원칙

1) 의료기관의 관리체계

의료기관은 사용한 기구와 물품의 세척, 소독, 멸균 과정의 절차를 수립하고 절차에 따라 관리체계를 마련하여야 한다. 이때 다음의 사항을 포함한다.

① 의료기관에서 사용하는 기구와 물품의 재처리과정을 문서화된 규정(장소, 방법, 수행자, 회수 등)으로 마련하고 이를 수행한다.
② 재처리과정의 책임과 권한체계를 문서화한다.
③ 재처리과정에 대한 질 관리체계를 갖추고, 과정에 대해 주기적 평가한다(최소 연 1회 이상).
④ 새로운 재처리방법이나 과정을 도입할 경우 다음의 내용을 검토하고 결정한다.
- 의료기관 내 기구 및 물품과의 적합성
- 발생 가능한 환경적 문제(냄새, 독성 폐기물, 독성가스 등)
- 작업 안전문제(개인보호구나 특별한 호흡기구의 필요성 등)
- 직원 교육과 훈련
- 재처리과정의 모니터링 가능성(물리적, 화학적, 생물학적 확인 등)
- 재처리방법(멸균기 및 소독제 등)에 대한 제조사의 지침 및 인증 여부

⑤ 재처리과정에 참여하는 직원은 정기적으로 교육과 훈련을 받는다.

2) 소독과 멸균의 적용 원칙

① 재사용 기구와 물품은 소독이나 멸균 전에 철저히 세척한다. 세척과정에서 세척을 담당하는 직원과 주변 사람 및 환경에 오염이나 손상이 발생하지 않도록 한다.
② 재사용 기구는 용도와 재질에 따라 적합한 수준의 소독 또는 멸균을 시행한다(p.32 MEMO 참조).
③ 소독제에 대한 물질안전보건자료(material safety data sheet, MSDS)를 확인하여 보관한다.

④ 멸균기는 제조사의 권고대로 설치, 조작 및 유지보수한다.
⑤ 즉시-사용 증기멸균은 응급상황에서만 제한적으로 사용하며 인체 내 삽입기구에는 사용할 수 없다.
⑥ 자비소독, 자외선소독, 초고주파(microwave)는 멸균 방법으로 간주하지 않는다.
⑦ 멸균된 물품은 사용 시까지 멸균 상태가 유지되도록 보관한다.
⑧ 재처리 장소는 처리과정을 거친 기구나 물품이 재오염되지 않도록 구분하며 손위생과 응급세안설비를 갖춘다.
⑨ 재처리과정 전반에 걸쳐 적절한 개인보호구(장갑, 가운, 보안경, 마스크 또는 안면보호구)를 착용한다.
⑩ 소독제 및 혈액이나 체액 등에 노출되었을 경우를 대비한 대책을 마련한다.

Chapter

3

감염관리를 위한 검사

학습목표

① 법정감염병의 종류와 검사 흐름을 이해한다.
② 세균 감염병 진단을 위한 검사법을 설명할 수 있다.
③ 바이러스 감염병 진단을 위한 검사법을 설명할 수 있다.
④ 검사를 위한 검체 채취방법을 이해한다.

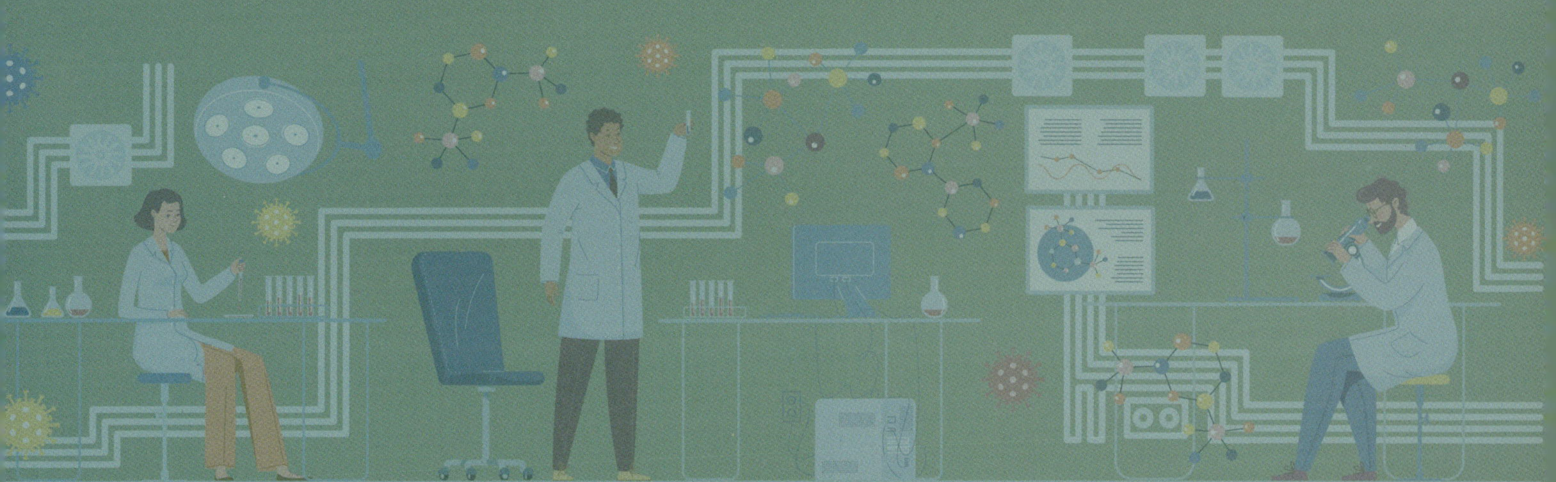

핵심용어해설

- **법정감염병**(nationally notifiable communicable disease) : 사회적 파급력이 큰 감염병에 걸린 환자를 격리 및 수용하고 적절한 방역 조치를 할 필요성이 있는 감염병 또는 환자가 발생하였을 때 의무적으로 신고하도록 법률에 규정되어 있는 감염병을 말한다.
- **보체결합반응**(complement fixation reaction) : 보체의 존재 하에 항원과 항체가 반응할 때 생긴 항원항체복합체가 보체와 결합하는 현상을 말한다. 보체결합반응은 관찰이 불가능하여 용혈소가 결합된 감작 적혈구를 추가해 용혈반응이 일어나는지의 여부를 통하여 보체 유무를 파악하는 간접적인 방법으로 판단한다.
- **분리배양**(isolation culture) : 혼합 미생물에서 특정 미생물을 분리하여 인공적인 환경을 조성하여 증식하는 일로, 재료를 적당히 묽게 하여 고체배지 표면이나 그 안에 독립된 집락을 만들어 순수배양을 얻는 방법이다.
- **상재균**(resident flora) : 주로 사람의 신체에 존재하는 세균 가운데 사람에게 병원성을 나타내지 않는 균을 가리킨다. 상재균의 종류는 다양하며 환경이나 생활습관, 신체 부위에 따라 차이가 있다.
- **세포병변효과**(cytopathic effect) : 바이러스가 세포에 감염된 결과 세포에서 일어나는 손상성 변화를 말한다. 이러한 성질을 이용하여 바이러스의 정량을 할 수 있다.
- **운반배지**(transport medium) : 분리배양을 하기 이전의 검사 재료를 옮길 때 사용하는 배지이다. 검체 속의 세균이 너무 증식하거나 사멸되지 않도록 고안된다.
- **응집반응**(agglutination reaction) : 용액 속의 분자 또는 기타 덩어리 등이 서로 달라붙어 뭉치는 현상으로, 항원과 항체 사이에서 응집체가 생성되는 반응이 대표적 예이다.
- **펄스장겔전기영동법**(pulsed-field gel electrophoresis, PFGE) : 제한효소로 처리한 염색체의 절단패턴을 검출하기 위하여 사용하는 방법으로, 전기영동 후 영동상의 패턴을 해석함으로써 형을 구별한다.
- **페어혈청**(paired serum) : 감염병의 혈청진단은 급성기(질병 초기)와 회복기의 혈청을 각각 채취하여 두 검체의 특이항체 항체가를 비교하는 것이 일반적이다. 이때 급성기와 회복기의 혈청을 말한다.
- **혈청반응**(serum reaction) : 혈청에서 일어나는 반응 중 항체가 항원과 나타내는 반응을 일컫는 말이다. 침강반응, 응집반응, 용혈반응, 용균반응, 보체결합반응 등이 포함된다.
- **효소항체법**(enzyme-labeled antibody method) : 효소에 특이적으로 작용하는 항체를 이용한 면역분석방법이다.
- **PCR법**(polymerase chain reaction method) : DNA의 특정 영역을 인공적으로 증폭하는 반응으로, 내열성 DNA 합성효소를 사용하여 연쇄반응적으로 DNA를 합성한 후 DNA 안에 존재하는 특정 영역을 시험관 내에서 증폭시킨다.

I 법정감염병의 분류와 검사 흐름

1. 법정감염병의 분류

1954년에 만들어진 감염병 분류체계는 46년간 큰 틀을 유지해오다 2000년에 이르러 신종 전염병의 출현과 전염병 발생양상의 변화에 대응하기 위하여 80종의 법정전염병을 위급성 정도나 의학적 체계에 따라 제1군~제5군 전염병과 지정 감염병으로 나누는 군별 분류체계로 정립하였다.

이후 위생수준 향상과 예방접종 등으로 수인성 식품매개질환이나 발진티푸스, 일본뇌염 등의 발생은 급격히 감소하였지만, 한편으로 해외여행 증가, 도시화 등으로 신종 감염병이나 해외 유입 감염병의 위험은 증가하였다. 이에 따라 2015년 메르스(MERS) 유행 이후 공중보건의 위기를 초래할 수 있는 감염병을 우선적으로 관리할 수 있도록 감염병 관리체계를 강화하기 위해 감염병 분류체계의 개편 작업을 추진하였고, 「**감염병의 예방 및 관리에 관한 법률**」을 개정하여 감염병을 심각도, 전파력, 격리수준, 신고시기 등을 중심으로 한 '급' 체계로 개편하였다(표 3-1).

또한, 2020년 COVID-19의 전 세계적 유행을 계기로 정부조직법 제38조(보건복지부)를 개정하여 방역·검역 등 감염병에 관한 사무 및 각종 질병에 관한 조사·시험·연구에 관한 사무를 관장하기 위하여 보건복지부장관 소속으로 질병관리청을 개청하였다(2020.8.11. 전문개정).

표 3-1 법정감염병의 분류체계

<table>
<tr><th>분류</th><th>심각도 · 전파력</th><th>신고시기</th><th>격리수준</th></tr>
<tr><td>제1급</td><td rowspan="4">치명률이 높거나 집단발생 우려가 큼
↑
감염병 유행 여부 조사를 통한 관리
(표본감시)</td><td>즉시</td><td>음압격리와 같은 높은 수준의 격리</td></tr>
<tr><td>제2급</td><td rowspan="2">24시간 이내</td><td>격리 필요</td></tr>
<tr><td>제3급</td><td>격리 불필요</td></tr>
<tr><td>제4급</td><td>7일 이내</td><td>격리 불필요</td></tr>
</table>

1) 제1급 감염병

생물테러 감염병 또는 치명률이 높거나 집단 발생의 우려가 커서 발생 또는 유행 즉시 신고하여야 하고, 음압격리와 같은 높은 수준의 격리가 필요한 감염병(17종)을 말한다. 다만, 갑작스러운 국내 유입 또는 유행이 예견되어 긴급한 예방·관리가 필요하여 질병관리청장이 보건복지부장관과 협의하여 지정하는 감염병을 포함한다.

에볼라바이러스병, 마버그열, 라싸열, 크리미안콩고출혈열, 남아메리카출혈열, 리프트밸리열, 두창, 페스트, 탄저, 보툴리눔독소증, 야토병, 신종감염병증후군, 중증급성호흡기증후군(SARS), 중동호흡기증후군(MERS), 동물인플루엔자 인체감염증, 신종인플루엔자, 디프테리아

2) 제2급 감염병

전파 가능성을 고려하여 발생 또는 유행 시 24시간 이내에 신고하여야 하고, 격리가 필요한 감염병(21종)을 말한다. 다만, 갑작스러운 국내 유입 또는 유행이 예견되어 긴급한 예방 · 관리가 필요하여 질병관리청장이 보건복지부장관과 협의하여 지정하는 감염병을 포함한다※.

결핵, 수두, 홍역, 콜레라, 장티푸스, 파라티푸스, 세균성 이질, 장출혈성 대장균 감염증, A형 간염, 백일해, 유행성 이하선염, 풍진, 폴리오, 수막구균 감염증, b형 헤모필루스인플루엔자, 폐렴구균 감염증, 한센병, 성홍열, 반코마이신 내성 황색포도알균(VRSA) 감염증, 카바페넴 내성 장내균세균속균종(CRE) 감염증, E형 간염

※「질병관리청장이 지정하는 감염병의 종류」 고시의 개정(2022.6.8. 시행)으로 코로나바이러스 감염증-19(COVID-19)와 원숭이두창이 제2급 감염병으로 새로 지정되었다.

3) 제3급 감염병

그 발생을 계속 감시할 필요가 있어 발생 또는 유행 시 24시간 이내에 신고하여야 하는 감염병(26종)을 말한다. 다만, 갑작스러운 국내 유입 또는 유행이 예견되어 긴급한 예방 · 관리가 필요하여 질병관리청장이 보건복지부장관과 협의하여 지정하는 감염병을 포함한다.

파상풍, B형 간염, 일본뇌염, C형 간염, 말라리아, 레지오넬라증, 비브리오패혈증, 발진티푸스, 발진열, 쯔쯔가무시증, 렙토스피라증, 브루셀라증, 공수병, 신증후군출혈열, 후천면역결핍증후군, 크로이츠펠트야콥병(CJD) 및 변종크로이츠펠트야콥병(vCJD), 황열, 뎅기열, 큐열, 웨스트나일열, 라임병, 진드기매개뇌염, 유비저, 치쿤구니야열, 중증열성혈소판감소증후군(SFTS), 지카바이러스 감염증

4) 제4급 감염병

제1급 감염병부터 제3급 감염병까지의 감염병 외에 유행 여부를 조사하기 위하여 표본감시 활동이 필요한 감염병(23종)을 말한다.

인플루엔자, 매독, 회충증, 편충증, 요충증, 간흡충증, 폐흡충증, 장흡충증, 수족구병, 임질, 클라미디아 감염증, 연성하감, 성기단순포진, 첨규콘딜롬, 반코마이신 내성 장자알균(VRE) 감염증, 메티실린 내성 황색포도알균(MRSA) 감염증, 다제 내성 녹농균(MRPA) 감염증, 다제 내성 아시네토박터 바우마니균(MRAB) 감염증, 장관감염증, 급성호흡기 감염증, 해외 유입 기생충 감염증, 엔테로바이러스 감염증, 사람유두종바이러스 감염증

2. 감염병 병원체 확인기관과 역할

1) 감염병 병원체 확인기관

「감염병의 예방 및 관리에 관한 법률」 제16조의2에 따라 표 3-2의 기관이 실험실 검사 등을 통하여 감염병 병원체를 확인할 수 있다. 질병관리청장은 감염병 병원체 확인의 정확성 및 신뢰성을 확보하기 위하여 감염병 병원체 확인기관의 실험실 검사능력을 평가하고 관리할 수 있다. 또한 감염병 병원체 확인기관의 실험실 검사능력 평가 및 관리에 관한 방법, 절차 등에 필요한 사항은 보건복지부령으로 정한다.

표 3-2 감염병 병원체 확인기관

- 질병관리청
- 국립검역소
- 「보건환경연구원법」 제2조에 따른 보건환경연구원
- 「지역보건법」 제10조에 따른 보건소
- 「의료법」 제3조에 따른 의료기관 중 진단검사의학과 전문의가 상근하는 기관
- 「고등교육법」 제4조에 따라 설립된 의과대학
- 「결핵예방법」 제21조에 따라 설립된 대한결핵협회(결핵 환자의 병원체를 확인하는 경우만 해당)
- 「민법」 제32조에 따라 한센병 환자 등의 치료와 재활을 지원할 목적으로 설립된 기관(한센병 환자의 병원체를 확인하는 경우만 해당)
- 인체에서 채취한 검사물에 대한 검사를 국가, 지방자치단체, 의료기관 등으로부터 위탁받아 처리하는 기관 중 진단검사의학과 전문의가 상근하는 기관

2) 감염병 병원체 확인기관의 역할

(1) (중앙) 질병관리청

① 법정감염병에 대한 검사
② 지자체와 민간에서 검사가 불가능한 감염병에 대한 검사
③ 시 · 도 보건환경연구원을 대상으로 법정감염병 검사에 관한 기술지도 및 질 관리를 위한 정도평가 운영

(2) (지방자치단체) 시 · 도 보건환경연구원

① 질병관리청의 기술지도 참여 및 기술지도가 이루어진 법정감염병에 대한 검사
(단, 시 · 도 보건환경연구원에서 검사가 불가능한 경우 질병관리청에서 검사 실시)
② 검사 가능한 감염병의 내부 정도평가 및 관리 수행
③ 보건소를 대상으로 감염병 검사 교육 및 정도관리 수행

3. 법정감염병의 검사의뢰 (그림 3-1)

1) 온라인 검사의뢰

질병보건통합관리시스템(http://is.kdca.go.kr)에 접속하면 환자, 의사환자, 병원체 보유자의 신고 및 검사의뢰에서 검사결과의 확인까지 전 과정을 온라인으로 진행할 수 있다.

2) 오프라인 검사의뢰

질병관리청 시험의뢰규칙에 규정된 서식인 검체 시험의뢰서 및 시험에 필요한 자료를 검체와 같이 첨부하면 검사의뢰가 가능하다. 다만, 시 · 도 보건환경연구원에 오프라인 검사의뢰 시에는 지자체 서식에 작성하여 의뢰하여야 한다.

의심환자 신고 대상 법정감염병인 경우에는 검사의뢰 전 반드시 관할 보건소에 의심환자 신고를 먼저 하여야 한다.

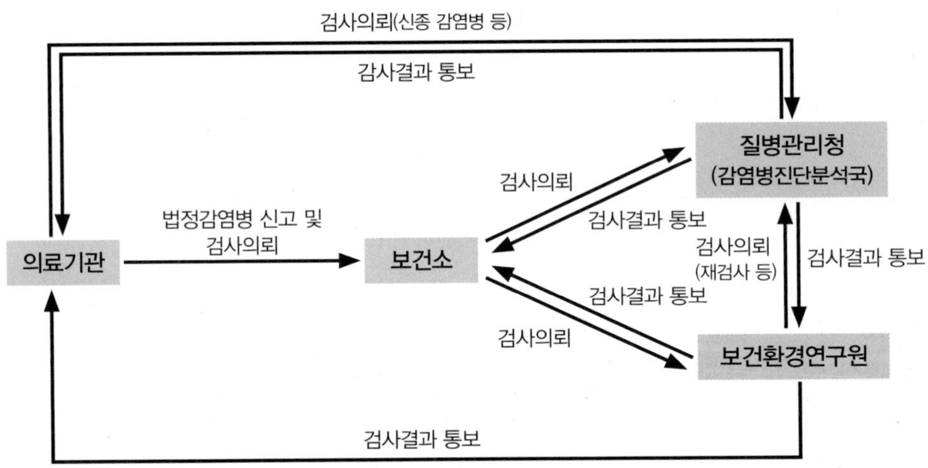

그림 3-1 법정감염병의 신고 및 검사의뢰 흐름도

II 미생물학적 검사

1. 세균 감염병의 진단

세균에 의한 감염을 증명하기 위해서는 병변부위 또는 분변, 소변, 혈액, 뇌척수액, 가래 등의 검사재료, 나아가 식중독 등에서는 추정되는 원인 식품으로부터 세균을 분리하여 동정하는 것이 가장 중요하다. 보조적 진단으로 상기 부위에 세균이나 독소 등이 존재함을 유전자적으로 확인하거나 특정 세균이나 독소 등에 반응하는 특이항체나 감작 림프구가 생산되었는가를 검토한다.

1) 분리와 동정

일반적으로 세균을 분리할 때는 질병의 증상이나 경과를 보고 판단하여 병원체의 종류를 추측하기 때문에 그 세균의 종류에 맞는 증균 또는 분리배양법을 시행한다.

(1) 검체 채취와 운반

우선 검체를 채취하여야 하는데, 상재균이 다수 존재하는 부위인 경우에는 이들이 혼합(오염)되는 것을 막아야 한다. 채취 후 즉시 검사를 진행하는 것이 이상적이지만, 검체를 잠시 보관하여야 할 때는 세균을 사멸시키거나 반대로 증식시키는 일이 없도록 한다.

상온에서는 비병원성 세균이 더 빨리 증식하는 경우가 많으므로 보통은 pH가 보정된 무영양의 **운반배지**(transport medium)에 채취하여 저온 보관 후 운반한다(임균의 경우는 실온). 무산소성균인 경우는 공기에 접촉하면 사멸되기 때문에 환원제를 넣은 연한천배지 등에 채취하고 탄산가스를 충전한 용기 안에 보관하는 방법이 이용된다.

(2) 분리배양

세균의 분리에서는 우선 현미경검사가 중요하다. 이어서 의심되는 세균만 최대한 선택적으로 증식시키는 배지를 사용하여 증균 또는 분리배양(혼합 미생물에서 특정 미생물을 분리하여 인공적인 환경을 조성하여 증식하는 일로, 재료를 적당히 묽게 하여 고체배지 표면이나 그 안에 독립된 집락을 만들어 순수배양을 얻는 방법)을 한다. 결핵균이나 아포형성균인 경우에는 다른 세균에 비해 저항력이 강하기 때문에 상재균을 사멸시키기 위해 증균 전에 전처리로서 각각 1% NaOH 처리나 가열처리(80℃ 10분 정도)를 하는 경우가 많다. 세균의 성질에 따라 산소성, 무산소성, 미세산소성, 탄산가스(사슬알균이나 임균은 탄산가스배양기 이용)의 각 배양법으로 생성된 집락 안에서 의심되는 것을 순수배양한다. 이 경우에도 목적에 따라 액체배지나 사면배지를 사용한다.

(3) 동정

순수배양한 세균은 표 3-3의 성질에 따라 동정한다.

표 3-3 세균의 성질에 따른 동정

구분	내용
집락 성질	크기, 형태, 색, 발육조건(산소성~무산소성)
균 형태	크기, 형태, 배열, 편모나 아포 및 협막 형성 여부 등
생화학적 성질	영양요구성, 당 · 아미노산 분해능력, 효소 생산능력 등
독소 생산성	동물이나 배양세포에 대한 독성 등
화학적 구성	세포벽이나 지질의 구성성분 등
면역학적 성질	균의 항원성 등
유전학적 성질	GC 함률, DNA나 RNA의 상동성, 16S rRNA의 배열 등

2) 생화학적 검사

세균의 동정에는 표 3-4와 같은 생화학적 검사가 시행된다.

표 3-4 세균의 생화학적 검사

종류	내용
산소 이용성	산소성균인지 무산소성균인지를 판정한다.
용혈성	혈액한천 평판배지를 사용하여 용혈성(α, β, γ)을 조사한다. 혈구의 종류도 중요하다. 일반적으로는 양의 혈액이 사용된다.
색소 생산성	고형배지를 사용하여 집락 및 배지에 확산된 색소의 색상을 관찰한다.
운동성	반유동 고층배지에 천자해서 관찰하거나 현적표본을 현미경으로 관찰한다.
아포 형성	아포형성배지로 배양하여 아포를 염색한다.
협막 형성	동물에 접종하여 감염시킨 후 협막을 염색한다.
당 분해성	적당한 기초배지에 각종 당(0.5% 정도)과 지시약을 넣고 당분해에 의해 일어나는 산 생성 여부를 지시약의 색조 변화로 판정한다. 동시에 가스 생산성에 대해 고형배지에서는 기포나 균열을 일으키는지, 액체배지에서는 더람관(Durham's tube) 안에 가스가 축적되는지를 판정한다.

3) 면역학적 검사

세균을 동정 및 분류하기 위한 검사, 환자 검체에 존재하는 미생물 즉, 항원의 존재를 확인하는 검사, 환자 생체 내에서 생산된 미생물에 대한 특이항체나 감작 림프구의 존재 및 그 양(값)을 측정하는 검사가 포함된다.

위의 방법으로 분리된 세균은 그 생화학적 성질로 동정하는데, 동정을 확실히 하기 위하여 이미 알고 있는 특이항체와의 반응성이 검토된다. 형특이혈청이나 단클론항체를 이용하면 종 이하의 자세한 분류가 가능하다(**혈청형 분류**). 보통 **응집반응**(agglutination reaction)이나 **면역크로마토그래피**(immunochromatography)가 자주 사용되며, 단클론항체인 경우에는 효소항체법, 형광항체법이나 웨스턴블롯법이 시행된다.

환자 혈중에서 특이항체가 상승했는지는 이미 알고 있는 항원을 이용하여 이것과 단계 희석한 환자 혈청을 반응시켜 판정한다(**혈청반응**). 그 밖에 가용성 항원에서는 **침강반응**이나 효소항체법이, 활성을 나타내는 독소나 세균, 바이러스에서는 중화반응이, 나아가 보체결합성 반응인 경우에는 **보체결합반응**이 시행된다.

독소에 대한 항체의 존재 유무는 미량의 독소를 피험자 피내에 접종하여 독작용에 의한 발적, 종창이 나타나는지의 여부로 조사하는 방법도 있다(딕반응, 시크반응).

지연형 알레르기의 존재 유무는 이미 알고 있는 항원을 피내에 접종하여 1~2일 후에 발적, 종창, 경결이 출현하는지의 여부로 판정한다(**피내반응**). 투베르쿨린반응이 그 대표적인 예이다. 그 밖에 세포면역의 성립을 실험실 내에서 검사하는 방법에는 PHA나 ConA를 사용한 비특이적 유약화반응, 특이항원을 사용한 특이적 유약화반응, 큰포식세포 이동억제검사 등이 있다.

advance

▶ 응집반응, 효소항체법, 보체결합반응

1. 응집반응(agglutination reaction)

① **슬라이드응집반응**(항원 동정에) : 슬라이드글라스에 항균혈청과 생리식염수를 한 방울씩 떨어뜨린다. 여기에 신선한 균을 섞으면 양성인 경우 응집덩어리를 형성한다(**그림 1**).

② **비달반응**(항체치 측정) : 환자 혈청을 생리식염수로 희석한다. 여기에 균액을 첨가하여 37℃ 2시간, 그 후 4℃에서 하룻밤 반응시킨다(**그림 2**).

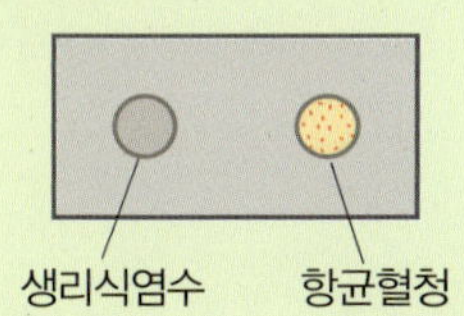

그림 1 슬라이드응집반응

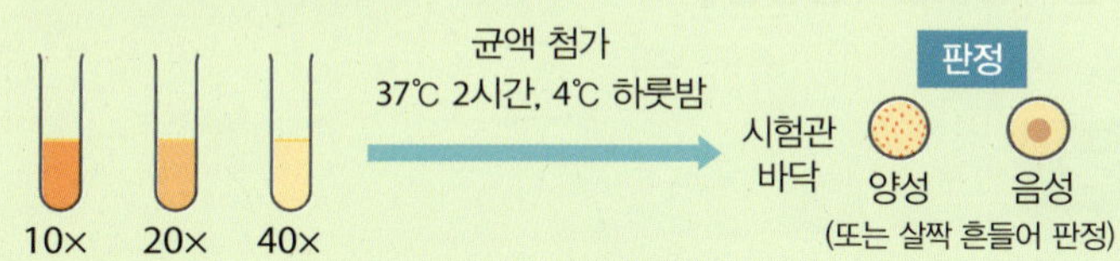

그림 2 비달반응

2. 효소항체법(enzyme-labeled antibody method)

ELISA용 플레이트에 항원을 코팅하다. 여기에 효소로 표식한 항체와 그 기질을 순차 반응시키는데, 일차 항체를 표식한 **직접법**(a)과 이차 항체를 표식한 **간접법**(b)이 있다. 조직에 존재하는 항원의 검색도 마찬가지로 시행된다(**그림 3**).

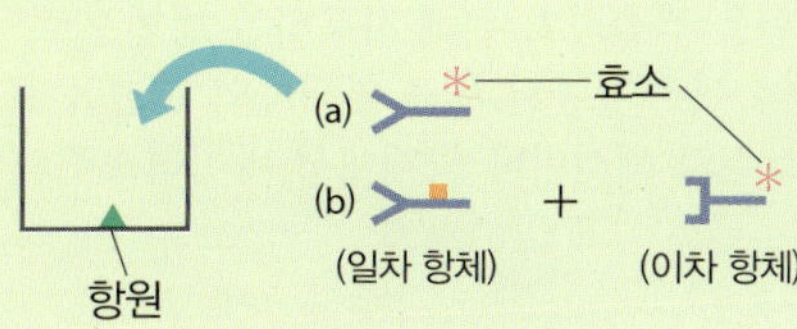

그림 3 효소항체법

advance

3. **보체결합반응(complement fixation reaction)**

항원항체복합체에 보체가 결합하여 항원인 세균이나 적혈구를 용해하는 경우(세포용해반응)에는 눈에 보인다. 그러나 항원이 세포성이 아닌 경우에는 제2반응계를 준비하여 제1반응계에서 보체가 소비되는지의 여부를 관찰함으로써 제1반응 유무를 판정한다.

제2반응계에서는 용혈소를 결합한 적혈구(감작 적혈구)를 사용한다. 제1반응이 일어나면 보체는 소비되고 감작 적혈구는 용혈되지 않는다[그림 4의 (a) 계통]. 본반응이 일어나지 않으면 보체는 감작 적혈구에 결합하여 용혈을 일으킨다[그림 4의 (b) 계통].

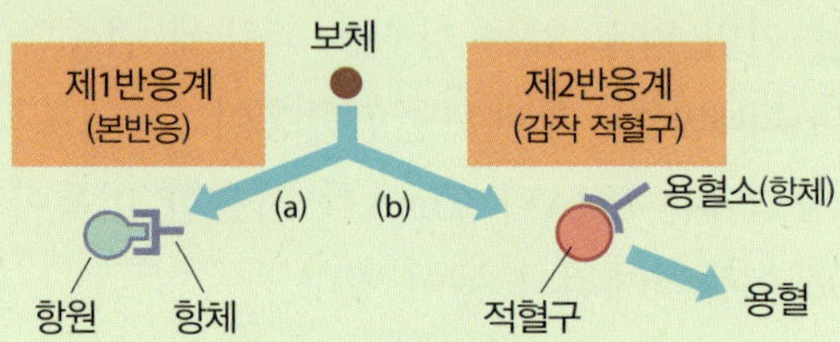

그림 4 보체결합반응

4) 분자생물학적 검사

최근 분자유전학적 검사의 발달로 균의 존재나 동일성을 해석하기 위한 방법이 개발되고 있다. 가장 자주 시행되는 것은 균이나 독소 등 특정 유전자의 존재를 **PCR법**(polymerase chain reaction method)으로 검출하거나 균에서 DNA를 추출하여 이를 특정 DNA 제한효소로 절단함으로써 그 절단패턴에 따라 동일한 균인지 아닌지를 **펄스장겔전기영동법**(pulsed-field gel electrophoresis, PFGE) 등으로 측정한다.

advance

▶ PCR법, 펄스장겔전기영동법

1. **PCR법(polymerase chain reaction method)**

DNA의 특정 영역을 인공적으로 증폭하는 반응으로, 내열성 DNA 합성효소를 사용하여 연쇄반응적으로 DNA를 합성한 후 DNA 안에 존재하는 특정 영역을 시험관 내에서 증폭시킨다(그림 1).

2. **펄스장겔전기영동법(pulsed-field gel electrophoresis, PFGE)**

제한효소로 처리한 염색체의 절단패턴을 검출하기 위해 사용하는 방법으로, 전기영동 후 영동상을 패턴 해석함으로써 형을 구별한다. PFGE에서는 제한효소로 절단된 세균 염색체의 단편을 보기 때문에 세균의 유전정보나 유전체정보를 파악하는 것은 아니며, 바이러스주의 해석이나 약제내성 바이러스주의 유전자해석에 의한 동정에 사용된다(그림 2).

advance

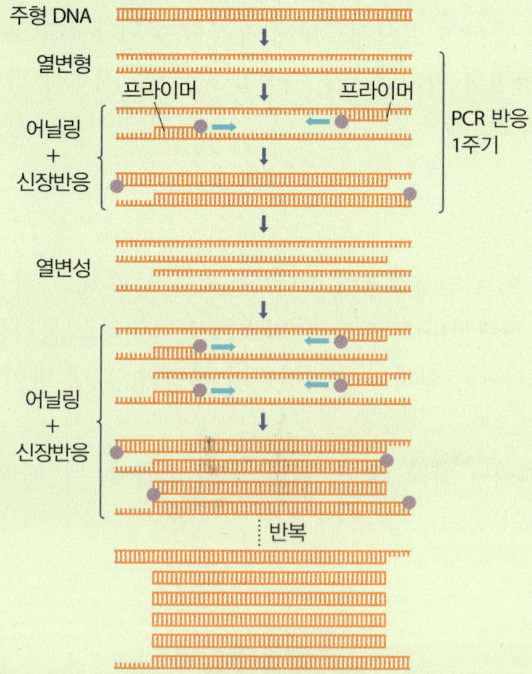

그림 1 PCR법

맨 처음 주형에서 3단계째에 일정 길이(프라이머에 끼인)의 증폭 이중가닥 DNA 산물이 합성되고 그 후 일정 길이의 이중가닥 DNA가 주기마다 증가해 간다.

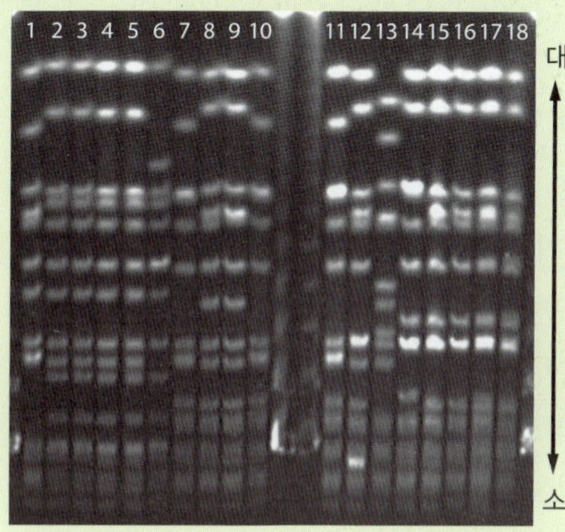

그림 2 펄스장겔전기영동법

각 레인에 절단된 개별 균 유래의 DNA가 영동되어 있다. 바코드처럼 배열되어 있는데, 패턴이 동일한 것은 같은 계통일 가능성이 높다. 예를 들어 2~5, 7과 10, 8과 9, 15~18은 패턴이 매우 유사하다.

2. 바이러스 감염병의 진단

감염병이 발병했을 때 검사를 하는 목적은 병원체를 동정하기 위함이며, 그에 따라 정확한 진단과 치료가 가능해진다. 세균이나 바이러스 등 어떤 미생물 검사든 기본은 같다. 하지만 바이러스의 경우는 그 크기와 편성 세포 내 기생체인 성질로 인해 다른 미생물 검사와 차이점이 있다.

바이러스 감염병의 검사법은 바이러스입자 자체를 검출하는 방법, 바이러스의 구성성분(단백질이나 핵산)을 검출하는 **항원 · 핵산검출법**, 바이러스 감염에 동반하는 숙주의 특이적 반응(혈청항체 등)을 검사하는 **검체검출법**으로 크게 나뉜다.

1) 검체 채취

바이러스 감염병을 진단하려면 적절한 검사재료(검체)를 채취하는 것이 중요하다. 적절한 검체를 얻으려면 ①어떤 검체를, ②언제 채취해서, ③어떻게 보관 및 운송하여 검사재료로서 제작할 것인가를 고려하여야 한다. 여기에는 감염병 유행상황이나 증상으로부터 병원성 바이러스를 추측할 수 있는 지식과 바이러스가 증식하여 배출되는 부위에 대한 지식이 필요하다.

(1) 검체 선택

검체를 선택할 때는 어느 부위에 주요 병변이 있는지 또는 임상증상이 나타나는지를 살펴 몇 가지 병원성 바이러스를 염두에 두고 어떤 검체를 채취할 것인지 판단한다(표 3-5). 일반적으로 바이러스 분리용 검체는 병변 및 그 관련 부위(증식 및 배출부위)에서 채취하는데, 환자의 기저질환이나 병기, 대상 바이러스의 감염 병리를 고려해서 선택할 필요가 있다.

바이러스항원 검출에 필요한 주요 검체는 인두 도말액이나 콧물, 소변, 대변, 결막 도말액, 뇌척수액 등이고, 항체 검출에 필요한 주요 검체는 혈청과 뇌척수액이다.

표 3-5 바이러스 감염병의 혈청학적 진단에 필요한 검체

부위 (질환)	주요 원인 바이러스	인두 도말액	뇌척수액	물집내용물	결막 도말액, 눈곱	대변	소변	혈액
호흡기 감염병	인플루엔자바이러스	○						
	파라인플루엔자바이러스	○						
	리노바이러스	○						
	RS바이러스	○						
	코로나바이러스	○						
	아데노바이러스	○				○		
	레오바이러스	○				○		
	엔테로바이러스	○				○		
중추신경계통 감염병	엔테로바이러스	○	○					
	멈프스바이러스	○	○				○	
	홍역바이러스	○	○				○	
	헤르페스바이러스	○	○	○			○	
	일본뇌염바이러스		○				○	
	폴리오바이러스	○	○			○	○	
발진	단순헤르페스바이러스	○		○				
	수두대상포진바이러스	○		○				
	엔테로바이러스	○		○		○		
	아데노바이러스	○				○		

표 3-5 바이러스 감염병의 혈청학적 진단에 필요한 검체 (계속)

부위(질환)	주요 원인 바이러스	인두 도말액	뇌척수액	물집내용물	결막 도말액, 눈곱	대변	소변	혈액
발진	풍진바이러스	○						
	홍역바이러스	○						
눈 감염병	아데노바이러스				○			
	엔테로바이러스				○			
	단순헤르페스바이러스				○			
	수두대상포진바이러스				○			
	거대세포바이러스				○		○	
소화기 감염병	아데노바이러스					○		
	로타바이러스					○		
	노로바이러스					○		
	사포바이러스					○		
	아스트로바이러스					○		
	A형 간염바이러스					○		○
	B형 간염바이러스							○
	C형 간염바이러스							○
	D형 간염바이러스							○
	E형 간염바이러스					○		○
순환기 감염병	아데노바이러스	○						
	엔테로바이러스	○				○		

(2) 채취시기

바이러스 감염병의 전형적인 임상경과와 검체 채취시기의 관계는 그림 3-2와 같다.

일반적으로 감염성 바이러스의 양은 시간 경과와 함께 감소하는 경우가 많기 때문에 항원 검출용 검체는 최대한 조기(초진 시 등)에 채취하여야 한다. 특히 바이러스 분리용 검체는 감염의 급성기 중에서도 초기에 채취하여야 한다. 바이러스를 분리함에 있어서도 채취에 적합한 시기와 유증상기가 일치하지 않는 경우가 있다. 예를 들어 A형 간염에서는 A형 간염바이러스의 분변 배출은 잠복기 후기부터 발병 직후까지의 단기간이며 황달기에는 바이러스의 배출이 끝나 있다. 바이러스의 검출 여부와 관계없이 임상증상이나 혈청(항체)검사 등의 정보를 자세하게 살필 필요가 있다.

항체 검출용 혈청의 채취시기는 급성기(발병 후 조기)와 회복기(발병 후 14~21일)이며 두 시기의 항체가를 비교함으로써 혈청학적 진단을 내린다.

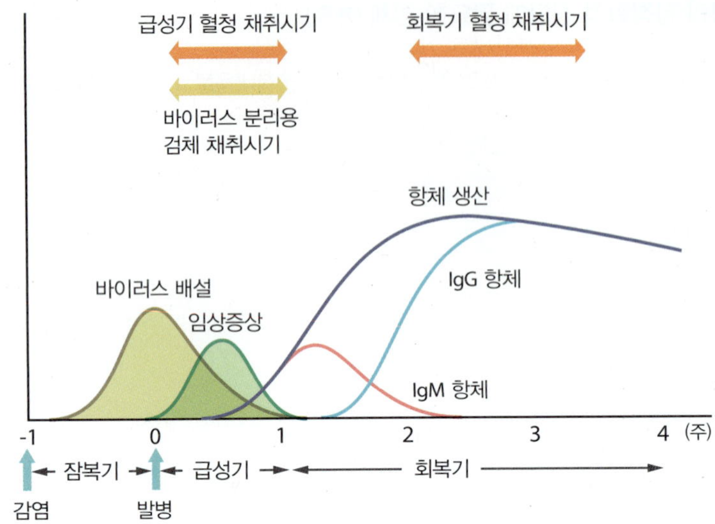

그림 3-2 바이러스 감염병의 임상경과와 검체 채취시기

(3) 검체의 보관과 운반

바이러스 분리용 검체를 보관하고 운반하는 배지에는 인산완충생리식염수에 단백질성 안정제(0.5%의 소혈청 알부민이나 젤라틴)와 잡균의 증식을 억제하기 위한 항균제를 첨가한 것이 많이 사용된다. 보통 세포 배양용 배지에 2~10% 소혈청을 첨가한 것이 대용된다.

일반적으로 검체는 신속히 처리하는 것이 바람직하지만, 운반이나 보관이 필요한 경우에는 4℃에서 냉장하고 검사까지 장기간을 요하는 경우에는 −70℃에서 동결 보관한다. 외피를 갖지 않는 바이러스는 안정적이지만, 외피를 갖는 바이러스의 감수성은 동결 해동 시 불활성화되기 쉬우므로 주의가 필요하다.

2) 바이러스검출법

바이러스의 어떤 부분을 표적으로 하는가에 따라 검출방법이 나뉜다. 감염병 진단에서 병원성 바이러스를 동정할 때 기본이 되는 방법은 바이러스를 분리배양하는 것인데, 배양에는 시간이 필요하기 때문에 바이러스항원, 항바이러스항체, 바이러스핵산을 검체로부터 검출하는 방법이 자주 사용된다(표 3-6).

표 3-6 주요 바이러스검출법

검출 대상	검사방법	원리	특징
바이러스항원	효소항체법(ELISA)	바이러스항원과 특이항체를 항원항체반응에 의해 결합시켜 효소반응으로 검출한다.	고감도로 널리 응용할 수 있다.
	면역형광항체법(IF)	바이러스항원과 특이항체를 항원항체반응에 의해 결합시켜 항체에 표식한 형광색소의 반응으로 검출한다.	특이성이 높다.
	면역크로마토그래피법(IC)	여과지 위에 고체화한 표식항체와 바이러스항원을 반응시켜 생성된 항원항체복합체가 모세관 현상에 의해 이동하여 고정화된 보조항체와 반응시킨다. 이를 발색시킴으로써 육안으로 판정한다.	조작이 간편하며 신속진단이 가능하다.

표 3-6 주요 바이러스검출법 (계속)

검출 대상	검사방법	원리	특징
항바이러스항체	적혈구응집억제법(HI)	적혈구응집능력을 가진 바이러스에 감염되면 그 응집능력을 억제하는 항체가 생산되는 원리를 이용하여 바이러스의 감염을 검출한다.	형특이성이 높다. 조기에 항체가 상승하며 지속한다.
	보체결합법(CF)	항원항체복합체에 보체가 결합하는 반응을 이용하여 간접적으로 항체의 생산을 증명한다.	간편하다.
	중화시험(NT)	바이러스의 감염이나 증식을 억제하는 혈청 속 항체를 검출하는 방법이며, 활성 바이러스와 항체에 의한 중화반응을 검출한다.	시간을 요한다.
	효소항체법(ELISA)	고체화한 바이러스항원과 항체를 반응시켜 효소 표식 항체와의 반응을 통해 검출한다.	검출 감도가 일정하지 않다.
바이러스핵산	PCR법	내열성 DNA 중합효소와 표적 바이러스 DNA와 상보적인 DNA 단편(프라이머)을 사용하여 열변성, 어닐링, 중합효소반응의 3단계를 반복함으로써 바이러스 유전체를 지수함수적으로 증폭한다.	고감도로 특이성이 높다.
	서던블롯법	제한효소로 소화한 검체 DNA를 전기영동에 의해 분획한 후 변성시킨 단일가닥 DNA를 막에 전사하고 바이러스 유전체의 일부와 상보성이 있는 표식 프로브를 사용하여 표적 바이러스 DNA와 혼성화(hybridization)시킴으로써 검출한다.	DNA의 양적, 질적 변화를 분석할 수 있다.
	노던블롯법	서던블롯법과 유사하나 DNA 대신 RNA를 이용한다.	RNA의 양적, 질적 변화를 분석할 수 있다.

(1) 전자현미경에 의한 바이러스입자 관찰

바이러스입자를 검출하는 방법 중 하나로, 특징적인 형태와 염색성에 따라 그 존재를 증명한다. 배양이 어려운 바이러스에도 적용 가능하지만, 검체에 다량의 바이러스입자가 포함되어 있어야 하고, 조직이나 세포로부터 바이러스가 유리된 상태이어야 하며, 전자현미경과 그 조작기술을 요하는 등의 조건이 필요하다.

감염 부위나 바이러스 배설부위에서 채취한 검체를 이용하여 인텅스텐산(phosphotungstic acid)이나 아세트산우라닐(uranyl acetate)에 의한 **음성염색법**(세균을 비롯한 특정 물질을 직접 염색하는 것이 아니라 그 물질이 있는 배경을 염색함으로써 해당 물질을 잘 보이게 하는 염색법)으로 관찰한다. 주로 로타바이러스를 비롯한 위장염바이러스를 환자 분변에서 검출하여 동정할 때 자주 사용된다. 검체 속 바이러스와 회복기 혈청을 혼합하여 만든 항원항체복합체를 직접 관찰하는 **면역현미경검사법**도 사용된다. 조직 속의 바이러스의 경우에는 조직을 고정하여 포매한 후 초박절편을 제작하여 관찰한다.

(2) 바이러스의 분리와 동정

바이러스의 분리는 바이러스 감염병 검사의 기본이며 바이러스주를 확보할 수 있는 장점이 있다. 하지만 동정까지 시간이 걸리고 감염성을 가진 바이러스이어야 하는 조건 등이 필요하다. 또 바이러스 증식에는 살아 있는 숙주세포가 필요하기 때문에 분리 시 바이러스의 적합성에 따라 배양세포, 발육달걀, 감수성 동물 중 하나가 이용된다.

일반적인 분리와 동정 시에는 배양세포에 검체를 접종하여 배양한 후 **세포병변효과**(cytopathic effect)를 관찰한다. 세포병변효과란 바이러스 감염 세포에서 관찰되는 손상성 변화로, 바이러스의 종류에 따라 세포의 원형화, 세포융합, 다핵거대세포 형성 등이 나타난다. 세포병변효과가 관찰된 검체는 ①세포병변효과의 성질을 통해 추정, ②혈구응집반응, ③중화항체에 의한 바이러스중화, ④감염 세포에 발현하는 바이러스항원 검출, ⑤바이러스핵산 검출과 염기서열 해석 중 하나를 시행함으로써 바이러스 동정이 이루어진다.

풍진바이러스나 인플루엔자바이러스와 같이 배양세포에 따라서는 형태 변화를 잘 일으키지 않는 바이러스도 있다. 이러한 경우에는 세포병변효과의 관찰뿐만 아니라 바이러스항원도 함께 검출하여 바이러스를 동정한다.

(3) 바이러스항원 검출

표식한 항체를 이용하여 항원항체반응(antigen–antibody reaction)의 특이성에 근거하여 바이러스항원을 검출하는 방법이다. 바이러스항원에는 바이러스입자를 형성하는 구조단백질과 바이러스의 증식이나 유지에 필요한 비구조단백질이 있으며, 그 발현시기와 양은 바이러스와 감염 세포의 종류에 따라 다르다. 일반적으로 발현양이 많은 구조단백질을 표적으로 하는 경우가 많은데, 거대세포바이러스와 같이 증식이 느린 바이러스를 검출하는 경우에는 감염 조기에 발현하는 비구조단백질을 인식하는 항체를 사용함으로써 검출이 가능하다.

실제 검출에서는 병변부위의 도말검체 및 절제표본을 이용해서 **효소항체법**(enzyme–linked immunosorbentassay, ELISA)이나 **면역형광법**(immunofluorescence assay) 또는 면역크로마토그래피법(immunochromatography)을 많이 활용한다(그림 3–3).

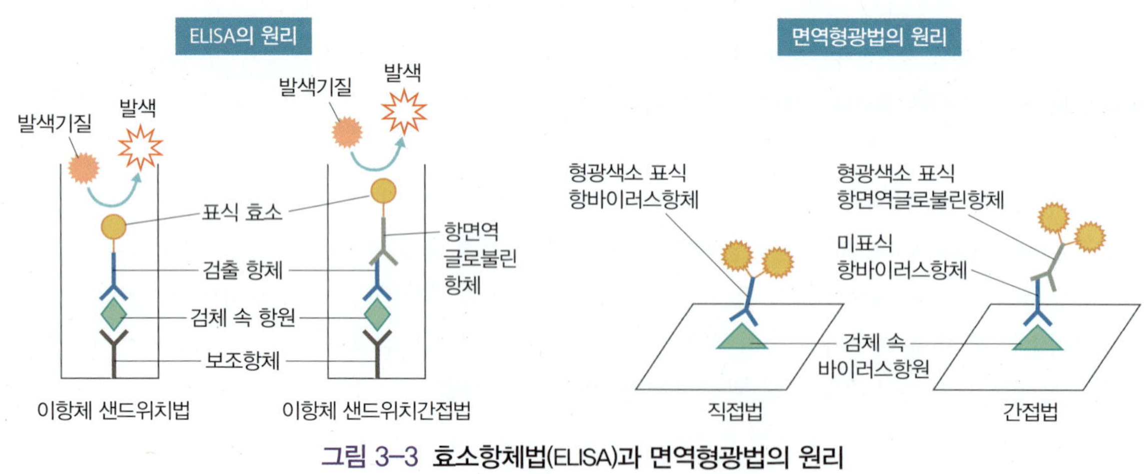

그림 3–3 **효소항체법(ELISA)과 면역형광법의 원리**

(4) 항바이러스항체 측정

바이러스에 대한 숙주의 반응으로 생산된 항체를 검출하는 방법이며, 바이러스의 존재와 행적을 간접적으로 증명한다.

바이러스 감염병 진단에는 바이러스의 직접 검출을 우선하여야 하지만, 실제 사례에서는 시기적으로 직접 검출할 수 없어 숙주의 면역반응을 근거로 진단하는 예가 많다. 각각의 바이러스에 대해 특이적 반응으로서 일어나는 획득면역을 응용하여 **항체측정법**이라는 혈청학적 검사가 시행된다. 항체가를 측정하는 방법은 혈청을 단계적으로 희석해서 양성반응의 종말점을 구하는 방법과, 혈청의 단일 희석에 대해 항체활성의 강도를 측정하는 방법이 있으며 이들 두 방법을 조합하여 이용한다.

혈청학적 진단에는 급성기와 회복기의 혈청(**페어혈청**)을 이용하여 측정하는데(그림 3-2 참조), 페어혈청은 급성기 진단에는 도움 되지 않는다. 단일 혈청을 측정하여 판정하는 경우에는 항바이러스 **IgM 항체**가 지표가 된다. 하지만 웨스트나일바이러스 감염의 경우 IgM 항체 양성이 1년 정도 계속되는 예도 있으므로 주의가 필요하다. 항체측정법에서는 항원검출에 이용되는 ELISA도 활용된다.

(5) 바이러스핵산과 전사산물 검출

바이러스핵산(DNA 또는 RNA) 또는 그 전사물질을 검출하는 방법이다. 기본적으로 염기의 상보성을 이용한 방법이며 핵산을 증폭하지 않고 검출하는 **혼성화**(hybridization)와 증폭해서 검출하는 방법이 있다. 혼성화에는 바이러스의 DNA를 검출하는 **서든블롯법**, RNA를 검출하는 **노든블롯법** 등이 있다. 미량의 바이러스는 검출할 수 없기 때문에 **핵산증폭법**과 조합하여 사용하는 경우가 많다. 핵산증폭법은 바이러스 유전체의 일부 염기서열을 증폭해서 검출하는 방법이며, **PCR법**(polymerase chain reaction method)이 널리 사용된다.

advance

▶ 신종 코로나바이러스 확인을 위한 검체 채취

1. 검체의 종류

상기도 검체와 하기도 검체의 2종류가 있다(표 1).

표 1 신종 코로나바이러스 확인검사를 위한 검체의 종류

종류		용기 및 용량
상기도	• 입인두 도말물 • 코인두 도말물	• 용기 : 하나의 VTM 배지에 코인두와 입인두 도말물을 동시 채취
하기도	• 가래	• 용기 : 멸균 50mL 튜브 • 검체량 : 3mL 이상

advance

2. 검체 채취

1) 상기도 검체

입인두 도말물과 코인두 도말물을 동시에 채취하여 하나의 VTM 배지에 담아 수송한다(그림 1).

① **입인두 도말물**(oropharyngeal swab) : 혀를 누르고 인두후벽에서 분비물을 긁어 채취한다.

② **코인두 도말물**(nasopharyngeal swab) : 콧구멍을 지나 아래코선반(하비갑개) 중하부에서 분비물을 긁어 채취한다.

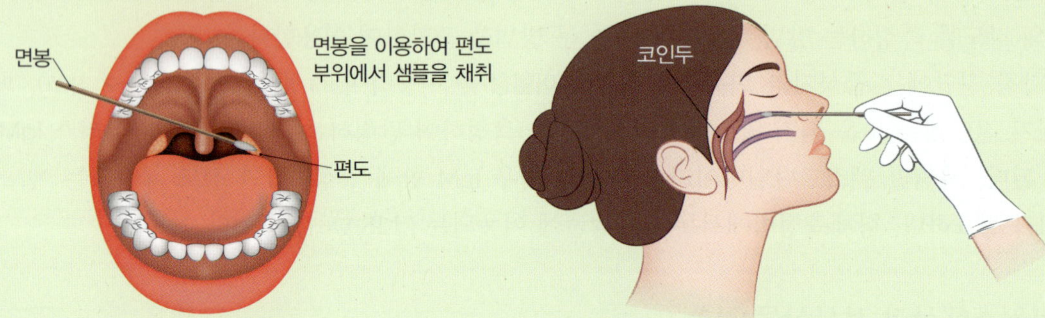

입인두 도말물 채취방법 코인두 도말물 채취방법

그림 1 상기도 검체 채취방법

2) 하기도 검체

① **가래**(sputum) : 멸균 용기(가래통 등)에 침 등이 섞이지 않도록 기침을 유도하여 채취한다. 검체가 오염되지 않도록 주의하고 수송 시 누출되지 않도록 완전히 밀봉한다(그림 2).

② **기관지허파꽈리세척액**(bronchoalveolar lavage fluid, BAL) : 국소 병변이 관찰되는 허파엽(폐엽)에서 호흡기내과 전문의의 주관으로 채취한다.

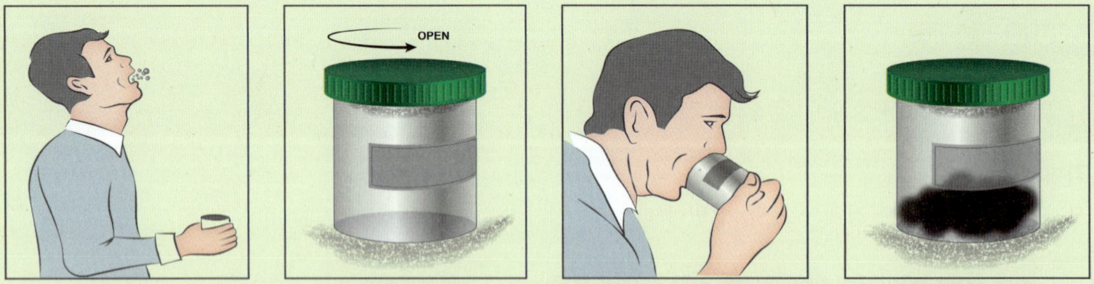

구강 세척 무균 용기 사용 기침을 유도하여 가래 채취 완전 밀봉(4℃ 유지)

그림 2 가래 채취방법

advance

3. 검체 용기의 보관방법

① 수송배지가 담긴 병에 도말한 면봉을 담그고 병마개 부위에서 면봉을 부러뜨린 후 뚜껑을 단단히 잠그도록 한다(그림 3).
② 부러뜨릴 때 안쪽에 손이 닿아 오염되지 않게 주의한다.
③ 검체가 담긴 병은 즉시 냉장고(4℃)에 보관한다.
④ 검체 채취 후 반드시 채취 용기에 환자의 인적사항(성명, 성별, 연령) 및 채취일을 기입한다.
⑤ 검사의뢰서 및 동의서를 작성하여 검체와 함께 의뢰한다(4℃ 유지).

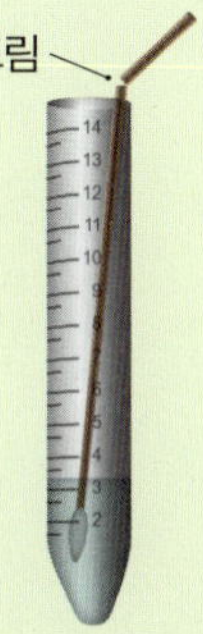

그림 3 검체 용기의 보관방법

4. 검체 포장방법

① 채취된 검체가 포함된 1차 용기를 70% 에탄올에 소독 처리한 후 라벨을 작성한다. 이때 병원명, 검체 종류, 채취일, 환자명, 성별, 나이 등의 정보를 표시한다.
② 소독 처리된 1차 용기를 흡수제(종이타올 등)로 감싼 후 2차 용기에 넣는다.
③ 2차 용기의 뚜껑을 단단히 잠근 후 감염성 물질 표식이 있는 3차 용기에 넣고 검체 시험의뢰서와 함께 포장한다(표 2).

표 2 삼중 포장용기 예시

구분	1차 용기	2차 용기	3차 용기
포장용기	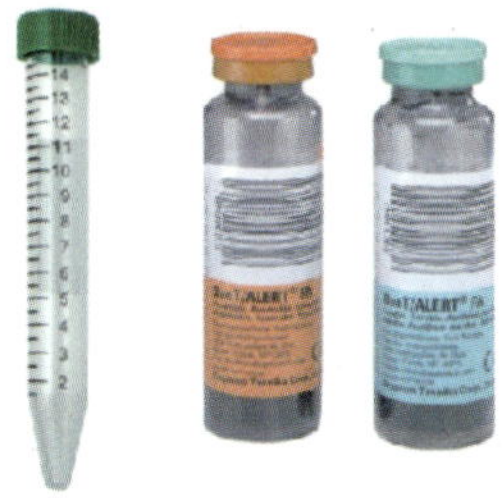	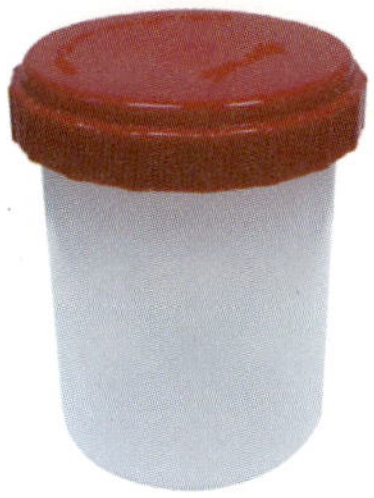	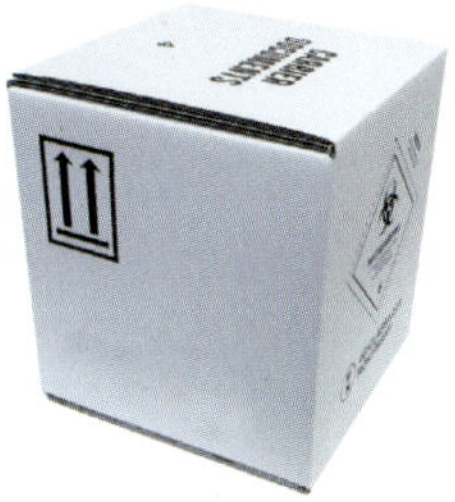

Chapter

4

감염관리를 위한 기본지침

학습목표

① 손위생의 종류와 순서를 설명할 수 있다.
② 개인보호구의 종류와 사용법을 설명할 수 있다.
③ 무균술의 개념과 적용지침을 설명할 수 있다.
④ 의료기관의 환경관리와 물품관리에 대해 이해한다.
⑤ 의료폐기물과 세탁물 관리지침을 설명할 수 있다.
⑥ 표준주의와 전파경로별 주의의 개념을 설명할 수 있다.

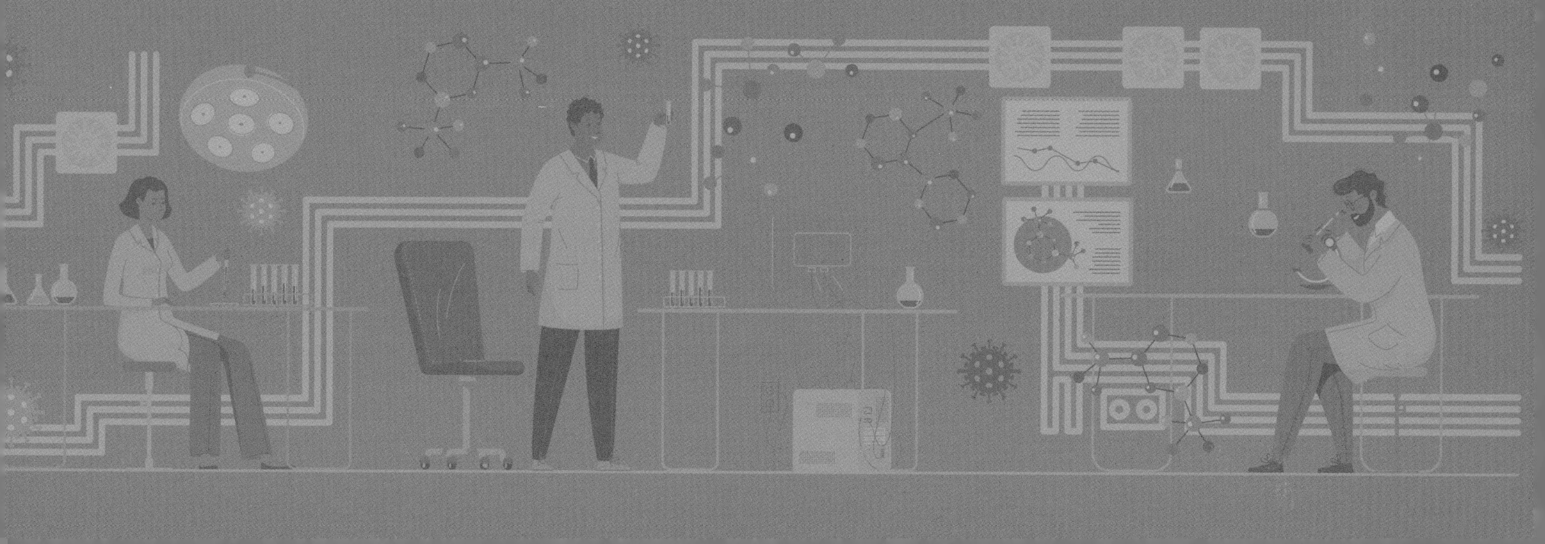

핵심용어해설

- **공기주의**(air–borne precautions) : 공기감염으로 전파되는 병원성 미생물에 감염된 환자에게 적용하는 예방책이다. 감염자는 1시간당 6~12회의 환기(문 밖으로 직접 배기 또는 헤파필터를 통해 재순환) 기능을 갖춘 음압병실에서 관리한다.
- **교차감염**(cross infection) : 황색포도알균이나 홍역바이러스, 수두바이러스 등 의료관련감염의 전파양식에서 같은 병실 내 사람에게서 사람으로 감염되는 방식을 말한다.
- **무균술**(aseptic technique) : 잠재적인 병원균이 없는 상태를 유지하는 방법으로, 의료관련감염을 예방하기 위하여 의료기관의 다양한 수술이나 시술 등에 적용되는 개념이다. 일반적으로 내과적 무균술과 외과적 무균술로 분류된다.
- **비말주의**(droplet precautions) : 비말감염으로 전파되는 병원성 미생물에 감염된 환자에게 적용하는 예방책이다. 감염자는 1인실에서 관리하거나 집단격리로 대응한다.
- **손위생**(hand hygiene) : 손씻기, 물 없이 적용하는 손소독, 수술 전 손소독을 포함하는 일반적인 용어이다.
- **외과적 무균술**(surgical aseptic non–touch technique, surgical ANTT) : 무균부위가 광범위하거나 복잡하고 20분 이상의 시간이 소요되는 시술 시에 적용하는 방법이다.
- **의료폐기물**(medical waste) : 보건 · 의료기관, 동물병원, 시험 · 검사기관 등에서 배출되는 폐기물 중 인체에 감염 등의 위해를 줄 우려가 있는 폐기물과 인체조직 등의 적출물, 실험동물의 사체 등 보건 · 환경보호상 특별한 관리가 필요하다고 인정되는 폐기물로서 대통령령으로 정하는 폐기물을 말한다.
- **접촉주의**(contact precautions) : 접촉감염으로 전파되는 병원성 미생물을 보유한 환자에게 적용하는 예방책이다. 배균량이 많은 환자나 특히 엄격한 관리가 요구되는 병원성 미생물(MDRP, VRE 등)이 검출된 환자 등은 1인실에서 관리한다.
- **표준 무균술**(standard aseptic non–touch technique, standard ANTT) : 무균부위가 거의 없거나 적어서 비교적 간단하고 짧은 시간(20분 미만) 동안 이루어지는 시술 시에 적용하는 방법이다.
- **표준주의**(standard precautions) : '모든 혈액, 체액(땀을 제외), 점막, 손상이 있는 피부에는 미생물이 있으며 감염성을 가지고 있을(전파될) 가능성이 있다'고 보는 개념에 따른 예방책이다. 따라서 감염 여부와 관계없이 의료행위가 이루어지는 모든 환자에게 적용하여야 한다.

I 개인위생

1. 손위생

1) 정의와 분류

손위생(hand hygiene)이란 손씻기, 물 없이 적용하는 손소독, 수술 전 시행하는 외과적 손위생을 포함하는 일반적인 용어이다.

① 손씻기(hand washing)

일반비누나 항균비누와 물을 이용하여 손을 씻는 것을 말한다.

② 물 없이 적용하는 손소독(antiseptic hand rubbing)

물 없이 손을 문지르는 피부소독제를 적용하여 미생물을 감소시키거나 성장을 억제하는 방법이며, 손소독 후에는 손을 씻거나 타월을 이용한 건조 등의 방법이 필요하지 않다.

③ 외과적 손위생(surgical hand antisepsis, surgical hand preparation)

손의 상재균을 감소시키고 오염균을 일시적으로 제거하기 위하여 수술이나 시술 전에 시행하는 피부소독제를 이용한 손씻기 또는 물 없이 적용하는 손소독을 말한다.

2) 손위생이 필요한 상황

유기물이 묻어 있으면 손소독제가 유기물 내로 침투하여 병원균을 사멸시킬 수 없으므로 혈액이나 체액 등의 유기물은 흐르는 물을 이용한 손씻기로 제거하여야 한다. 또한 아포의 경우에도 일반 손소독제로 파괴할 수 없기 때문에 손씻기를 통하여 제거하여야 한다. 환자 간 또는 환자의 한 부위에서 다른 부위로 병원균을 전파하는 것을 예방하기 위해 의료행위 준비나 환자 접촉 전후로 손위생이 필요하다(표 4-1, 그림 4-1).

표 4-1 손위생이 필요한 상황

- 손에 혈액이나 체액이 묻거나 눈에 보이는 오염이 있으면 물과 비누로 손을 씻는다.
- 화장실을 이용한 후에는 물과 비누로 손을 씻는다.
- 클로스트리듐 디피실(*Clostridium difficile*) 등 아포를 형성하는 세균에 오염되었을 가능성이 있는 경우에는 물과 비누로 손을 씻는다.
- 눈에 보이는 오염이 없다면 손소독제를 이용하여 손위생을 할 수 있다.

표 4-1 손위생이 필요한 상황 (계속)

- 다음의 상황에서는 매번 손위생을 하도록 한다.
  ① 환자 접촉 전과 후
  ② 치료적 행위(시술) 시행 전
  ③ 한 환자의 오염된 신체 부위에서 다른 부위 접촉 전
  ④ 치료적 행위 또는 체액에 노출되었을 가능성이 있는 행위 후
  ⑤ 환자의 주변 환경 접촉 후
  ⑥ 장갑을 벗은 후
  ⑦ 투약과 음식 준비

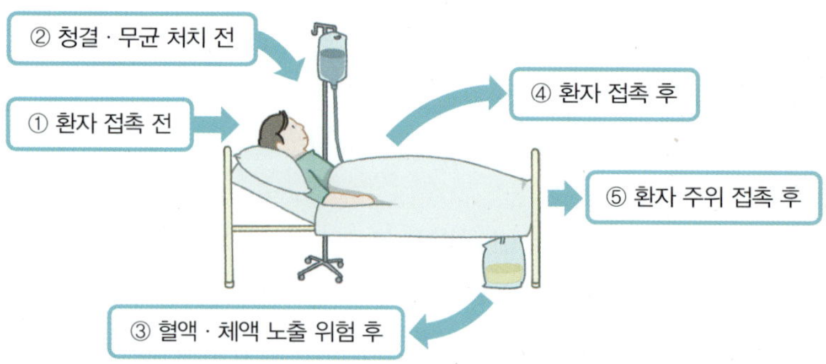

그림 4-1 세계보건기구(WHO)의 손위생이 필요한 5가지 시점

3) 손위생 순서

손을 씻을 때는 피부 손상을 유발할 수 있는 뜨거운 물은 피하고, 손을 씻은 후 건조에 사용하는 타월은 교차감염(cross infection)의 위험이 있으므로 재사용하거나 다른 사람과 함께 사용하지 않도록 한다. 손소독제는 제조회사의 권고사항에 따라 손을 소독할 수 있는 충분한 양을 적절하게 사용하도록 한다(그림 4-2).

❶ 손씻기

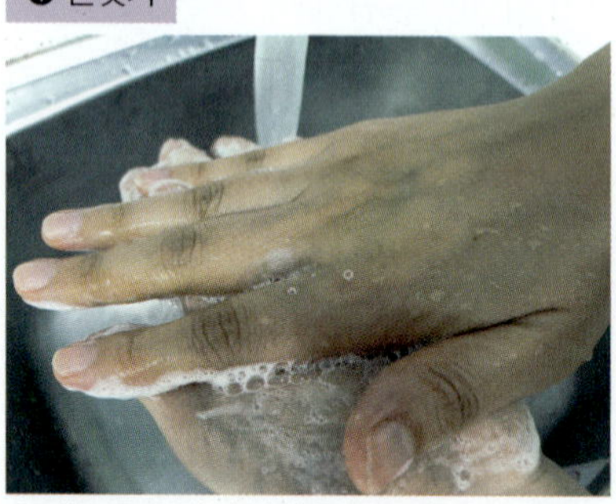

① 비누를 묻혀 손바닥을 마주해서 잘 비빈다.

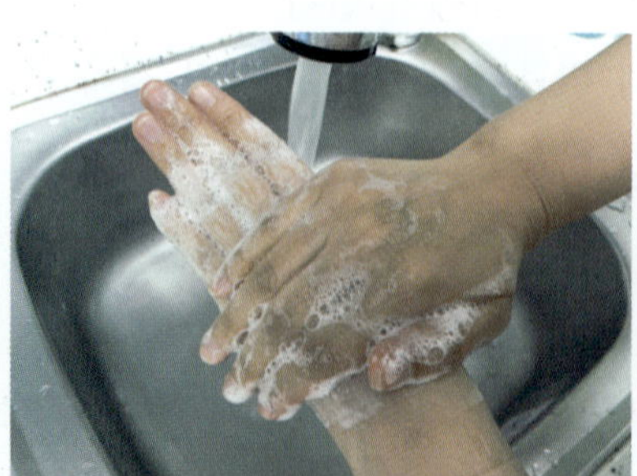

② 손등을 펴듯이 해서 잘 문지른다.

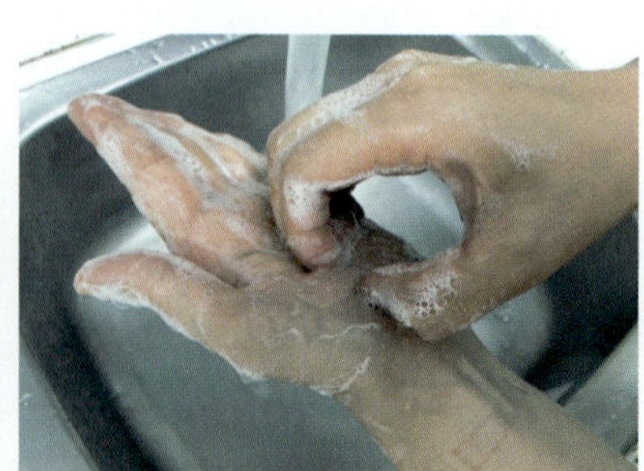

③ 손가락끝, 손톱 사이를 잘 문지른다.

그림 4-2 손위생 순서

❶ 손씻기

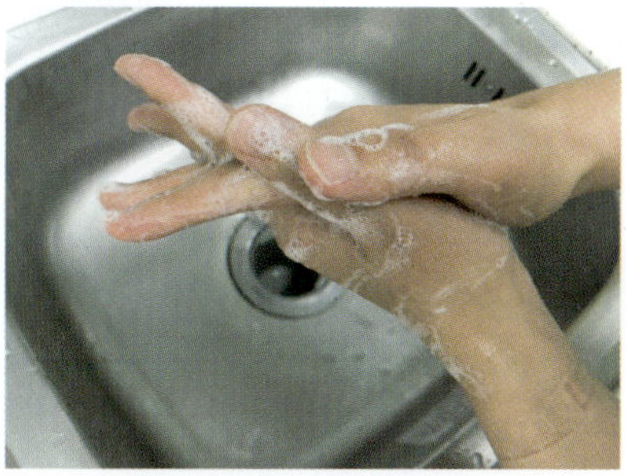

④ 손가락 사이를 충분히 씻는다.

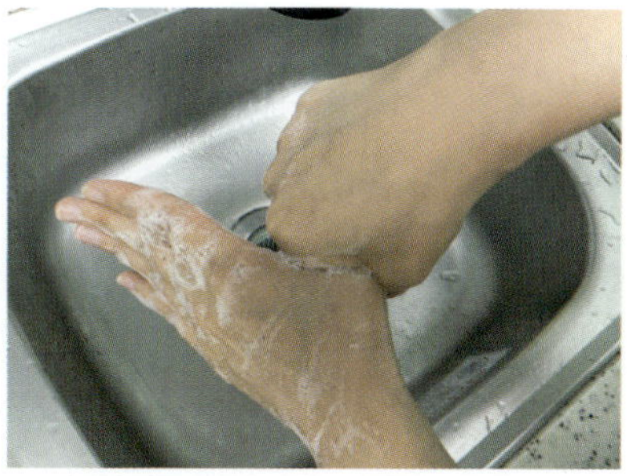

⑤ 엄지손가락과 손바닥을 비틀어 씻는다.

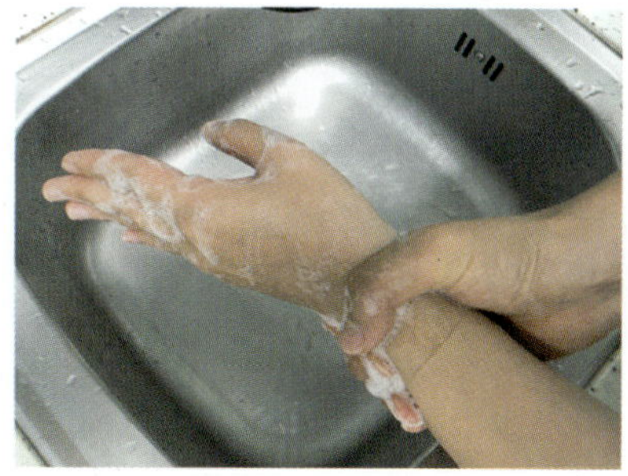

⑥ 손목도 잊지 않고 씻는다.

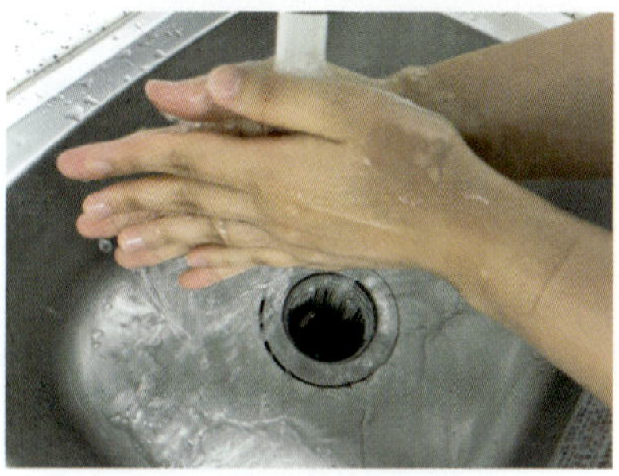

⑦ 흐르는 물로 깨끗하게 헹군다.

❷ 물 없이 적용하는 손소독

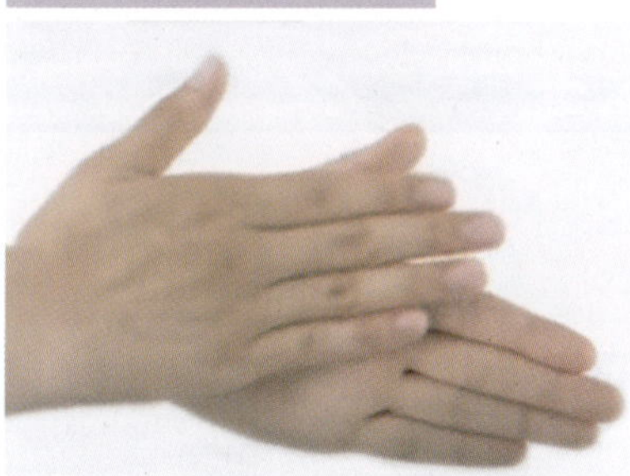

① 손소독제를 덜어 손바닥과 손바닥을 마주 대고 문지른다.

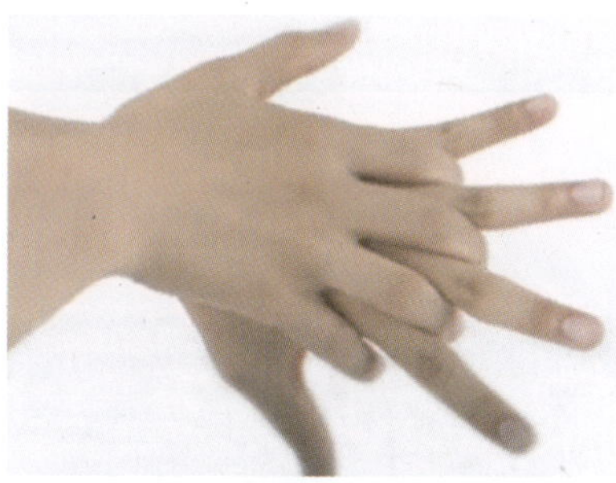

② 손등과 손바닥을 마주대고 문지른다.

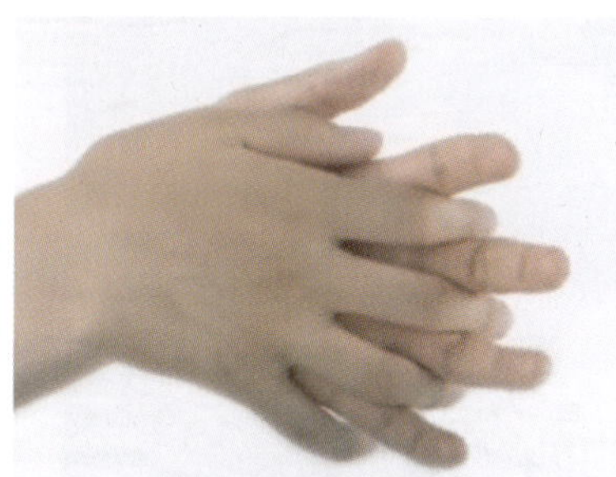

③ 손바닥을 마주대고 깍지를 끼고 문지른다.

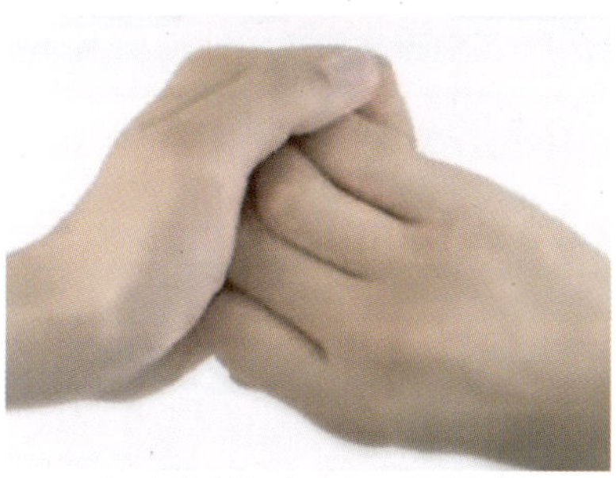

④ 손가락을 마주잡고 문지른다.

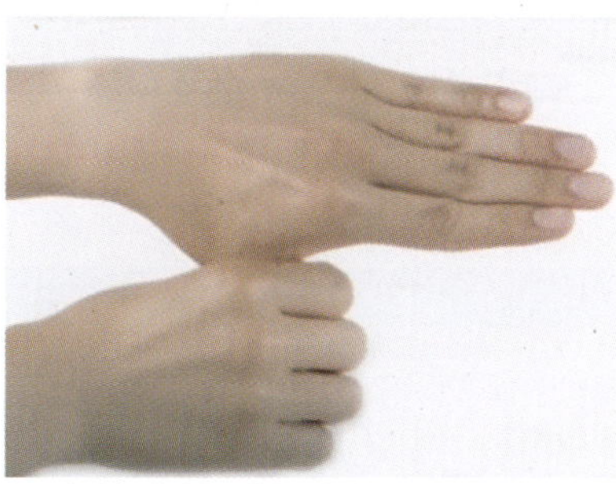

⑤ 엄지손가락을 다른 편 손바닥으로 돌려주며 문지른다.

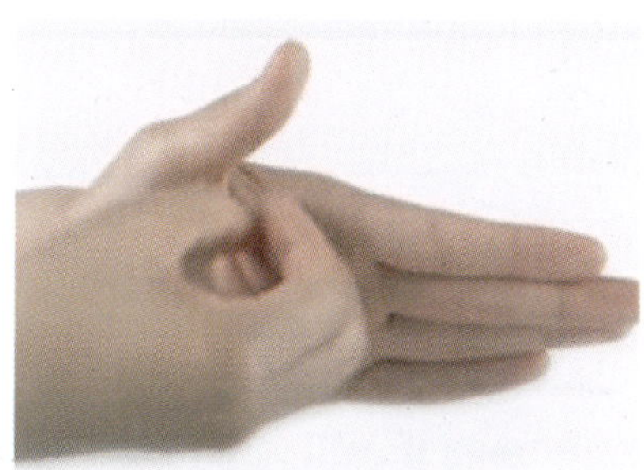

⑥ 손가락을 반대편 손바닥에 놓고 문지르며 손톱 밑을 깨끗하게 한 후 완전히 건조시킨다.

그림 4-2 손위생 순서 (계속)

❸ 외과적 손위생

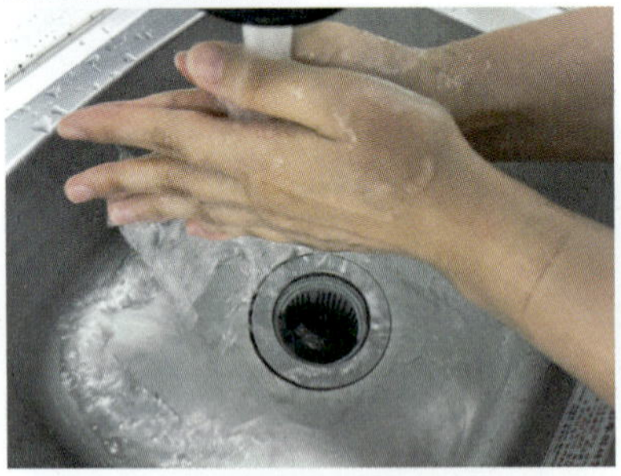

① 흐르는 물에 손을 씻는다.

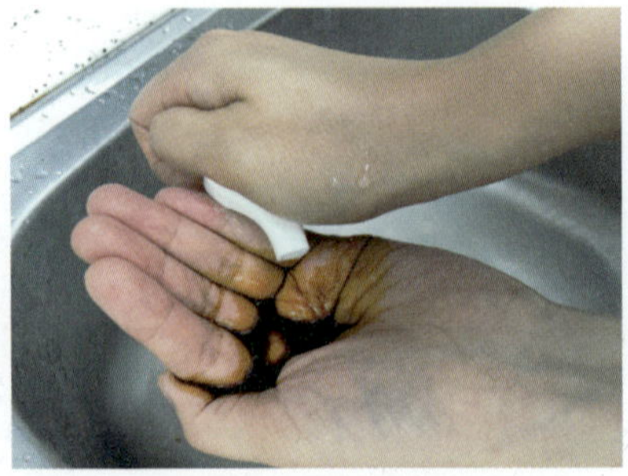

② 소독제를 손에 짠다.

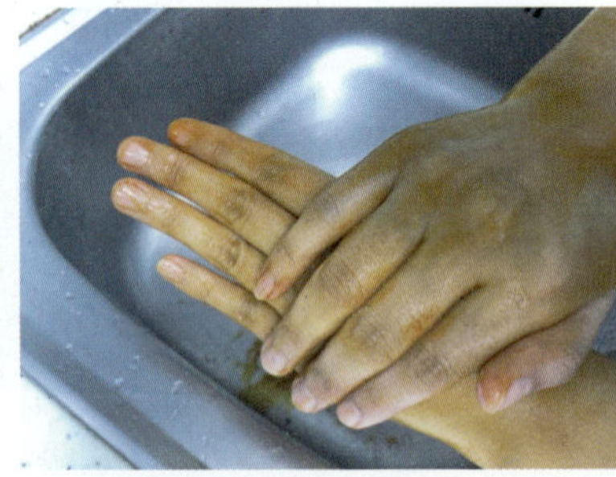

③ 소독제로 손을 씻는다.

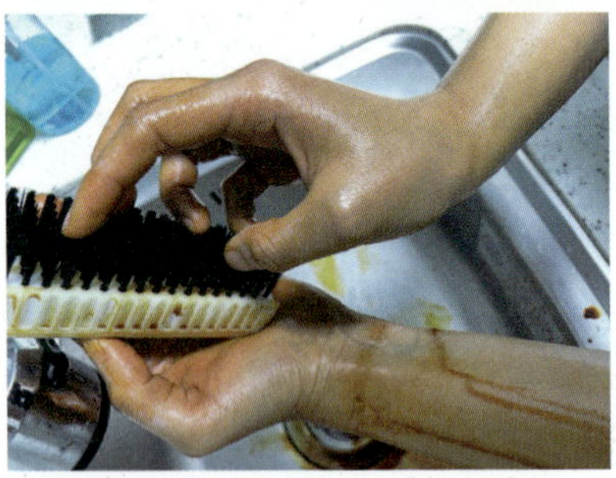

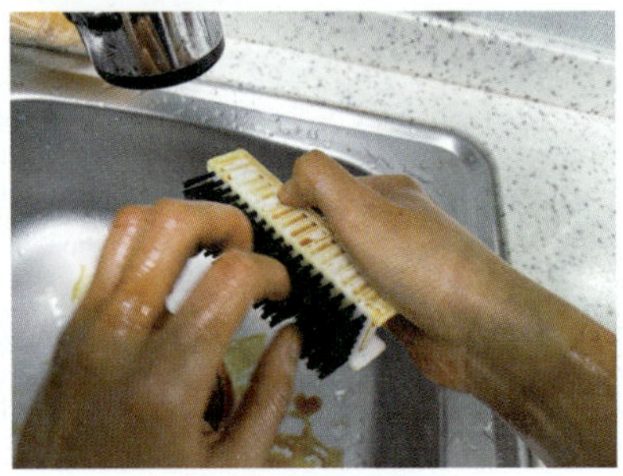

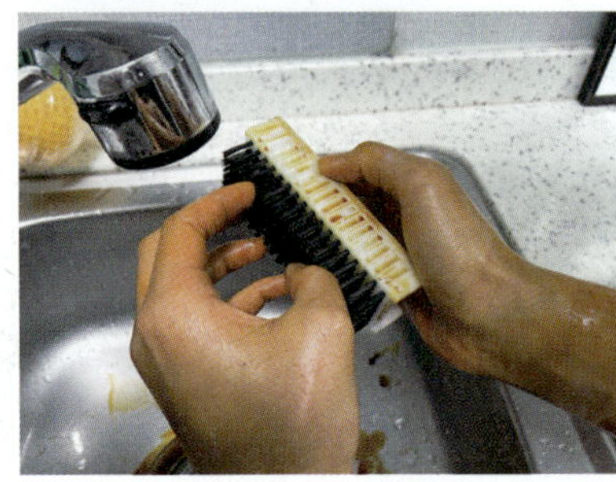

④ 솔로 손끝을 닦는다.

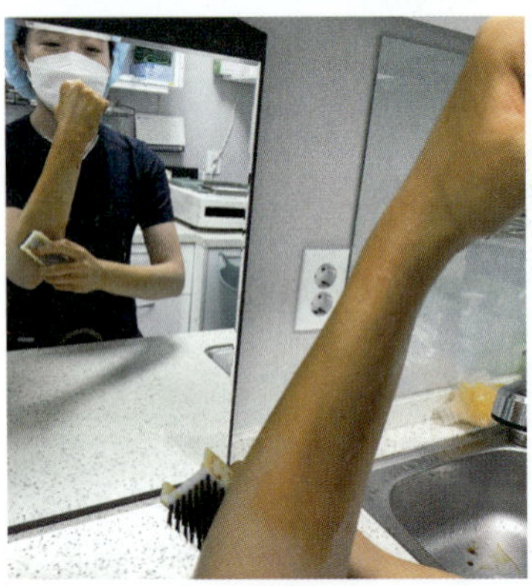

⑤ 솔로 아래팔을 닦는다.

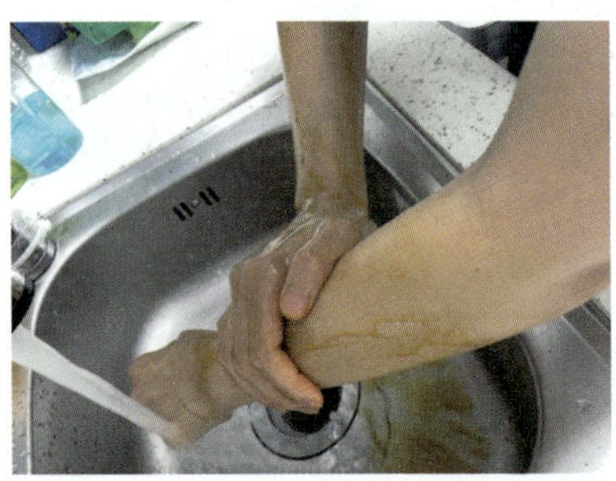

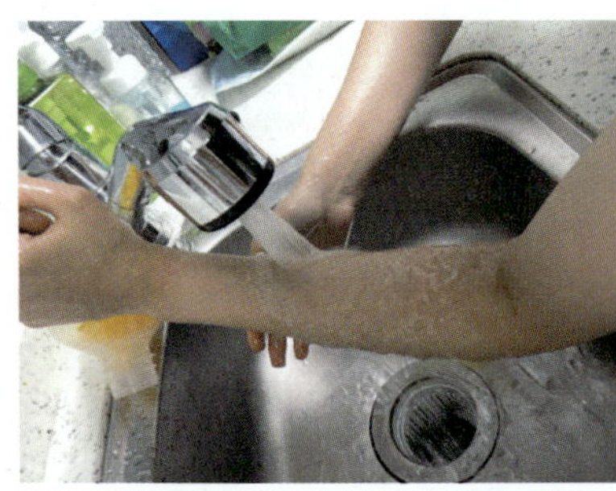

⑥ 손가락 → 아래팔 → 팔꿈치에 걸쳐 소독제를 씻어낸다.

그림 4-2 **손위생 순서** (계속)

MEMO

● **손씻기 시의 주의사항**

① 외과적 손위생의 경우 팔꿈치 아래 부분에는 손목시계, 반지 등을 착용하지 않는다.

② 손씻기 전용 세면대에서 반드시 흐르는 물에 씻는다. 받아놓은 물을 사용해서는 안 된다.

③ 수돗물은 2~3초 흘려보낸 다음에 사용한다(수도꼭지의 세균을 제거하기 위해).

④ 손씻기에서 놓치기 쉬운 손가락끝, 손가락과 손가락 사이, 손목 및 엄지손가락의 연결부위에 주의해서 손가락 전체를 강하게 서로 비벼서 씻는다(그림 1).

MEMO

● 손씻기 시의 주의사항 (계속)

⑤ 손의 높이는 팔보다 낮게 하여 손가락끝에서 물이 떨어지도록 헹군다(외과적 손위생의 경우에는 팔꿈치에서 물이 떨어지도록 헹굼).
⑥ 옷이나 바닥에 물이 튀지 않도록 주의한다.
⑦ 손을 씻은 다음에는 종이타월로 손을 닦아서 충분히 건조시킨다.
⑧ 종이타월과 손의 건조 방식이 피부에 손상을 주지 않도록 한다.
⑨ 수도꼭지는 손목이나 팔꿈치 등을 사용해서 개폐할 수 있는 것이 좋다.
⑩ 사용한 종이타월은 만지지 말고 발로 조절하거나 자동 센서로 조절되는 쓰레기통에 버린다.
⑪ 솔을 사용하는 경우에는 소독된 것을 준비하거나 일회용 제품을 사용한다.

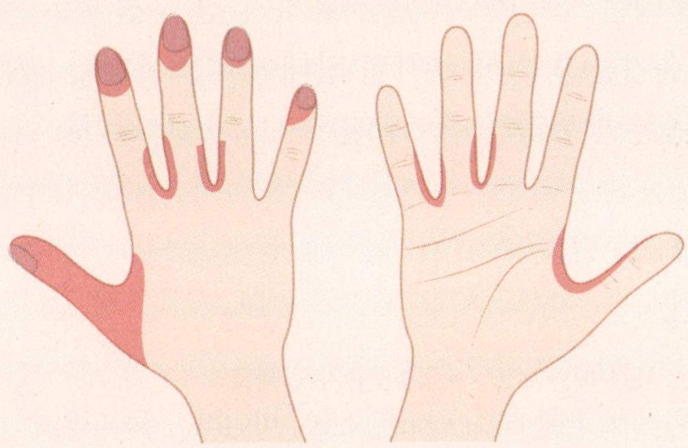

그림 1 손씻기에서 가장 주의하여야 할 부위

4) 손위생 물품

손소독제를 선택할 때는 피부자극이 있는 제품은 손위생 수행률을 낮추므로 피부자극이 적고 의료종사자들의 선호도가 높으면서 다양한 미생물에 살균력이 있는 제품을 선택하여야 한다. 손소독제로 인해 발생할 수 있는 피부자극을 줄이기 위하여 피부보습제나 오일이 함유된 크림이나 로션을 사용하는 경우가 많으므로 이들 제품과 상호작용이 없는 소독제를 선택한다.

손소독제는 일단 개봉한 후에는 모두 사용하고 버려야 한다. 손소독제가 남아 있는 상태에서 새로운 내용물을 추가하면 미생물의 오염이 발생할 수 있으므로 개봉한 손소독제에 내용물을 추가하여 사용하지 않도록 한다. 오염된 고형 비누를 통해 의료인의 손이 그람음성 막대균에 오염된 보고가 있으므로 고형 비누를 사용할 때는 건조한 상태로 보관하여 균의 오염을 줄여야 한다.

(1) 액체비누

액체비누를 사용한 손씻기는 오염균을 일시적으로 제거하는 것이 목적이다. 눈에 보이는 오염이나 유기물을 제거할 수 있기 때문에 통상적인 교차감염의 예방에는 이 손씻기가 충분히 이루어져야 한다. 리필이 불가능한 폐쇄구조의 액체비누를 사용하는 것이 바람직하다.

(2) 소독비누액

소독제가 든 비누액을 사용하는 경우는 다음과 같다.

① 환자와 밀접하게 접촉하는 진찰이나 처치 전후
② 외과 치료 등의 무균조작 전후
③ 혈액, 체액, 기타 분비물 등에 오염된 기구와 기계를 다룬 후
④ 혈액, 체액, 기타 분비물 등에 오염된 리넨류를 다룬 후
⑤ 격리실(ICU, NICU 등) 입 · 퇴실 시 등

이때도 오염 정도가 큰 경우에는 소독비누액을 사용하기 전 우선 흐르는 물에 액체비누로 오염을 충분히 제거하는 것이 원칙인데, 유기물(오염)이 부착된 상태에서 소독제를 사용하면 효과가 낮아지기 때문이다. 주로 사용하는 소독제의 종류별 특징과 장 · 단점은 표 4-2와 같다.

표 4-2 손소독제의 종류별 특징과 장 · 단점

종류	특징	장점	단점
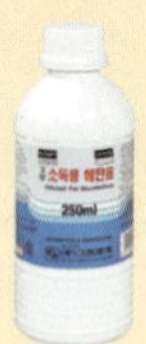 알코올	• 에틸알코올만 사용(메틸알코올은 살균작용이 약해 소독제로는 사용하지 않음) • 70% 이상이 적정 농도	• 효과가 가장 빠름 • 세균, 진균, 바이러스 등 다양한 미생물에 효과적 • 씻어낼 필요가 없으며 빨리 마름	• 잔류 효과가 거의 없어서 지속성이 낮음 • 상처부위 등에 자극적임
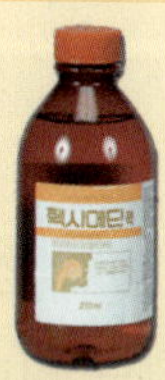 글루콘산 클로르헥시딘	• 0.5~4% 내외의 농도가 가장 많이 쓰임 • 알코올과 함께 사용 시 소독력이 증강	• 소독력이 오래 유지됨(최소 6시간 지속) • 자극이 거의 없음	• 농도가 짙을수록 끈적거림 • 단일 성분 시 소독력이 낮고 내성균이 생길 가능성이 높음
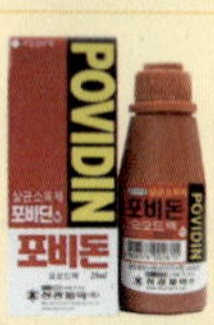 요오드 화합물	• 7.5%가 적정 농도 • 외과적 손위생에 가장 많이 사용	• 알코올 다음으로 비교적 높은 소독력 • 사용 후 손을 세정해야 하므로 유기물 제거에 효과적	• 피부에 잔류하여 자극을 줌 • 세정이 번거롭고, 솔로 씻어내는 과정에서 손에 손상을 줌

MEMO

- **손위생 물품 사용 시의 주의사항**

① 손소독제는 효과적인 살균력을 갖추고 자극이 적은 것을 선택한다.
② 손위생 제품을 선정할 때 제품 오염의 위험에 대한 정보와 사용 중인 물 없이 적용하는 손소독제, 핸드크림 · 로션 및 항균비누 등의 상호영향을 고려한다.
③ 액체비누나 알코올젤 등 물 없이 적용하는 손소독제는 내용물이 남아 있는 상태에서 보충하지 않으며 사용 후 폐기한다.
④ 고형 비누를 사용할 경우 건조한 상태로 보관한다.

5) 피부관리

의료종사자는 비누나 손소독제 때문에 피부손상이 생기기 쉽다. 일부 연구에 따르면 간호사의 25~55%가 심각한 접촉피부염을 경험하는 것으로 보고되었다. 손소독제로 인한 피부자극을 줄이기 위해 보습제를 함유한 젤 상태의 제품도 개발되어 있지만, 여전히 피부건조, 알레르기 유발 등이 발생하고 있어 세계보건기구(WHO)에서는 핸드크림 등의 보습제 사용을 권고한다.

적절한 손씻기는 일시적 집락균의 제거 효과가 있으므로 추가적인 손소독은 필요하지 않다. 또한 손톱이 길거나 인조손톱을 할 경우 손톱 밑과 벗겨지거나 부서진 인공손톱 사이에 응고효소 음성 포도알균(coagulase-negative *Staphylococci*, CNS), 그람음성 막대균 등 다량의 미생물이 성장 번식하므로 손톱은 짧게 유지하도록 한다.

MEMO

- **피부관리 시의 주의사항**

① 접촉피부염, 피부손상의 위험을 감소시킬 수 있는 관리방법에 대한 정보를 직원에게 제공한다.
② 손의 건조와 자극을 최소화하기 위하여 로션이나 크림을 사용한다.
③ 환자와 직접 접촉하는 직원은 손톱을 짧게 유지하고 인조손톱 등은 사용하지 않는다.
④ 물과 비누로 손을 씻은 직후에는 물 없이 적용하는 손소독제를 추가적으로 적용할 필요는 없다.

2. 개인보호구

개인보호구는 표준주의지침에 따라 감염경로 차단을 위하여 적절하게 사용하여야 한다. 다양한 경로에서 발생하는 교차감염으로부터 보호하는 효과가 있고 환자의 혈액이나 체액 또는 기타 잠재적 감염성 물질에 오염될 수 있는 의료종사자의 의복과 피부를 효과적으로 덮을 수 있는 것을 사용한다.

1) 장갑

표준주의를 실천함에 있어 구체적 대책의 하나로 일회용 장갑의 착용을 들 수 있다. 장갑을 착용하는 목적은 환자 간의 교차감염을 예방하고 의료종사자를 보호하는 데 있다.

표 4-3 의료종사자들이 사용하는 장갑의 종류

종류	특징
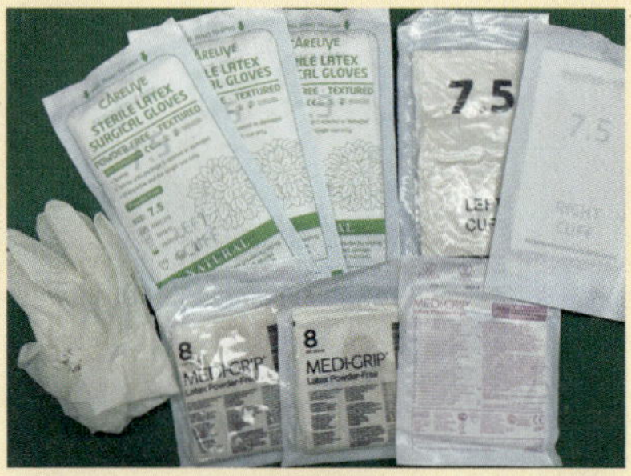 멸균장갑	외과적 무균술 적용 시 착용한다. 멸균장갑은 사용 전에 멸균 상태를 유지하기 위하여 미리 포장된 단위로 공급된다.
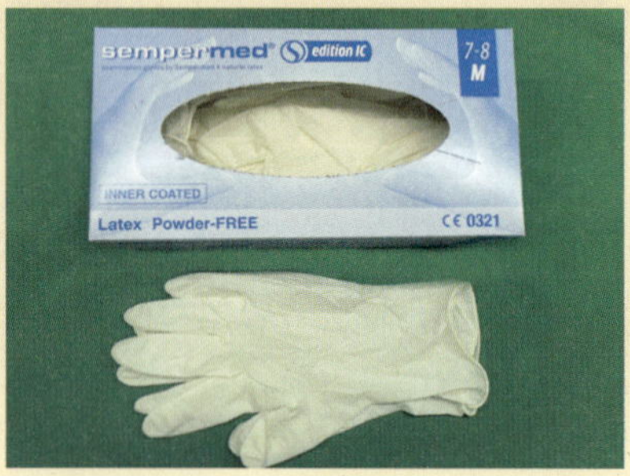 청결장갑	혈액, 체액, 분비물, 배설물, 육안으로 보이는 체액에 오염된 물품을 접촉할 우려가 있을 경우 등에 착용한다.
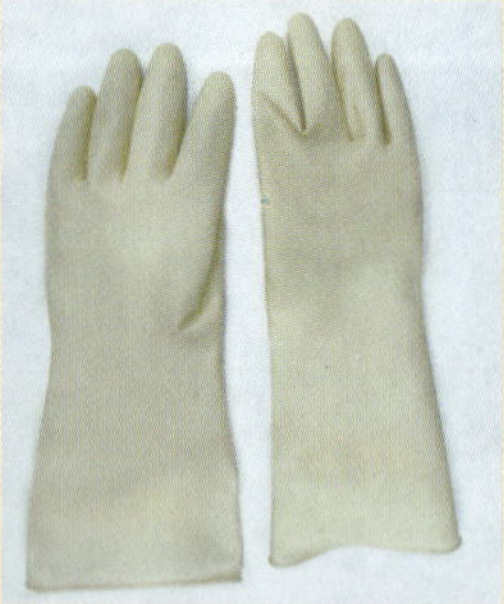 가사용 고무장갑	기구 세척, 진료실 청소, 표면 소독, 폐기물 처리 시 등에 착용한다.
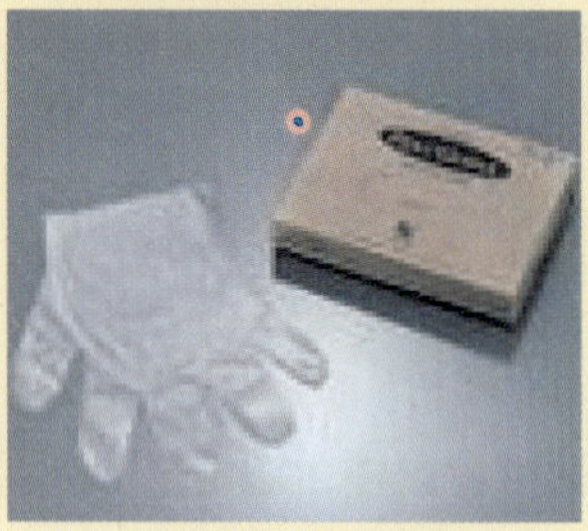 일회용 비닐장갑	일시적으로 진료영역을 벗어나야 할 경우 검사용 장갑 위에 덧장갑으로 착용하여 진료영역 밖의 작업을 한 후 벗어서 기존 진료를 계속하는 용도로 사용한다.

(1) 종류

의료종사자들이 사용하는 장갑의 종류에는 여러 가지가 있다(표 4-3). 수술 시 등에는 멸균된 라텍스 장갑을 사용하지만, 수술 이외에는 일반적으로 비멸균 상태의 검사용 장갑을 사용한다.

(2) 장갑의 사용지침

① 손에 잘 맞는 크기를 선택하여 착용한다.
② 다른 개인보호구와 함께 착용할 때는 장갑을 가장 마지막에 착용한다.
③ 장갑을 착용하기 전과 벗은 후에 반드시 손을 씻는다.
④ 장갑 밑에 장신구를 착용하지 않는다.
⑤ 올바른 순서에 따라 장갑을 착용하고 벗는다(그림 4-3).
⑥ 환자마다 새 장갑을 착용하며 한 번 사용한 것은 버린다.
⑦ 장시간 착용해서(1시간 이상) 손에 땀이 나면 바꾸어 착용한다.
⑧ 장갑이 손상되면 즉시 바꾸어 착용한다.
⑨ 사용자가 필요하다고 판단될 때도 바꾸어 착용한다.

❶ 장갑을 낄 때

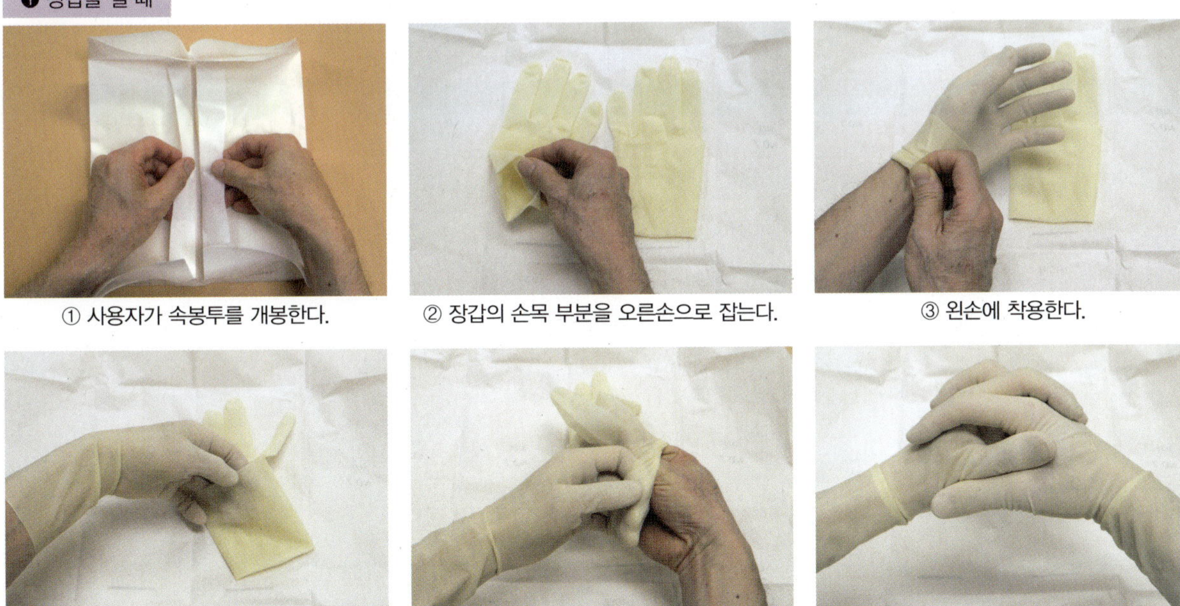

① 사용자가 속봉투를 개봉한다.
② 장갑의 손목 부분을 오른손으로 잡는다.
③ 왼손에 착용한다.
④ 착용한 손으로 오른쪽 장갑의 손목 부분을 잡는다.
⑤ 오른손에 착용한다.
⑥ 주름이 생기지 않게 잡아당기고 양손을 깍지 끼워 손가락 안쪽까지 매끈하게 착용한다.

그림 4-3 장갑의 올바른 탈착법

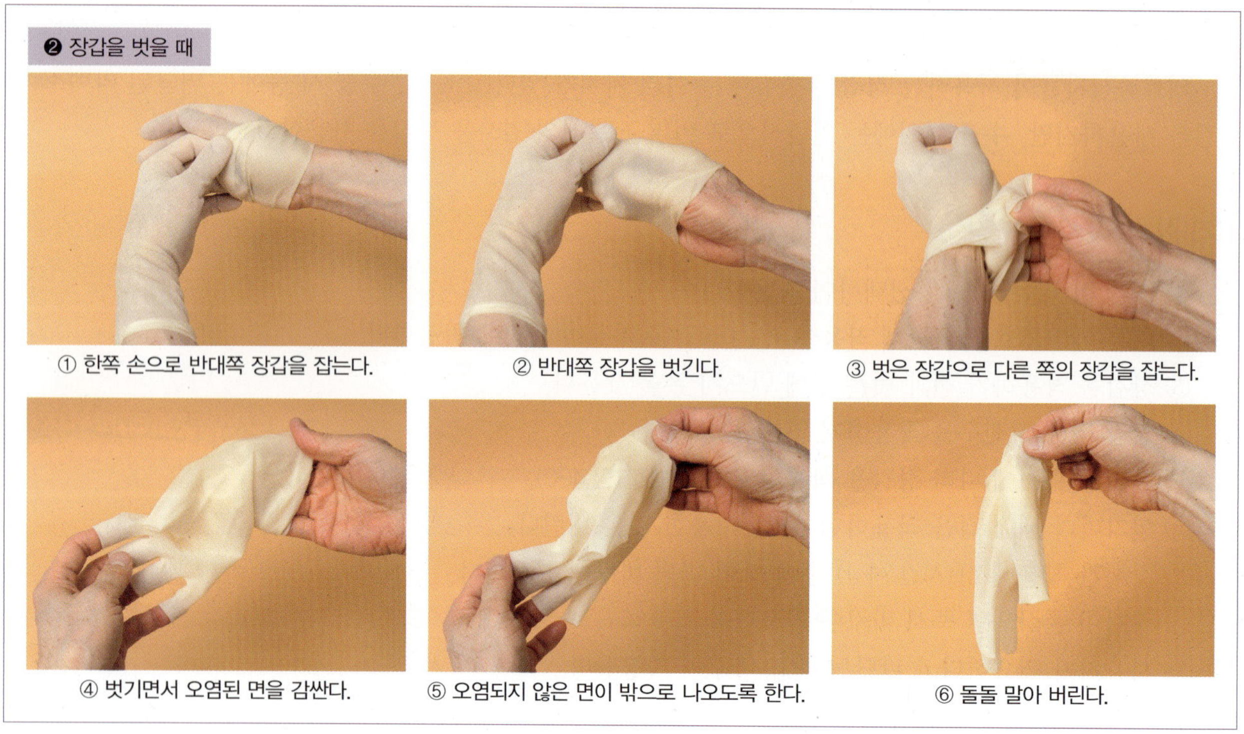

그림 4-3 **장갑의 올바른 탈착법** (계속)

MEMO

- **장갑을 벗은 후 손을 씻는 이유**

① 장갑 속에 땀이 나서 미생물이 증식할 우려가 있다.
② 장갑에 미세한 구멍이 있을 가능성이 있다.
③ 장갑을 벗을 때 혈액, 체액, 기타 분비물 등이 손에 묻었을 가능성이 있다.

(3) 장갑의 유해반응

의료종사자는 장시간 장갑을 착용하는 경우가 많기 때문에 장갑에 대한 알레르기 증가가 문제가 되고 있다(그림 4-4). 알레르기의 원인이 되는 항원은 라텍스와 파우더에 있는데, 파우더가 없는 장갑도 있으나 대부분의 플라스틱 장갑에는 파우더가 사용된다.

손의 적합성 측면에서 현재 라텍스보다 더 우수한 재질은 없다. 라텍스 제품에 대해서는 예전부터 접촉 피부염 등 **지연성 알레르기를 유발**한다는 보고가 있었지만, 그와는 다른 라텍스알레르기로 **아나필락시스 쇼크**를 일으켜 죽음에 이르는 경우도 있다. **라텍스알레르기**는 의료종사자뿐만 아니라 치료를 받는 환자에게도 주의가 필요하다.

라텍스알레르기의 원인 물질은 라텍스에 함유된 단백질이다. 천연고무제품의 제조과정은 고무나무의 수액을 채취하는 것에서 시작되는데 수액 중에 함유된 고무성분 이외의 식물에서 유래한 단백질(불순물)

이 라텍스알레르기를 유발하는 것으로 추측된다. 또한 음식알레르기와의 연관성도 있어 바나나, 키위, 아보카도, 헤즐넛 등은 라텍스 항원과 교차항원성을 가진다.

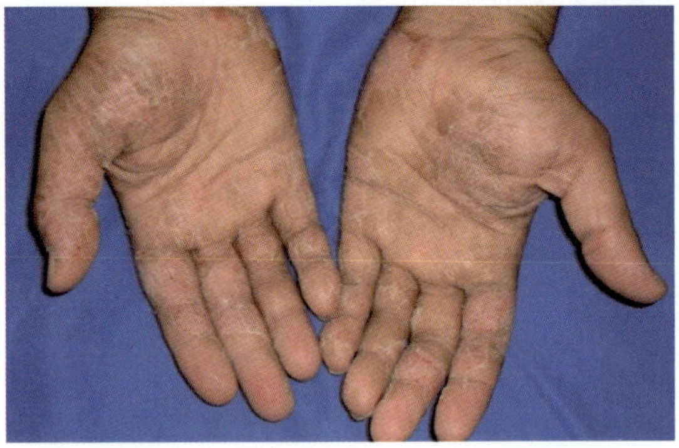

그림 4-4 **라텍스 장갑에 의한 알레르기**

2) 마스크

마스크는 진료실 내 에어로졸이나 환자의 혈액, 체액, 기타 분비물 등 잠재적 감염물질의 흡입을 차단하여 의료종사자를 보호하는 역할을 한다.

(1) 종류

혈액, 체액, 기타 분비물 등의 비말이 예상되는 상황에는 체액불투과성이 높은 외과용 마스크가 필요하다. 또한 눈이나 얼굴에 대한 방어가 동시에 필요한 경우에는 안면보호대가 부착된 마스크를 사용한다(특히 수술이나 시술 시 등 비말이 튈 가능성이 있을 때).

공기감염의 가능성이 있는 상황에서는 공기 중 미립자의 95% 이상을 차단하는 N95 미립자 마스크가 필요하다. N95 미립자 마스크를 착용할 때는 반드시 핏테스트를 통해 얼굴에 잘 맞는 사이즈를 선택하여야 한다(그림 4-5, 표 4-4).

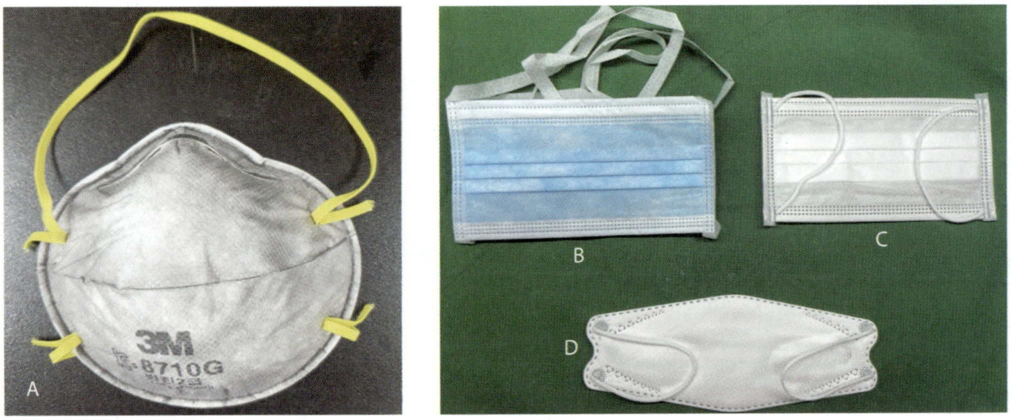

그림 4-5 **마스크의 종류**

A. N95 미립자 마스크 B. 수술용 마스크 C, D. 일반의료용 마스크

표 4-4 마스크의 종류별 사용 적응증과 장 · 단점

마스크의 종류	적응증	장점	단점
일반 의료용 마스크	• 감염성 비말에 최소 노출 • 짧은 시간의 작업에 적합 • 혈액 · 체액에 노출되지 않는 작업 • 환자 또는 내원객 및 의료종사자 보호	• 저렴함	• 방수 또는 액체 저항 아님
방수용 마스크	• 감염성 비말 또는 혈액 · 체액에 과다노출	• 편한 착용감 • 유체 저항	• 고가
수술용 마스크	• 감염성 비말 또는 혈액 · 체액에 노출 • 장시간 노출	• 편한 착용감 • 액체 저항 • 저렴함	
N95 미립자 마스크	• 공기 매개 감염원으로부터 보호	• 작은 입자의 에어로졸로부터 보호 • face seal이 더 나은 마스크 주위의 누출을 방지	• 필수 적합성 테스트, 교육 및 seal-checking • 장시간 사용하면 불편함

(2) 마스크의 사용지침

① 마스크는 1회 사용을 원칙으로 하며 치료 전에 착용한다.

② 환자마다 새 마스크를 착용한다.

③ 마스크는 얼굴에 잘 맞아야 하며, 특히 코와 입 주변을 완전히 덮어야 한다(그림 4-6).

④ 마스크가 손상되었거나 체액 등에 오염된 경우에는 새것으로 바꾸어야 한다.

⑤ 젖은 마스크는 효과가 없으므로 즉시 교체한다.

⑥ 마스크를 목에 걸치거나 주머니에 넣지 않는다.

⑦ 진료 중 마스크를 만지지 않는다.

⑧ 마스크의 속면이 코와 입술에 닿지 않도록 한다.

⑨ 마스크를 폐기할 때는 마스크의 오염된 바깥면이 서로 만나도록 반으로 접어서 폐기한다.

❶ 외과용 마스크

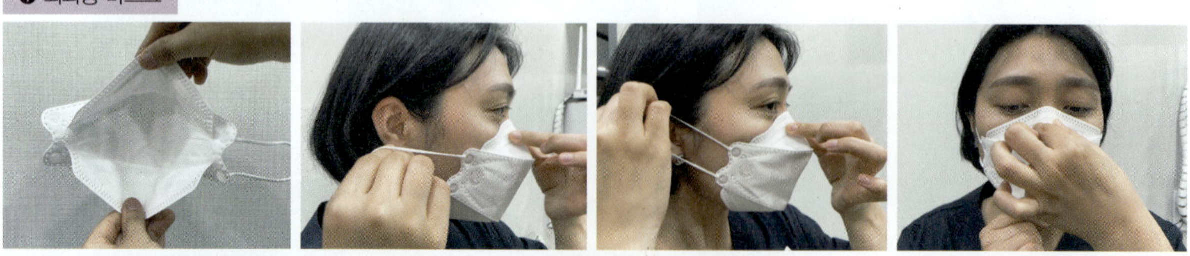

① 마스크를 꺼내어 안팎을 확인한다. ② 마스크의 윗부분이 콧등에 오도록 하고 고무줄을 귀에 건다. ③ 마스크의 주름부분을 아래로 당겨 코, 입에 밀착시켜 충분히 덮는다.

그림 4-6 마스크 착용법

❷ N95 미립자 마스크

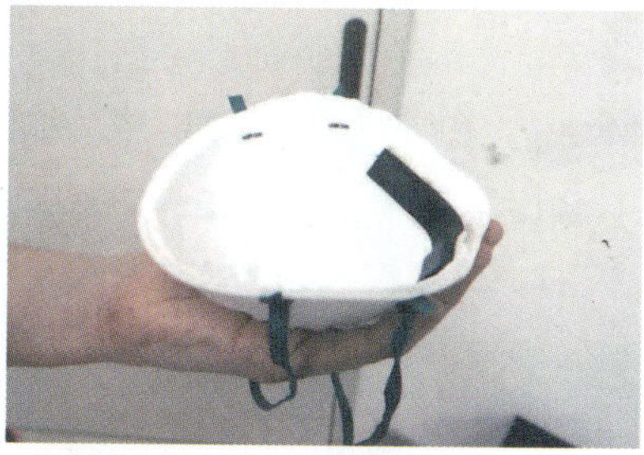

① 착용 전 마스크 위아래에 있는 고무줄을 늘인다.

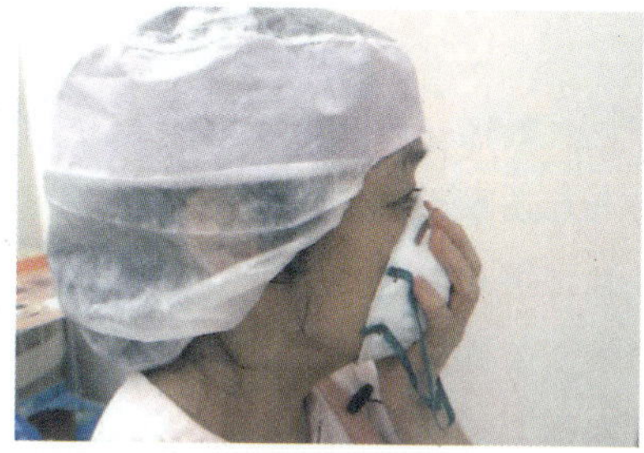

② 마스크를 얼굴에 댄다.

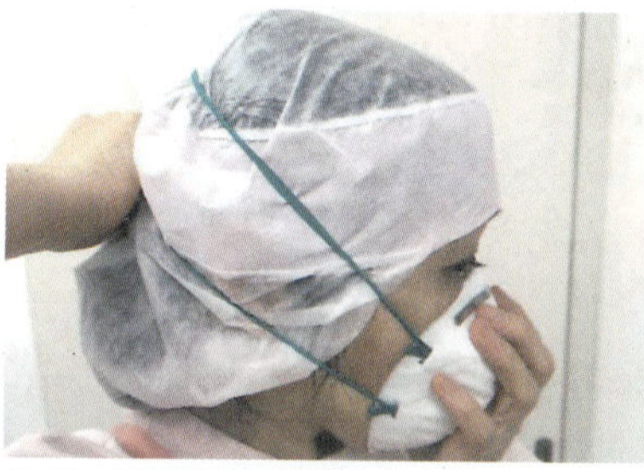

③ 턱 아래에서부터 콧등까지 마스크로 감싼 후 위쪽 고무줄은 머리 위쪽에, 아래쪽 고무줄은 귀 아래 뒷목에 위치시킨다.

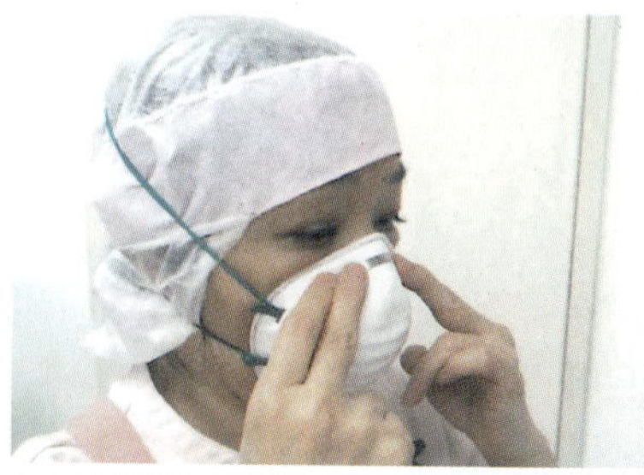

④ 코 부분의 고리를 눌러 고정해서 밀착시킨다.

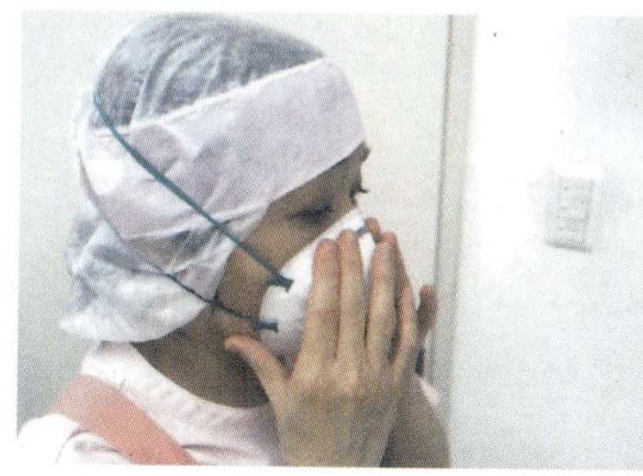

⑤ 착용 상태를 확인한다(숨을 들이마실 때 마스크가 안쪽으로 들어오고 숨을 내쉴 때 턱 쪽으로 공기가 나가면 올바르게 착용한 것이다).

그림 4-6 **마스크 착용법** (계속)

3) 보안경

시술 중에 비말이나 에어로졸 형태의 병원균, 날아다니는 금속조각 혹은 용매나 화학약품 등에 의한 눈의 손상을 방어하기 위해 착용한다. 또한 환자의 혈액, 체액, 배설물에 노출될 가능성이 있을 때도 착용한다. 종류에 따라 안경 위에 착용할 수 있는 보안경도 있다(그림 4-7).

(1) 보안경의 사용지침

① 비말이나 에어로졸 형태의 병원균, 금속조각이나 화학약품 등으로부터 눈의 손상을 방어하기 위해 착용한다.

② 눈뿐만 아니라 눈 옆과 눈 위까지 전부 덮어야 한다.

③ 치료 중 오염된 보안경은 즉시 교체한다.

④ 치료가 끝날 때마다 깨끗이 닦고 소독한다.

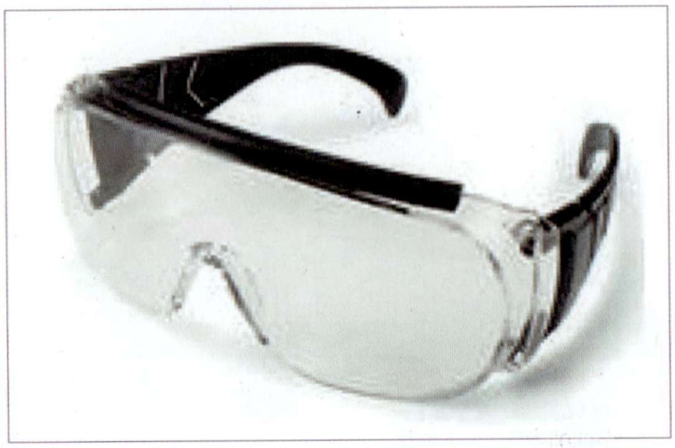

그림 4-7 보안경

4) 안면보호대

뺨까지 덮는 플라스틱제의 얼굴가리개로, 보안경 대신 착용할 수 있으나 오염 물질의 흡입을 막는 외과용 마스크를 대신할 수는 없다. 외과용 마스크와 안면보호대를 함께 착용하여야 효과적으로 보호할 수 있다(그림 4-8).

(1) 안면보호대의 사용지침

① 에어로졸을 발생시키거나 혈액이나 체액이 튀는 수술 시 착용한다.
② 외과용 마스크와 함께 착용하여야 한다.
③ 사용 후에는 깨끗이 닦고 소독하여야 한다.

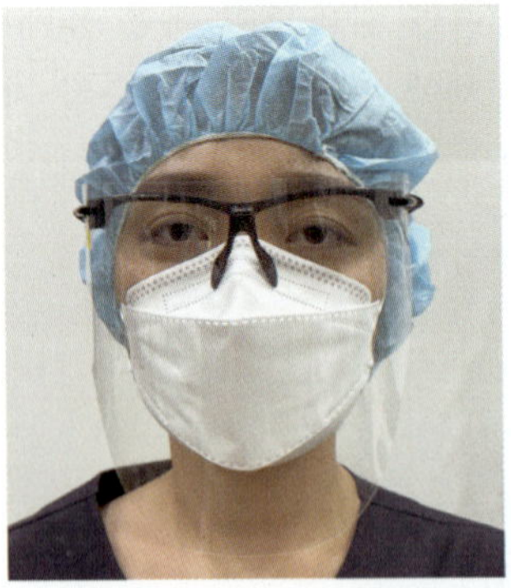

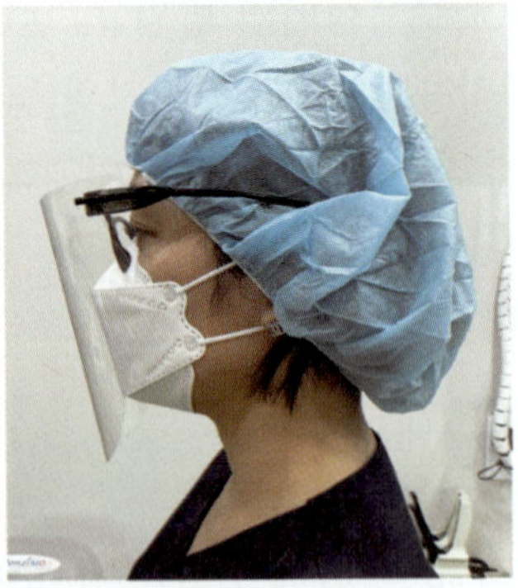

그림 4-8 안면보호대

5) 보호복

피부 위, 평상복이나 가운 위에 덧입어서 보호하는 겉옷으로, 의료종사자들이 오염원에 노출되는 것을 막기 위해 착용하는 개인보호구이다(그림 4-9). 피부나 옷이 혈액이나 체액에 오염될 것으로 예상될 때는 보호복을 반드시 착용하도록 한다. 일회용 보호복의 대용품으로 여러 번 사용할 수 있는 면이나 면 혼방의 무릎덮개, 재킷, 앞치마, 가운 등도 유용하다.

(1) 보호복의 사용지침

① 보호복 자체가 오염을 퍼뜨릴 수 있기 때문에 어떠한 이유로도 진료실 밖에서 입어서는 안 된다.
② 보호복은 매일 바꾸어 입어야 한다.
③ 보호복은 식사나 음료 섭취 시에 착용하여서는 안 된다.
④ 보호복을 제거한 후 손위생을 시행한다.

(2) 보호복에 요구되는 조건

① 보호복은 액체 저항성 물질로 만들어야 한다.
② 오염에 노출되는 피부의 양을 최소화하기 위해 보호복은 소매가 길고 목선이 높아야 한다.
③ 단추, 장식, 지퍼 및 병원균이 부착될 수 있는 장식품은 가능한 한 적어야 한다.

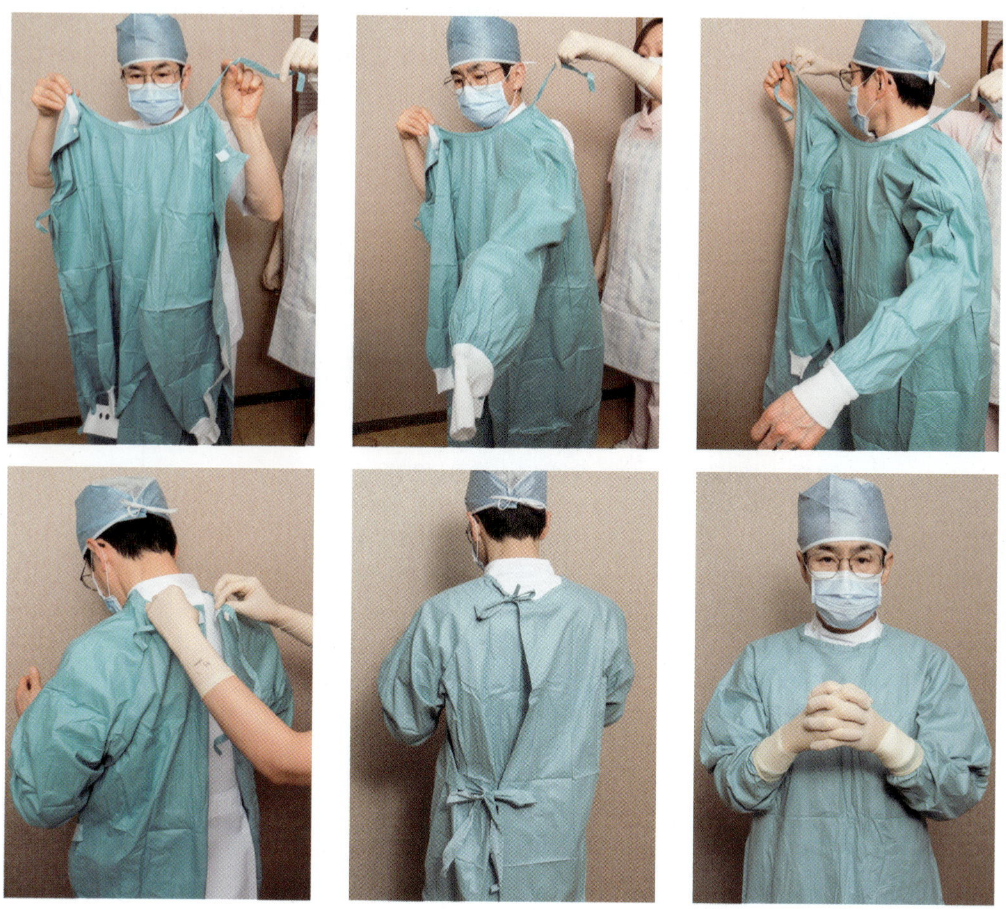

그림 4-9 보호복

6) 기타

의료현장에서는 사용이 일반화되지 않은 개인보호구에 머리덮개와 신발덮개가 있다(그림 4-10). 출혈이 예상되는 수술이나 신발의 오염이 예상되는 시술 시에는 머리덮개와 신발덮개를 사용하여 오염으로부터 보호하는 것이 좋다.

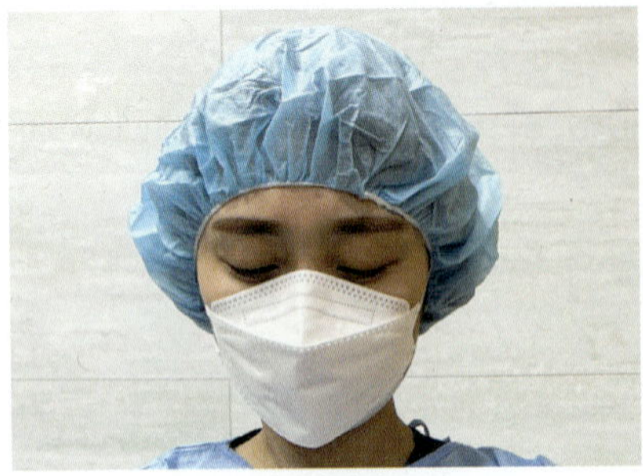

머리덮개

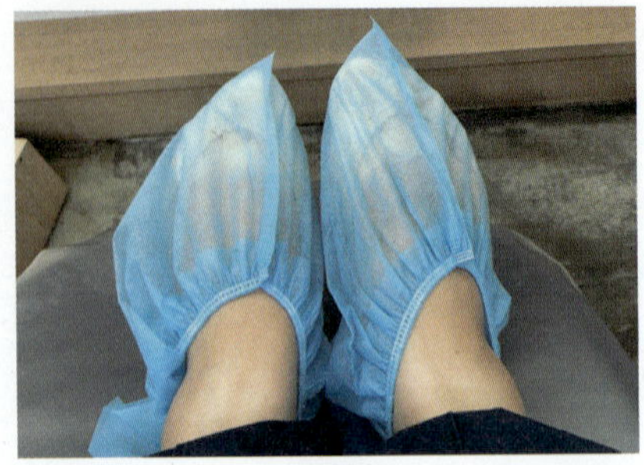

신발덮개

그림 4-10 머리덮개와 신발덮개

7) 개인보호구의 선택과 착용 순서

의료종사자는 환자와의 예상되는 상호작용을 평가하여 자신에게 필요한 개인보호구를 선택하고(그림 4-11), 그에 맞게 장갑, 마스크, 보안경, 보호복 등의 개인보호구를 착용하여야 한다(그림 4-12). 개인보호구를 착용하고 벗을 때는 표 4-5의 순서에 따라야 미생물의 확산을 최대한 제한할 수 있으며, 특히 외과적 수술을 준비하는 과정에서는 매우 중요하다.

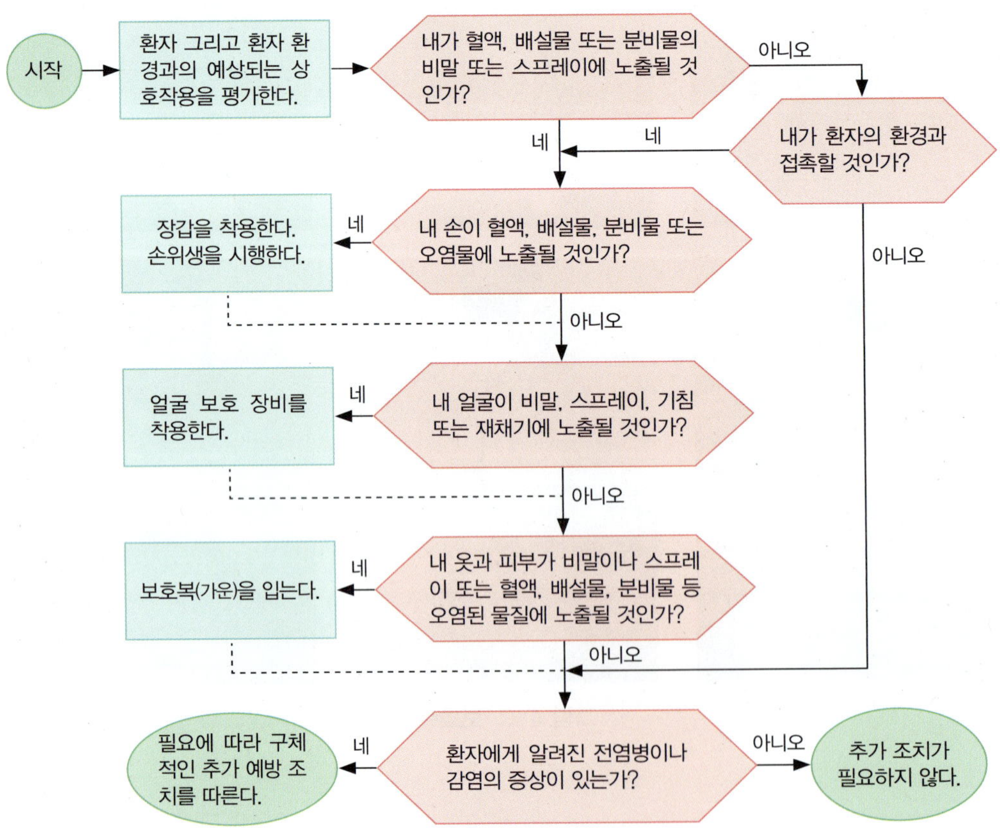

그림 4-11 개인보호구의 선택

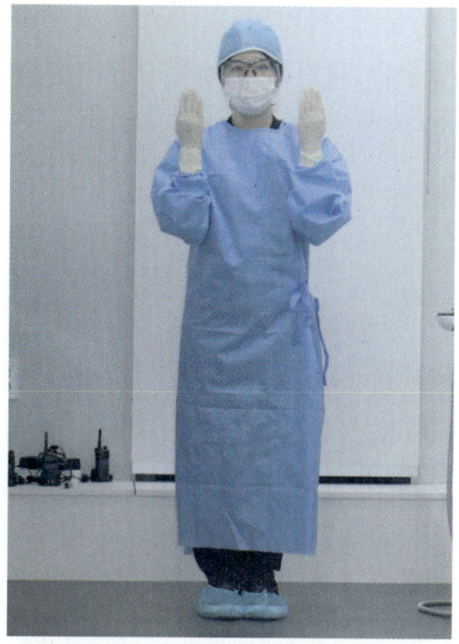

그림 4-12 개인보호구 장착 모습

표 4-5 개인보호구의 착용 순서

착용할 때	벗을 때
① 손위생 ↓ ② 보호복 ↓ ③ 마스크 ↓ ④ 보안경 ↓ ⑤ 장갑	① 장갑 ↓ ② 보호복 ↓ ③ 손위생 ↓ ④ 보안경 ↓ ⑤ 마스크 ↓ ⑥ 손위생

3. 무균술

1) 정의와 분류

무균술(aseptic technique)이란 잠재적인 병원균이 없는 상태를 유지하는 방법으로, 의료관련감염을 예방하기 위하여 의료기관의 다양한 수술이나 시술 등에 적용되는 개념이다. 감염관리를 통하여 병원성 미생물을 최소화함으로써 침습적 시술을 하는 동안 환자를 보호하게 된다.

무균술은 흔히 **내과적 무균술**과 **외과적 무균술**로 분류된다. 내과적 무균술은 미생물의 전파 예방과 오염의 최소화 개념이 적용되는 방법이기 때문에 격리의 표준주의 개념을 상당 부분 포함한다. 외과적 무균술은 병원균 및 아포를 포함한 모든 미생물을 제거하는 방법으로 **멸균술**(sterile technique)이라고도 한다. 일반적으로 수술이나 시술 시 적용한다. 멸균술은 공기 중에 존재하는 미생물 때문에 의료기관에서는 일반적으로 달성할 수 없는 개념이라고 할 수 있다.

2) 무균술의 범위 (그림 4-13, 표 4-6)

무균술을 적용하는 과정에서 무균술, 멸균술, 청결술의 개념이 상황에 따라 모호하거나 부적절하게 적용되는 등의 문제가 발생함에 따라 새로운 무균술 개념인 ANTT(aseptic non-touch technique)가 소개되었다. 이 ANTT는 의료종사자가 인지한 환자의 감염 위험성에 기초하여 침습적인 시술 동안 의료인, 기구, 환경으로부터 환자에게 미생물이 전파되는 것을 예방하는 방법이라 할 수 있다.

(1) 표준 무균술(standard aseptic non-touch technique, standard ANTT)

무균부위가 거의 없거나 적어서 비교적 간단하고 짧은 시간(20분 미만) 동안 이루어지는 시술 시에 적용하는 방법이다. 일반적으로 **저위험 무균영역**에 적용되며 청결장갑을 착용한다.

(2) 외과적 무균술(surgical aseptic non-touch technique, surgical ANTT)

무균부위가 광범위하거나 복잡하고 20분 이상의 시간이 소요되는 시술 시에 적용하는 방법이다. 일반적으로 **고위험 무균영역**에 적용되며 멸균장갑을 착용하고 상황에 따라 모자, 마스크, 멸균가운을 착용하고 멸균포를 사용한다.

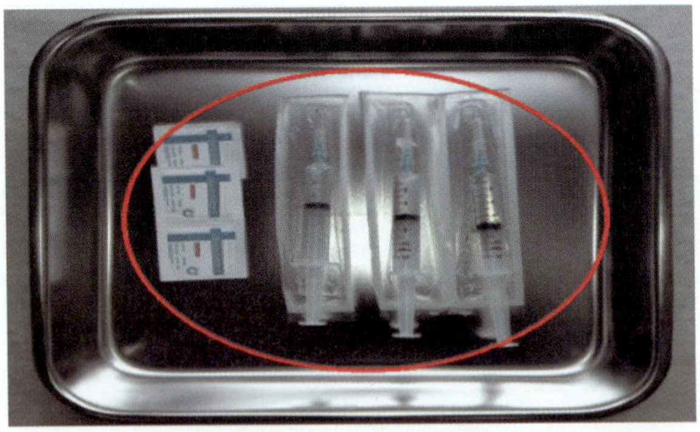

표준 무균술(저위험 무균영역)

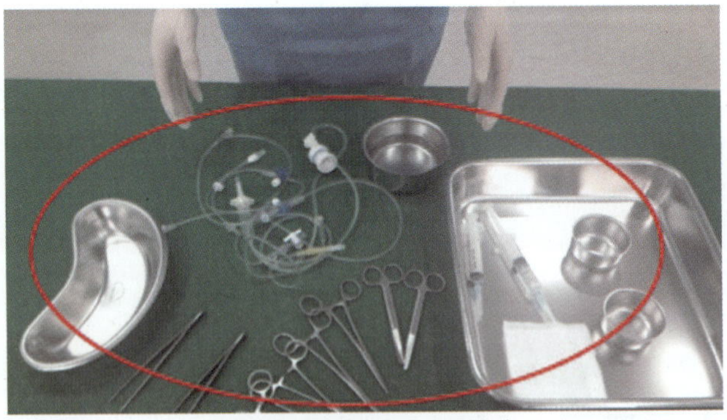

외과적 무균술(고위험 무균영역)

[출처 : 의료관련감염 표준예방지침(2017), 질병관리청]

그림 4-13 표준 무균술과 외과적 무균술 예시

표 4-6 표준 무균술과 외과적 무균술의 예시

시술	적용 무균술	이론적 근거
정맥요법	표준 무균술	• 무균부위는 고위험 미세범위 무균영역, 비접촉술을 적용하여 보호될 수 있음 • 인체 무균부위 범위가 좁음 • 절차가 단순하고 20분 미만
단순 상처 드레싱	표준 무균술	• 무균부위는 고위험 미세범위 무균영역, 비접촉술을 적용하여 보호될 수 있음 • 절차가 단순하고 20분 미만
복잡하거나 큰 상처 드레싱	외과적 무균술	• 고위험 무균영역이 필요함
도뇨관 삽입술	외과적 무균술	• 고위험 무균영역이 필요함
삽관술	표준 무균술, 외과적 무균술	• 의료인의 손이 삽입부위 및 무균부위 근처에 닿을 수 있으므로 의료인의 역량에 따라 멸균장갑이 요구되기도 함
중심정맥관/PICC 삽입	외과적 무균술	• 중심정맥관 또는 PICC 사이즈, 침습 정도, 무균부위와 물품이 다수이고, 소요시간을 감안하면 고위험 무균영역과 최대멸균 차단이 요구됨
수술	외과적 무균술	• 범위가 넓거나 깊은 상처가 노출되고 다수의 무균부위와 물품, 장시간이 소요됨 • 표준수술실주의(standard operating theatre)가 요구됨

adopted from Rowley S, Clare S, Macqueen S, Molyneux R, ANTT v2 : an updated practice framework for aseptic technique. British Journal of Nursing, 2010;19(Intravenous supplement)(5):S5–S11.

3) 무균부위와 무균영역

(1) 무균부위

① 인체의 무균부위

미생물로부터 반드시 보호되어야 하는 인체의 상처부위, 정맥주사부위 등을 가리킨다.

② 기구나 물품의 무균부위

주사기의 허브와 같이 다른 기구나 물품의 무균부위 또는 인체의 무균부위만 접촉하여 멸균 상태를 유지하여야 하는 부분을 가리킨다.

(2) 무균영역 (그림 4-14)

① 고위험 무균영역

중심정맥관 삽입, 도뇨관 삽입, 복잡한 상처간호 등 무균술을 적용할 부위가 여러 곳이거나 광범위하여 덮개나 뚜껑으로 보호하기가 쉽지 않은 경우나 장시간 넓은 범위에 개방적이고 침습적인 시술을 위한 무균적인 의료행위가 요구되는 경우이다. 고위험 무균영역에서는 감염 예방을 위하여 멸균장갑을 착용하고, 필요에 따라 모자, 마스크, 멸균가운을 착용한다.

고위험 무균영역의 한 형태로 '고위험 미세범위 무균영역'도 있는데(그림 4-14), 무균영역이 매우 적어 무균부위가 주사기 뚜껑, 덮개, 포장재 등으로 보호되는 경우를 말한다.

② 저위험 무균영역

관리하여야 하는 무균부위가 없거나 매우 적어 무균영역 관리가 용이한 경우에 적용되며 오염을 최소화하기 위하여 청결장갑을 착용한다.

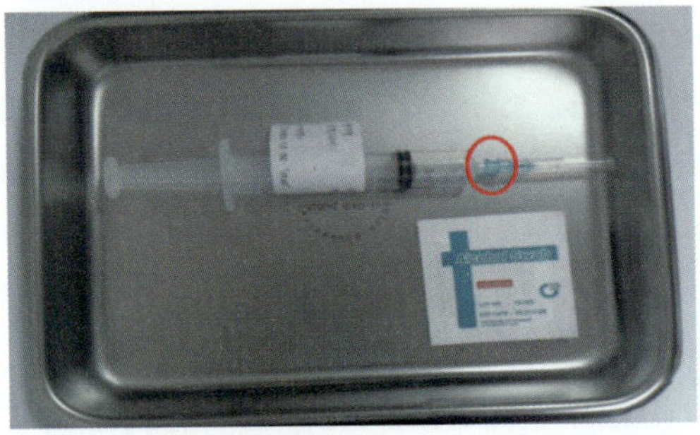

[출처 : 의료관련감염 표준예방지침(2017), 질병관리청]

그림 4-14 고위험 미세범위 무균영역의 예시

4) 무균술 적용지침

① 무균술 적용부위를 확인하고 해당 부위가 오염되지 않도록 한다.

② 무균술을 적용하기 전에 손위생을 한다(그림 4-2 참조).

③ 무균술 수행 시 장갑을 착용한다(그림 4-3 참조).

- 외과적 무균술이 적용되는 시술이나 수술 시에는 멸균장갑 등을 착용하여 멸균부위를 유지한다.
- 표준 무균술이 적용될 경우에는 일회용 청결장갑을 착용한다.
- 손위생을 하더라도 손의 모든 미생물을 제거할 수 없으므로 무균부위를 확인하고, 멸균장갑을 착용하더라도 최대한 비접촉술(non-touch technique; 감염의 원인이 되는 미생물에 대한 무균영역과 부위의 오염을 예방하기 위해 적용되는 기술)을 적용하여 미생물로부터의 오염을 최소화하여야 한다.

④ 무균이 유지되도록 충분한 공간을 확보한다.

- 멸균세트가 충분히 들어가고 이용 가능한 공간이 확보되어야 한다.
- 무균영역의 크기가 넓은 경우에는 멸균포를 사용한다.
- 이동이 가능한 무균영역일 경우(멸균세트 등)는 적절한 높이의 안전한 곳에 둔다.

⑤ 무균술 적용에 방해가 되는 기구나 물품 등의 환경은 사전에 정리한다.

⑥ 무균영역의 오염을 예방하기 위하여 최대한 비접촉술을 적용한다.

⑦ 의료종사자는 무균술을 준수할 수 있도록 무균술 교육을 받는다.

4. 주삿바늘 찔림사고 예방

주삿바늘 찔림사고는 바늘이나 예리한 기구, 물체에 피부가 찔리거나 찢어지는 사고를 말한다. 날카로운 주삿바늘에 의한 경피적 손상은 20여종 이상의 혈액매개성 병원체의 전파와 관련이 있으며, **B형 간염바이러스, C형 간염바이러스, 사람면역결핍바이러스**(HIV)가 대표적인 병원체이다.

주삿바늘 찔림사고로 인한 혈액매개성 병원체의 노출은 해당 의료인에게 심각한 **신체적 위험**을 초래할 뿐만 아니라, 검사 결과를 기다리거나 치료받으면서 불안, 우울, 긴장 등을 경험하게 되어 **정신적으로도 부정적인 영향**을 받는다. 또한 치료와 근무 손실에 따른 생산성 저하로 상당한 비용이 소요되며 의료재정에도 부담을 줄 수 있다.

따라서 의료기관에서는 주삿바늘 찔림사고 예방을 위한 내규와 조직체계를 구축하고, 직원들에게 예방법에 대한 정보 제공과 물질적 · 행정적 지원, 반복 사고 예방을 위한 부서별 정보 제공 등의 중재가 필요하다. 또한 의료종사자는 평소에 주삿바늘 찔림사고로 인한 감염 위험성을 인식하고 예방법에 대한 정보, 주삿바늘에 찔린 후 필요 조치에 대한 지식과 이행이 필요하다(표 4-7, 4-8).

표 4-7 주삿바늘 찔림사고 예방지침

- 의료기관은 직원들의 혈액매개성 질환의 사전 예방으로 B형 간염 예방접종 및 건강검진 등을 시행하여야 한다.
- 의료기관은 직원들의 주삿바늘 찔림사고를 예방하기 위하여 의료기관 내에서 주기적으로 예방교육을 시행하여야 한다.
- 의료기관은 주삿바늘 찔림사고 예방 감염관리지침을 비치하여야 한다.
- 의료기관은 주삿바늘 찔림사고 예방 안전기구와 장비인 주삿바늘 자동분리기 및 주삿바늘 뚜껑 고정기 등을 진료실과 처치실 내에 비치하여야 한다.
- 의료기관은 주삿바늘에 찔린 후의 응급처치 및 감염관리 처치를 시행하여야 한다.
- 의료종사자들은 의료기관에서 진행하는 사전예방 검진 및 주삿바늘 찔림 예방 교육 등의 시행에 따라야 한다.
- 의료종사자들은 주삿바늘 찔림사고 예방 감염관리지침 및 주삿바늘 찔림사고 예방 안전기구와 장비의 사용을 숙지하여야 한다.
- 의료종사자들은 주삿바늘에 찔린 후 바로 의료기관장에게 보고하고 처치를 받아야 한다.

표 4-8 주삿바늘 찔림사고 시 질병별 감염관리

질병	감염관리
B형 간염	• 면역력이 없는 직원이 B형 간염 환자에게 사용한 주삿바늘에 찔린 경우 감염 확률은 적어도 25~30% 정도이다. • 노출 후 즉시 흐르는 물에 씻어내고 감염관리지침에 따라 가능한 한 빨리(최대 1주일 이내) 면역글로불린을 투여하고 동시에 예방접종 스케줄을 시작해야 한다.
C형 간염	• 면역글로불린이 예방 효과가 없으므로 노출되지 않도록 예방하는 것이 최선이다. • 노출 후 즉시 물로 씻어내고 C형 간염의 이환 여부를 조기 감지할 수 있도록 anti-HCV 즉시검사와 1개월 후 anti-HCV, HCV RNA 검사, 6개월 후 anti-HCV 검사를 실시한다.
후천성 면역결핍증후군 (AIDS)	• 노출 후 즉시 응급조치를 시행하고 감염관리실로 연락하거나 감염내과를 방문한다. • 예방적 투약은 노출된 형태와 원인 제공 환자의 상태에 따라 달라지므로 노출상황을 잘 파악하여야 한다(HIV 양성 환자와 일상적인 접촉으로는 감염 위험이 없다). • 예방적 투약은 가능한 빠른 시기(적어도 24시간 이내)에 시작하며 감염내과와 상의하여 결정한다. • 노출 후 응급실에서 진료가 진행된 경우에는 환자 상태와 노출상황에 따라 추가 투약이 필요할 수도 있으므로 가능한 빨리 감염내과 진료를 받는다.

표 4-8 주삿바늘 찔림사고 시 질병별 감염관리 (계속)

질병	감염관리
매독	• 증상이 없고 혈청검사에서만 VDRL(+)인 환자에게 노출된 경우에는 직원에게 노출 직후와 6주 후에 VDRL 검사를 실시한다. • 6주 후 검사에서 VDRL(+)로 나타나면 benzathin-penicillin 240만 단위를 1회 근육주사한다.
불명	• 환자의 혈액을 검사할 수 있는 경우에는 혈액검사를 실시하여 결과를 확인한다. • 환자의 혈액을 검사할 수 없는 경우에는 노출자의 면역상태에 따라 혈액검사를 시행한다.

II 환경위생

1. 의료기관의 환경관리

환경에 오염된 미생물과 간접적인 접촉을 통해서도 감염 전파의 우려가 있기 때문에 의료관련감염을 예방함에 있어서 시설 내 환경의 감염관리가 매우 중요해졌다.

메티실린 내성 황색포도알균(MRSA), 반코마이신 내성 장알균(VRE), 녹농균(*Pseudomonas aeruginosa*), 아시네토박터(*Acinetobacter*), 카르바페넴 내성 장내세균과 세균(CRE), 클로스트리듐 디피실(*Clostridium difficile*), 노로바이러스(norovirus), 로타바이러스(rotavirus) 등 다양한 감염성 미생물은 환경에 오염된 후 수일에서 수개월 동안 생존할 수 있다. 이러한 미생물을 보균한 환자가 입원한 병실에서 퇴실 후 다음 환자가 이용하게 되면 병실을 청소하였더라도 그 환자도 같은 미생물을 보균하게 될 위험성이 높다는 연구 결과가 있다. 이처럼 의료기관의 환경도 감염성 미생물의 전파에 중요한 원인 중 하나가 되고 있으며 감염의 전파를 예방하려면 더욱 철저한 환경관리가 필요하다.

그 대책으로 병실 청소 담당 직원에 대한 교육을 강화하거나 청소 주기를 늘리는 등의 노력을 기울이고 있지만, 이러한 노력만으로는 병실의 미생물 오염을 근본적으로 제거하기가 어렵다. 최근 외국의 선진 의료기관에서는 과산화수소 증기멸균법을 이용한 로봇소독기나 자외선을 이용한 로봇소독기가 개발되어 병실 소독에 이용되고 있는데 머지않아 국내 의료기관에도 이러한 시스템이 도입될 것으로 전망된다.

1) 환경관리의 실제

(1) 환자 치료영역

청소나 환경 소독 직원은 감염예방교육을 받고, 청소나 환경소독 시 적절한 개인보호구를 착용한다. 환경소독 시에는 소독제 제품의 사용설명서를 확인하여 농도, 적용시간, 유효기간 등을 준수하여 사용한다. 소독 대상 물품은 내강을 포함한 모든 표면이 소독제와 접촉할 수 있도록 하고, 개봉한 소독제는 오염되지 않도록 관리한다.

비위험기구 또는 환경 표면의 소독에는 고수준 소독제나 화학멸균제를 사용하지 않아야 한다. 바닥, 벽, 탁자 등 일상적인 환경 표면은 정기적으로 청소 및 소독을 하고, 눈에 보이는 오염이 있을 때는 즉시 시행한다. 접촉이 빈번한 환경 표면(문손잡이, 전등스위치, 침대 사이드레일, 병실 내 화장실 주변 표면)은 일상적인 환경 표면보다 더 자주 청소하고 소독한다.

격리실은 격리 대상 환자의 미생물에 유효한 소독제를 사용하여 매일 소독한다. 수술실, 고위험 시술실, 중환자실, 검체를 다루는 검사실 등은 매일 소독제로 청소하고, 투석 환자의 경우 침대, 투석기계 표면 및 투석에 사용된 물품은 각 환자의 투석이 끝난 후 소독한다. 환자 치료영역에 연무 또는 에어로졸을 생성하거나 먼지를 분산시키는 청소나 소독 방법은 피한다.

(2) 혈액이나 체액에 오염된 환경

혈액이나 체액을 엎지른 경우에는 장갑이나 적절한 개인보호구를 착용하고 주의하여 제거하도록 한다. 소량(10mL 미만)의 혈액이나 체액이 쏟아진 환경에는 B형 간염바이러스(HBV)나 사람면역결핍바이러스(HIV)를 사멸시킬 수 있는 저수준 소독제를 이용하여 혈액이나 체액을 완전히 닦아낸다. 차아염소산나트륨을 사용할 경우 염소 계열 소독제를 1:100(소독제 원액 5% 기준)으로 희석하여 유효염소농도를 0.05% 또는 500ppm으로 만든다.

다량(10mL 이상)의 혈액이나 체액이 쏟아진 환경에는 먼저 흡수성 있는 티슈나 일회용 타월 등으로 혈액이나 체액을 흡수시켜 방수비닐에 넣어 폐기하고, 그 부위를 중수준 소독제(결핵균을 사멸시킬 수 있는 소독제)를 이용하여 혈액이나 체액을 완전히 닦아낸다. 차아염소산나트륨을 사용할 경우 염소 계열 소독제를 1:10(소독제 원액 5% 기준)으로 희석하여 유효염소농도를 5,000ppm으로 만든다. 만약 혈액이나 체액이 흡수되는 환경 표면이라면 먼저 소독제를 적용한 후 닦아낸다.

(3) 카펫과 가구

의료기관의 공용 장소에 있는 카펫은 진공청소를 하고 먼지의 흩날림을 최소화하도록 고안된 장비로 정기적으로 청소한다. 만일 카펫타일 위에 혈액과 체액이 엎질러졌다면 오염된 카펫타일은 교체한다. 곰팡이의 번식을 예방하기 위해 젖은 카펫은 완전히 건조시키며, 72시간 이후에도 젖어 있다면 교체한다.

환자 치료영역 또는 혈액이나 체액 유출이 빈번한 영역(화상병동, 수술실, 검사실, 중환자실 등)에는 카펫의 사용을 피하고, 면역저하 환자의 입원실과 복도에는 카펫을 사용하지 않는다. 체액에 오염될 가능성이 높은 영역(소아과 병동)과 고위험 환자 치료영역에서는 천을 씌운 가구의 사용을 금한다.

2) 특수 미생물별 환경관리

(1) 다제내성균(multi-drug resistant bacteria)

환자가 자주 접촉하는 주변 환경 표면(침상, 상두대, 의료기기 표면)과 병실 바닥은 소독제로 닦는다. 환자가 퇴원한 후에는 환경 표면을 전반적으로 소독하도록 한다.

리넨이나 가운은 주변 환경을 오염시키지 않도록 사용 후 오염 세탁물함에 분리 수거하고, 리넨을 이동 및 세탁하는 과정에서 주변 환경을 오염시키지 않도록 주의한다. 세탁물 취급자는 마스크, 장갑(필요시 가운 또는 앞치마)을 착용하도록 한다.

(2) 로타바이러스(rotavirus)

환자 간호에 필요한 물품(기저귀, 배변 후 처리를 위한 물휴지 등)은 각 환자 침상마다 구비하여 사용함으로써 물품으로 전파될 수 있는 기회를 차단한다. 환자에게 사용하는 침구 등도 구분하여 사용한다.

모든 환경 표면은 청결한 수준의 청소를 유지하는 것이 중요하다. 청소 과정에서 모은 환자의 분변이나 구토물은 다른 환경 표면이나 사람들을 오염시키지 않는 방법으로 즉시 폐기한다. 알코올(95% 에탄올, 70% 이소프로판올), 염소계 소독제(800ppm 이상), 제4급 암모늄 제제 등이 유효하므로 환경에 적용 가능성을 확인하여 사용한다.

침상을 닦는 걸레와 기타 주변기기를 닦는 걸레는 구별하여야 하며 하나의 걸레로 모든 표면을 닦지 않는다. 오염구역에서의 소독제 분무는 효과적이지 않고 작업자가 소독제 성분을 흡입할 위험성이 높으므로 적용하지 않는다.

(3) 노로바이러스(norovirus)

변기, 수도꼭지, 전화기, 문손잡이 등 손이 많이 닿는 모든 물품과 환경 표면은 정기적으로 청소와 소독을 하고, 공용 물품은 반드시 중수준 이상의 소독제를 이용하여 소독한 후 다른 환자가 사용하게 한다. 오염도가 낮은 부위에서 높은 부위로 청소와 소독을 하며, 대변이나 구토물은 가능한 한 일회용 걸레로 닦아낸다.

알코올(75% 이상 에탄올), 염소 계열 소독제(1,000ppm 이상, 나무나 흡수성이 있는 표면의 경우는 5,000ppm 적용), 제4급 암모늄 제제 등이 유효하므로 환경에 적용 가능성을 확인하여 사용한다. 사용한 걸레를 재사용할 경우 염소 계열 소독제로 소독하여 사용한다.

(4) 클로스트리듐 디피실(*Clostridium difficile*)

클로스트리듐 디피실에 오염된 환경은 아포를 제거할 수 있는 염소 계열 소독제를 1:10(소독제 원액 5% 기준)으로 희석하여 유효염소농도를 5,000ppm으로 만들어 사용하며, 금속 제품의 부식과 가구의 변색, 호흡기와 피부에 자극이 있으므로 사용과 보관 시 주의를 요한다.

병실을 청소할 때는 화학물질로부터 직원을 보호하고 아포의 확산을 예방하기 위해 반드시 장갑과 가운을 포함한 개인보호구를 착용한다.

(5) 프리온(prion)

크로이츠펠트-야콥병(Creutzfeldt-Jakob Disease, CJD)의 원인이 되는 감염성 단백질이다. CJD의 감염 위험성이 높은 인체조직(중추신경계통 조직 및 뇌척수액 등)에 오염된 표면은 개인보호구를 착용하고 눈에 보이는 조직을 제거한 후 1시간 이상 수산화나트륨(1N NaOH)이나 차아염소산나트륨(10,000~20,000ppm)으로 덮어두고 이후 물로 세척하여 제거한다.

수산화나트륨이나 차아염소산나트륨을 사용할 수 없는 표면은 개인보호구를 착용한 후 철저하게 닦아낸다. 조직이나 혈액, 체액 등이 기기에 붙은 채 건조되는 것을 막기 위해 가능한 한 빨리 닦아내고 세척에 사용한 물품들은 모두 의료폐기물로 처리한다. 일회용 커버 등을 사용하여 부검 테이블과 표면이 체액으로 오염되는 것을 최소화한다.

2. 물품관리

1) 대상

혈압측정기, 청진기, 변기, 목발, 침대 난간, 물잔, 리넨, 음식 쟁반, 심전도 도구, 침상 테이블, 방사선 촬영용 카세트, 병실 집기 등 손상이 없는 피부와 접촉하지만 점막에는 사용하지 않는 기구가 관리 대상이다.

2) 소독수준

일반적으로 세균, 바이러스, 일부 진균은 죽이지만 결핵균이나 세균 아포는 죽이지 못하는 **저수준 소독**을 적용한다. 다만, 피가 묻은 비위험기구는 세균, 바이러스, 진균과 결핵균은 죽이지만 세균 아포만 죽이지 못하는 **중수준 소독**을 적용한다.

MEMO

● 물품관리 시의 주의사항

① 손상이 없는 피부 자체는 대부분의 미생물에 대하여 효과적인 방어벽으로서 작용하므로 멸균이 필요하지 않다.
② 일반적으로 비위험기구를 통해 환자에게 감염이 전파될 위험은 거의 없지만 의료진의 손을 오염시키거나 의료기구와의 접촉을 통해 간접적으로 감염을 전파시킬 수 있다.
③ 대부분의 비위험기구는 소독을 위해 중앙공급실로 보낼 필요 없이 사용한 장소에서 소독하여 재사용할수 있다.
④ 환자의 혈액이나 미생물 검체를 취급하는 검사실과 같이 미생물에 의한 오염이 우려되는 곳은 환경소독제를 이용한 지침에 따르도록 하며, 일반 사무실이나 창고와 같이 환자의 치료에 관여하지 않는 곳은 일반적인 방법으로 청소한다.

3. 의료폐기물관리

1) 의료폐기물의 정의

의료폐기물이란 보건 · 의료기관, 동물병원, 시험 · 검사기관 등에서 배출되는 폐기물 중 인체에 감염 등의 위해를 줄 우려가 있는 폐기물과 인체조직 등의 적출물, 실험동물의 사체 등 보건 · 환경보호상 특별한 관리가 필요하다고 인정되는 폐기물로서 대통령령으로 정하는 폐기물을 말한다(그림 4-15).

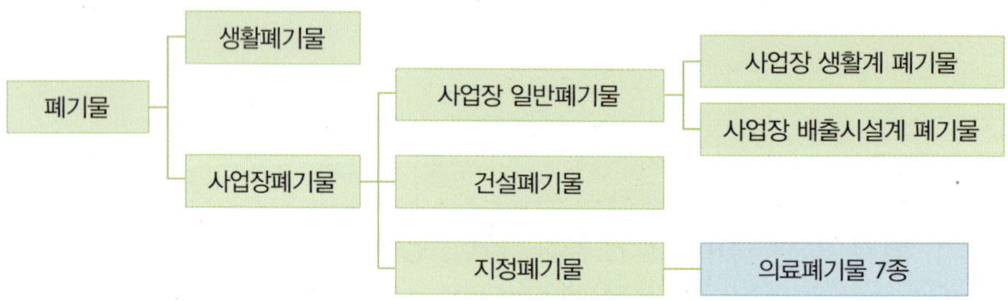

그림 4-15 **폐기물의 분류체계**

2) 의료폐기물의 종류

(1) 격리 의료폐기물

「감염병의 예방 및 관리에 관한 법률」에 규정된 감염병(제1 · 2 · 3 · 4급 감염병, 기생충 감염병, 세계보건기구 감시대상 감염병, 생물테러 감염병, 성매개감염병, 인수공통감염병, 의료관련감염병)으로부터 타인을 보호하기 위해 격리된 사람에 대한 의료행위에서 발생한 일체의 폐기물이다.

(2) 위해 의료폐기물

① **조직물류 폐기물** : 인체 또는 동물의 조직 · 장기 · 기관 · 신체의 일부, 동물의 사체, 혈액 · 고름 및 혈액생성물(혈청, 혈장, 혈액제제) 등을 말한다.

② **병리계 폐기물** : 시험 · 검사 등에 사용된 배양액, 배양용기, 보관균주, 폐시험관, 슬라이드, 커버글라스, 폐배지, 폐장갑 등을 말한다.

③ **손상성 폐기물** : 주삿바늘, 봉합바늘, 수술용 칼날, 한방침, 치과용 침, 파손된 유리재질의 시험기구 등을 말한다.

④ **생물 · 화학 폐기물** : 폐백신, 폐항암제, 폐화학치료제 등을 말한다.

⑤ **혈액오염 폐기물** : 폐혈액백, 혈액투석 시 사용된 폐기물, 그 밖에 혈액이 유출될 정도로 포함되어 있어 특별한 관리가 필요한 폐기물 등을 말한다.

(3) 일반 의료폐기물

혈액 · 체액 · 분비물 · 배설물이 함유된 탈지면, 붕대, 거즈, 일회용 기저귀, 생리대, 일회용 주사기, 수액세트 등이 포함된다. 다만, 의료폐기물이 아닌 폐기물이 의료폐기물과 혼합되거나 접촉된 경우 의료폐기물로 본다(표 4-9).

표 4-9 의료폐기물의 구분

의료폐기물에 해당	의료폐기물에 해당하지 않음
• 사용 중 찢어지거나 훼손되어 재사용이 불가능한 의료기관의 세탁물(침구류, 의류, 리넨류 등)과 오염된 세탁물(수술용 장갑 등) • 재사용 가능한 배양용기, 시험관, 슬라이드, 커버글라스, 수술용 칼날, 한방침, 치과용 침을 최종적으로 버릴 경우	• 혈액, 치료제 등의 의료폐기물과 접촉되지 않은 약병, 수액병, 앰플병, 바이알병 및 석고붕대 등 • 의료기기 등을 세척한 세척수

〈비고〉 1. 의료폐기물이 아닌 폐기물로서 의료폐기물과 혼합되거나 접촉된 폐기물은 혼합되거나 접촉된 의료폐기물과 같은 폐기물로 봄
2. 채혈진단에 사용된 혈액이 담긴 검사튜브, 용기 등은 조직물류 폐기물로 봄

3) 의료폐기물의 관리

(1) 보관

① 전용용기

의료폐기물은 발생했을 때(해당 진찰 · 치료 및 시험 · 검사행위가 끝났을 때)부터 종류별로 적합한 전용용기에 넣어서 보관하여야 한다(표 4-10, 4-11). 의료폐기물 전용용기는 지방환경청에 의료폐기물 전용용기 제조업을 등록한 업체의 전용용기를 검사하여 '적합' 통보를 받은 용기만 사용하여야 한다.

표 4-10 의료폐기물 전용용기

용기 구분		해당 의료폐기물
합성수지류 상자 용기	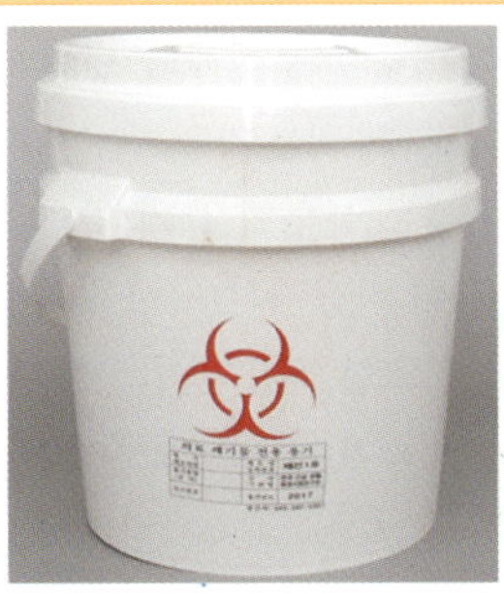 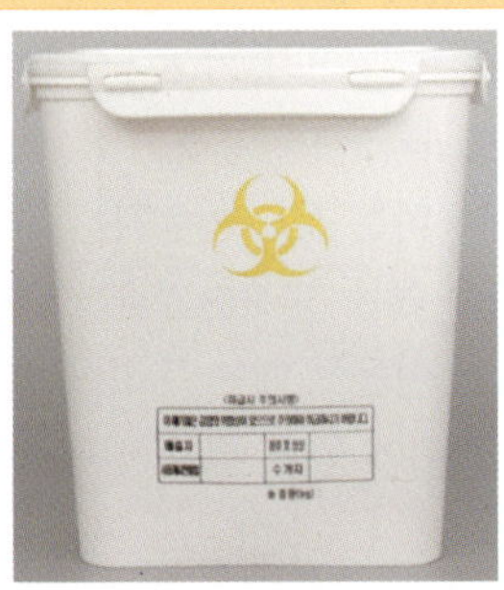	격리 의료폐기물, 조직물류 폐기물(치아 제외), 손상성 폐기물, 액체 상태 폐기물
봉투형 또는 골판지류 상자 용기	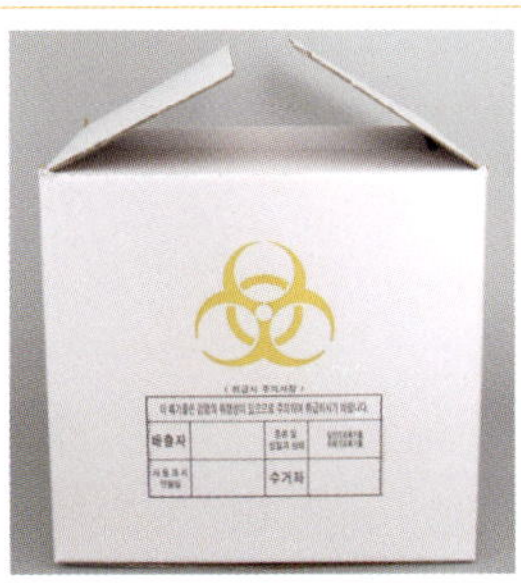 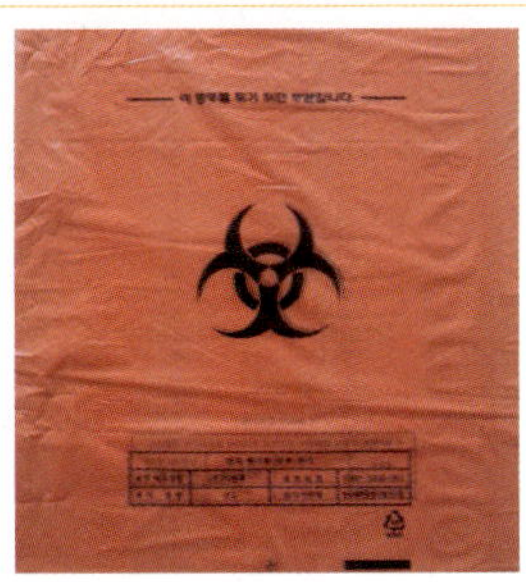	그 밖의 의료폐기물

표 4-11 의료폐기물 보관기준

폐기물 종류		보관시설	전용용기(도형색상)	보관기간
격리 의료폐기물		• 조직물류 폐기물과 성상이 같은 폐기물 : 전용 냉장시설(4℃ 이하) • 그 밖의 폐기물 : 밀폐된 전용 보관창고	상자형 합성수지류(붉은색)	7일
위해 의료폐기물	조직물류 폐기물	• 전용 냉장시설(4℃ 이하) ※ 치아 및 방부제에 담긴 폐기물은 밀폐된 전용 보관창고	상자형 합성수지류(노란색) ※ 치아 제외	15일 (치아 60일)
	조직물류(재활용 태반)	전용 냉장시설(4℃ 이하)	상자형 합성수지류(녹색)	15일
	손상성 폐기물	밀폐된 전용 보관창고	상자형 합성수지류(노란색)	30일
	병리계 폐기물	밀폐된 전용 보관창고	봉투형(검정색), 상자형 골판지류(노란색)	15일
	생물 · 화학 폐기물	밀폐된 전용 보관창고	봉투형(검정색), 상자형 골판지류(노란색)	15일
	혈액오염 폐기물	밀폐된 전용 보관창고	봉투형(검정색), 상자형 골판지류(노란색)	15일
일반 의료폐기물		밀폐된 전용 보관창고	봉투형(검정색), 상자형 골판지류(노란색)	15일

MEMO

• **전용용기 취급 시의 주의사항**

① 사용 중인 전용용기는 내부의 폐기물이 새지 않도록 관리한다.

② 투입이 끝난 전용용기는 밀폐, 포장하고 한 번 사용한 전용용기는 재사용을 금지한다(상자형 용기를 봉투형 용기의 거치대로 사용하는 것 등도 재사용에 해당함).

③ 봉투형 용기는 의료폐기물을 그 용량의 75% 이상 넣어서는 안 되며, 위탁처리 시 상자형 용기에 담아 배출한다(단, 상자형 용기는 75% 이상 넣을 수 있음).

④ 골판지류 상자형 용기의 내부에는 봉투형 용기 또는 내부 주머니를 붙이거나 넣어서 사용하여야 한다(단, 봉투형 용기만을 사용하여 담고 이를 골판지류 상자형 용기에 옮겨 담아 배출하는 것은 가능).

⑤ 봉투형 용기에 별도 거치대를 사용하는 것도 가능하다. 거치대는 봉투형 용기의 파손을 방지할 수 있는 견고한 재질로 하고, 내부를 확인할 수 있는 것(투명 플라스틱통 등)이 바람직하며 사용 후 소독이 필요하다.

⑥ 의료폐기물을 담은 봉투형 용기를 이동할 때는 뚜껑이 있고 견고한 전용 운반구를 사용해야 하며, 사용한 전용 운반구는 감염병의 예방 및 관리에 관한 법률 시행규칙 별표 6 제2호 라목에 따른 약물소독의 방법으로 소독하여야 한다.

⑦ 대형 조직물류 폐기물과 같이 전용용기에 넣기 어려운 의료폐기물은 내용물이 보이지 않도록 개별 포장하고 내용물이 새어 나오지 않도록 밀폐 포장한다.

※ 「폐기물관리법」 시행규칙 별표 5에 따른 의료폐기물 도형, 취급시 주의사항 표기

MEMO

- **전용용기 취급 시의 주의사항 (계속)**

⑧ 전용용기에 서로 다른 의료폐기물을 혼합해서 보관하는 것은 가능하지만, 봉투형 용기 또는 골판지류 상자형 용기에 합성수지류 상자형 용기를 사용해야 하는 의료폐기물을 혼합하여 보관하는 것은 금지되어 있다.
- 격리 의료폐기물과 혼합된 경우 격리 의료폐기물로 표기
- 보관기간, 보관방법 등에 있어 엄격한 기준을 적용
  ※ 사용개시일은 혼합된 것 중 가장 빠른 것으로 표기
- 전용용기 취급 시 주의사항의 '종류 및 성질과 상태'란에는 혼합 보관하는 의료폐기물을 종류별로 기재하고, 가장 많은 비중을 차지하는 의료폐기물 종류로 전자태그를 발행하여 배출함
- 치아는 조직물류이지만 합성수지류 또는 골판지류 용기에 다른 의료폐기물과 혼합 보관이 가능함

⑨ 액체 상태의 폐기물(흘러내리는 경우)은 반드시 합성수지형 전용용기를 사용하여야 한다.

⑩ 전용용기는 환경부장관이 지정한 검사기관이 별도의 검사기준에 따라 검사하여 합격한 제품만 사용한다(적정하게 등록된 업체만 제조 가능, 시험성적서 등 확인).

⑪ 재활용 태반은 발생한 때부터 흰색의 투명한 합성수지 내부 주머니에 의료기관명, 중량(g), 발생일자, 담당의 사명을 기재한 후 1개씩 포장하여 전용용기에 넣어 냉장시설에 보관한다.

⑫ 격리 의료폐기물을 넣은 전용용기는 용기를 밀폐하기 전에 용기의 내부를 약물로 소독하고, 처리하기 위해 보관시설 외부로 반출하기 전에 용기의 외부를 약물로 소독하여야 한다.

② 보관시설

보관창고 및 냉장시설은 주 1회 이상의 약물소독을 하고, 밖에서 내부가 보이지 않는 구조로 하여 외부인의 출입을 제한하여야 한다(표 4-12).

보관 중인 의료폐기물의 종류와 양 및 보관기간 등을 적어 넣은 표지판을 설치한다(그림 4-16).

표 4-12 보관시설의 관리기준

보관창고	냉장시설
• 바닥과 안벽은 타일 · 콘크리트 등 물에 견디는 성질의 자재로 설치하여야 하며, 세척이 쉽고 항상 청결 유지 • 소독약품 및 분무기 등 소독 장비 비치(이를 보관할 수 있는 시설 갖추어야 함) • 밖에서 내부가 보이지 않는 구조로 외부인의 출입을 제한 • 주 1회 이상 약물 소독 • 보관 중인 의료폐기물의 종류 · 양 및 보관기간 등을 기재한 표지판 설치	• 4℃ 이하의 설비를 갖추고, 보관 중에는 냉장설비 항상 가동 • 온도계 부착

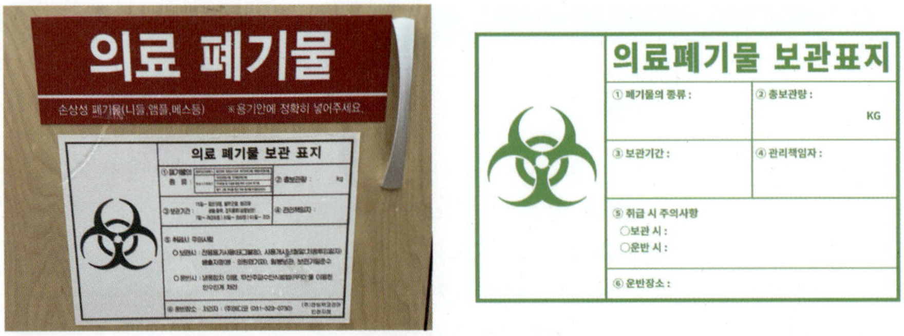

- 설치위치 : 보관창고와 냉장시설의 출입구 또는 출입문에 각각 부착
- 규격 : 보관창고 – 가로 60cm 이상 ×세로 40cm 이상
  냉장시설 – 가로 30cm 이상 × 세로 20cm 이상
- 색깔 : 흰색 바탕에 녹색선과 녹색 글자

그림 4–16 의료폐기물 보관표지(배출자용)

(2) 수집 및 운반

의료폐기물은 전용용기에 넣어 밀폐 포장된 상태로 전용 운반차량으로 수집 및 운반하여야 하며, 전용 운반차량은 표 4–13의 조건을 갖추어야 한다.

표 4–13 의료폐기물 전용 운반차량의 조건

① 4℃ 이하의 냉장설비가 설치되고 운반 중에는 항상 냉장설비 가동

② 밀폐된 적재함 설치

- 의료폐기물은 흩날림 · 유출 및 악취의 새어나옴을 방지할 수 있는 밀폐된 적재함이 설치된 차량으로 운반
- 적재함 내부는 물에 견디는 성질의 자재로서 약물소독을 쉽게 할 수 있는 구조로 온도계를 붙이고, 약물소독에 쓰이는 소독약품, 분무기 등 소독장비와 이를 보관할 수 있는 설비를 갖추어야 함
- 적재함은 사용할 때마다 약물소독의 방법으로 소독

③ 차량의 차체는 흰색으로 색칠하고, 적재함의 양쪽 옆면에는 의료폐기물 도형, 업소명 및 전화번호를, 뒷면에는 의료폐기물의 도형을 붙이거나 표기

(3) 처리

모든 의료폐기물은 소각시설이나 멸균 · 분쇄시설에서 처리하여야 한다. 위탁처리 시는 소각만 허용되며, 자가 처리 시는 소각 또는 멸균 · 분쇄가 가능하다.

advance

▶ 코로나바이러스 감염증-19 관련 의료폐기물관리

1. 확진자 의료폐기물

① **발생** : 배출장소에서 바로 격리 의료폐기물 전용용기에 투입하고 이중밀폐 및 소독을 한다. 확진 환자의 남은 음식물도 구분하여 격리 의료폐기물 전용용기에 투입 후 처리한다.
② **보관** : 당일 반출을 원칙으로 하고 최대한 냉장보관하며 상시 소독한다.
③ **수집 및 운반** : 임시 보관장소를 경유하지 않고 의료폐기물 소각업체로 직송한다.
④ **소각 처분** : 폐기물 **입고 즉시** 전용용기에 담긴 상태로 바로 소각한다.

2. 자가격리자 폐기물

① **격리장소에서 발생한 폐기물** : 격리장소에서 발생한 폐기물을 이중밀폐 및 소독하여 생활폐기물(음식물쓰레기 포함)로 처리하되, 최종 음성 판정 전까지는 배출을 자제한다. 악취 및 위생 우려로 불가피하게 배출이 필요한 경우 보건소에 연락하면 보건소-지자체 협조로 폐기물을 신속하고 안전하게 처리한다.
② **자가격리 중 확진자 전환 시** : 격리장소에서 발생한 폐기물과 자가격리하면서 대기하는 확진자에게서 발생하는 폐기물도 의료폐기물로 관리한다.

4. 세탁물관리

환자에게 직접 노출되는 물품은 수거, 운송, 처치 등의 과정에서 감염관리 및 의료법 준수 측면에서 적절한 관리방법을 따라야 한다(「의료기관 세탁물 관리규칙」).

1) 세탁물의 종류

(1) 의료기관 세탁물

의료기관에 종사하는 사람과 진료받는 환자가 사용하는 것으로서 세탁과정을 거쳐 재사용하는 세탁물을 말한다(표 4-14, 그림 4-17).

표 4-14 재사용이 가능한 의료기관 세탁물

침구류	이불, 담요, 시트, 베개, 베갯잇 등
의류	환자복, 신생아복, 수술복, 가운 등
리넨류	수술포, 기계포, 마스크, 모자, 수건, 기저귀, 그 밖의 리넨류
기타	커텐, 씌우개류, 수거자루 등

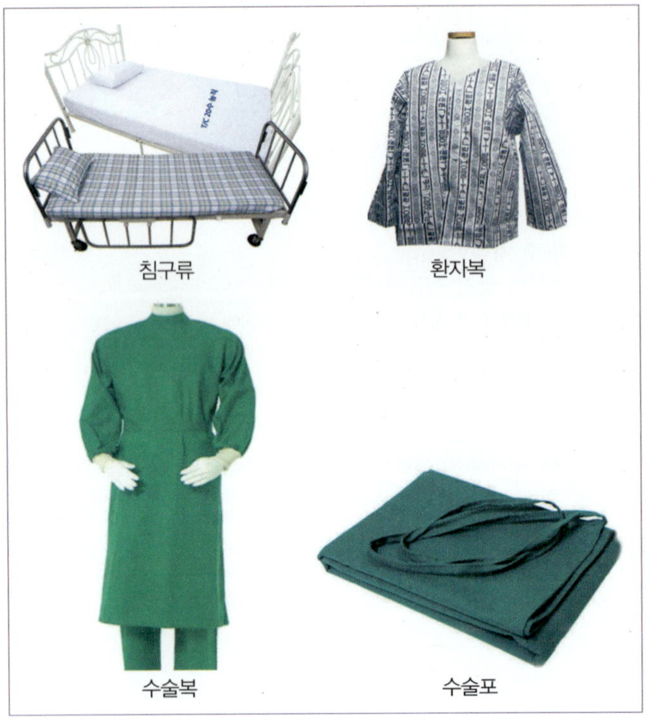

세탁물의 종류

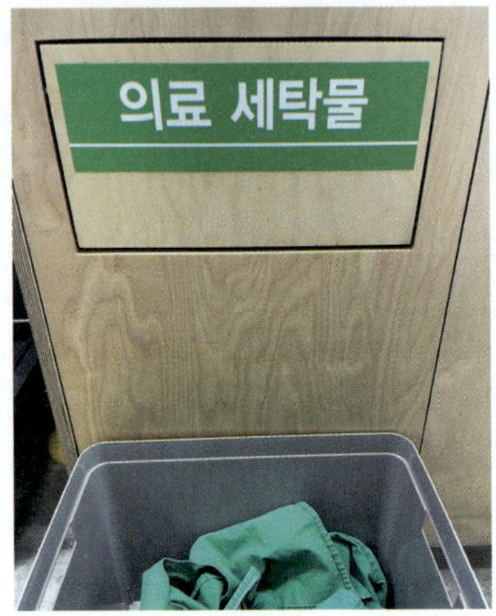

세탁물함

그림 4-17 세탁물의 종류와 세탁물함

(2) 오염 세탁물

의료기관 세탁물 중 감염성 물질에 오염되었거나 오염될 우려가 있는 세탁물을 말한다(표 4-15).

표 4-15 오염 세탁물

- 감염병의 예방 및 관리에 관한 법률에 따른 감염병 환자가 사용한 세탁물과 감염성 병원균에 오염될 우려가 있는 세탁물
- 환자의 혈액, 고름, 배설물, 분비물 등에 오염된 세탁물
- 동물 실험 시 감염병에 걸린 동물의 배설물 또는 분비물에 오염된 세탁물
- 그 밖에 감염성 병원균에 오염된 세탁물

(3) 기타 세탁물

의료기관 세탁물 중 오염 세탁물 이외의 세탁물을 말한다.

2) 세탁물의 관리

(1) 보관 및 운반

의료기관 세탁물의 보관 및 운반은 「의료기관 세탁물 관리규칙」 제3조에서 규정하는 바에 따라 적절하게 이루어져야 한다(표 4-16, 4-17).

표 4-16 세탁물의 보관기준

수집	보관
• 세탁물 수집장소는 다른 시설과 구획되고 위생적이어야 한다. • 세탁물 수집자루는 세탁과 소독이 쉬운 구조이어야 하고, 오염 세탁물 수집자루는 기타세탁물과 구분이 가능하도록 유색용기(붉은색이나 노란색)나 '오염 세탁물'이라고 표시된 용기를 사용하여야 한다. • 세탁물이 혈액이나 분비물 등으로 젖어 있을 때에는 혈액이나 분비물 등이 새지 않는 별도의 수집용기를 사용하여야 한다. • 세탁물 수집장소에는 누구나 쉽게 알 수 있도록 세탁물의 분류방법 등을 게시하여야 한다.	• 사람들의 왕래가 빈번한 장소 등과 떨어진 구분된 장소에 보관하여야 한다. • 오염 세탁물이 있는 보관장소에는 오염 세탁물이 있음을 표시하고, 취급상 주의사항을 게시하며, 관계자 외의 출입을 금하여야 한다. • 의료기관이 처리업자에게 위탁하여 처리하려는 세탁물은 수집자루 등 밀폐된 용기에 넣어서 보관하여야 한다. • 오염 세탁물은 수집 즉시 소독하여 보관하고, 보관장소는 주 2회 이상 소독하여야 한다. • 세탁이 끝난 세탁물은 별도의 시설에 종류별로 정리하여 위생적으로 보관하여야 한다. • 세탁물 보관장소 외의 장소에서는 수집된 세탁물을 분류하거나 헤치는 작업을 하지 않아야 한다.

표 4-17 세탁물의 운반기준

- 세탁물은 위생적인 수집자루 또는 운반용기에 넣어 운반하여야 한다.
- 운반용기는 주 1회 이상 소독하여야 한다.
- 세탁물 운반차량의 적재고는 주 2회 이상 소독하여야 한다.
- 오염 세탁물은 기타 세탁물이 오염되지 않도록 별도의 용기에 넣어 운반하여야 한다.

(2) 처리

세탁물은 보건복지부령에서 정하는 시설 기준에 맞는 세탁물 처리시설에서 자체 처리하거나 처리업자에게 위탁 처리한다. 오염 세탁물의 경우 증기소독, 자비소독 또는 약물소독의 방법으로 소독한 후 세탁하여야 하고, 재사용이 안 되는 세탁물과 리넨류는 의료폐기물함에 폐기한다(표 4-18).

표 4-18 세탁 금지 세탁물

- 혈액, 고름이 묻은 붕대 및 거즈
- 마스크, 수술포 등의 일회용 제품류
- 바이러스성 출혈열(유행성 출혈열, 황열, 뎅기열, 마버그열, 에볼라열, 라싸열) 환자의 혈액이나 체액에 오염된 세탁물
- 크로이츠펠트-야콥병(CJD) 및 변종크로이츠펠트-야콥병(vCJD)의 확진 또는 의심 환자의 중추신경계 조직에 오염된 세탁물

III 표준주의와 전파경로별 주의

환자나 의료종사자의 의료관련감염을 방지하기 위한 의료관련감염 대책은 의료기관의 의무 중 하나이다. 모든 의료종사자가 의료관련감염 방지에 대한 의식을 가지고 일상의 진료 속에서 확실한 대책 및 적절한 감염병 진료(화학요법)를 실천하지 않으면 의료관련감염을 방지하기는 어렵다.

의료기관 내 병원성 미생물의 전파를 효과적으로 방지하기 위한 예방책은 **표준주의**(standard precautions)와 **전파경로별 주의**(transmission-based precautions)의 2단계로 이루어진다(표 4-19).

표 4-19 의료현장의 병원성 미생물 전파방지대책

표준주의(standard precautions)
전파경로별 주의(transmission-based precautions) • 접촉주의(contact precautions) • 비말주의(droplet precautions) • 공기주의(airborne precautions)

1. 표준주의

'모든 혈액, 체액(땀을 제외), 점막, 손상이 있는 피부에는 미생물이 있으며 감염성을 가지고 있을(전파될) 가능성이 있다'고 보는 개념에 따른 예방대책이다. 따라서 감염 여부와 관계없이 의료행위가 이루어지는 모든 환자에게 적용하여야 한다(표 4-20).

표 4-20 표준주의의 일반원칙

- 감염병 증상이 있는 환자는 전파 가능성이 있는지에 대해 적절한 시기에 평가한다.
- 모든 환자를 대상으로 표준주의를 준수한다.
- 의료기관은 의료종사자를 대상으로 전파 위험도 평가, 개인보호구 선택과 사용, 효과적인 손위생 방법, 표준주의 지침에 대해 정기적으로 교육한다.

1) 호흡기 예절

감염병(의심되는 경우도 포함) 환자에게서 유래하는 기도 분비물인 비말이 공기 중으로 흩날리지 않도록 하기 위함이다. 기침이나 재채기를 할 때는 입과 코를 휴지 등으로 막아서 하고 사용한 휴지는 바로 폐기한 후 손위생을 준수한다. 또 호흡기 증상이 있는 사람은 마스크를 착용하고, 기도 분비물을 만진 후에는 손위생을 준수한다. 또 의료기관 내의 대기실 등에서는 호흡기 증상이 있는 사람으로부터 1m 이상 공간적 거리를 확보하는 등이 포함된다.

2) 개인보호구

병원성 미생물의 노출을 피하기 위해 장갑, 마스크, 보안경, 안면보호대, 보호복 등의 개인보호구를 활용한다. 예상되는 노출 상황에 따라 이들을 조합하여 올바르게 사용한다(표 4-21).

표 4-21 개인보호구의 종류와 사용법

종류	사용법
장갑	의료종사자의 손을 오염시키지 않기 위해 착용한다. 장갑을 착용하기 전에 손위생을 준수한다. 접촉하는 환자가 바뀔 때마다 장갑을 교환하여 병원성 미생물의 전파를 확실히 방지한다. 장갑을 벗은 후에도 손위생을 준수한다. 또 1명의 환자 간호 중이라도 오염이 없는 부위로 병원성 미생물을 전파시키지 않도록 장갑을 적절한 시기에 교환한다.
마스크	환자에게서 나온 혈액이나 체액에 의료종사자가 노출되지 않도록 하거나 의료종사자가 비인두에 보균하는 병원성 미생물을 환자에게 전파시키지 않도록 하기 위해 의료종사자가 착용한다. 또 기침예절의 목적으로 착용한다. 표준주의와 비말에 대한 대책에서는 외과용 마스크를 사용하지만, 비말핵 흡입을 방지하기 위해서는 N95 미립자 마스크를 착용한다. N95 미립자 마스크를 처음 사용할 때나 자신의 얼굴에 맞는 제품을 찾아 적절한 착용방법을 익혀둔다(핏테스트). 그런 다음 착용할 때마다 매번 마스크 주위에서의 공기 출입이 없음을 확인한다.
보안경	환자에게서 흩날린 혈액이나 체액으로부터 의료종사자의 눈을 보호할 목적으로 착용한다.
안면보호대	환자에게서 흩날린 혈액이나 체액으로부터 의료종사자의 눈, 코, 입을 보호할 목적으로 착용한다.
보호복	의료종사자의 팔, 몸, 의류의 오염을 방지하기 위해 착용한다. 흰 가운은 개인방호구의 역할을 충족하지 못한다. 벗을 때는 개인방호구에 부착한 병원성 미생물에 자신이 노출되지 않도록 또 주위를 오염시키지 않도록 주의한다.

3) 장비와 기구관리

사용한 의료 장비나 기구는 의료기구의 감염 위험 수준에 따라 세척, 소독, 멸균 처리를 한다(표 2-10 참조). 소독 및 멸균은 그 공정에 들어가기 전에 적절한 방법으로 세척하여 유기물을 제거함으로써 효과를 높일 수 있다. 또 작업자는 작업 중 화학물질이나 병원성 미생물에 노출되는 것을 방지하기 위해 필요한 개인보호구를 착용한다.

4) 환경 청소와 소독

병실 청소는 먼지와 함께 확산된 병원성 미생물에 환자가 노출되는 것을 최소한으로 하기 위해 습식 청소(잘 짠 막대걸레 등으로 먼지나 오염을 닦아냄)를 하는 것이 기본이다. 바닥은 막대걸레로 습식 청소를 하지만, 청결한 걸레로 교환하면서 진행하는 방법이 위생적이다. 침상난간, 상두대, 문손잡이, 전기스위치 등 환자의 손이 자주 닿는 표면(고빈도 접촉표면)은 일반 닦기로 대응하지만, 병원성 미생물에 오염되어 있을 가능성이 있으면 소독한다. 또 흩날린 혈액이나 체액은 장갑을 착용하고 염소 계열 소독제를 사용하여 종이타월로 닦아낸다.

2. 접촉주의

환자나 그 주변 환경과 직·간접적인 접촉으로 병원균이 전파되는 경우에는 표준주의와 함께 **접촉주의**(contact precautions)를 추가로 적용한다.

1) 환자의 배치

급성기 병원에서 접촉주의가 필요한 경우에는 가능하면 1인실로 입원하여야 하며 감염병의 전파 가능성이 높은 환자를 우선 배치한다.

1인실에 여유가 없는 경우 동일한 병원균에 감염되었거나 보균 중인 환자들끼리는 한 병실에 입원(**코호트**)할 수 있다. 코호트 격리에서 접촉주의 환자는 감염전파로 인하여 예후가 좋지 않을 수 있는 환자(면역저하 환자, 개방성 상처가 있는 환자, 오랜 기간 입원이 필요한 환자)와 같은 병실에 배치하지 않는다.

코호트 격리도 어려운 경우에는 환자 병상 간 이격 거리를 1m 이상 유지하고, 접촉 기회를 줄이기 위해 가급적이면 물리적 차단막을 설치하도록 한다. 신생아에게 격리가 필요한 경우 침상 간의 간격은 직접 접촉하는 기회를 최소화하기 위하여 충분히 넓어야 한다.

2) 개인보호구

접촉주의가 필요한 환자를 직접 접촉하거나 환자 주변의 물건을 만져야 할 때는 손위생 후 장갑을 착용하고, 옷이 오염될 것으로 예상될 때는 가운을 착용한다. 접촉주의에 필요한 개인보호구는 병실 입구에서 제공되어야 한다. 병실을 나올 때에는 장갑과 가운을 벗어 의료폐기물통에 버리고 손위생을 수행한다.

환자, 환경 혹은 사물에 팔이나 옷이 직접 닿을 것이 예상되는 경우 긴팔 가운을 착용하며, 가운을 벗은 후에는 옷이나 피부가 주변 환경에 오염되지 않도록 주의한다.

코호트 격리를 하는 병실에서는 개인보호구를 환자마다 교체하고 손위생을 수행한다.

3) 환자의 이동

접촉주의가 필요한 환자는 의학적으로 필요한 경우를 제외하고 병실 밖으로의 이동과 이송을 제한한다. 의료기관에서 이동이나 이송 시에는 감염 또는 오염된 부위가 덮여 있어야 하고, 이송을 담당하는 요원과 도착지의 의료종사자는 개인보호구를 착용하여야 한다. 또한 접촉주의 환자는 병실 밖으로 나가기 전에 손위생을 수행한다.

4) 장비와 기구관리

접촉주의 환자가 사용한 장비, 기구 및 장치는 표준주의에 따라 관리한다. 사용 중인 장비와 기구는 다른 환자가 사용하는 것을 방지하기 위해 따로 표시하고 보관한다.

환자의 치료를 위해 필요한 물품은 가능한 한 일회용품을 사용하고 다른 환자와 공유하지 않는다. 만약 다른 환자와 공유하여야 하는 상황이라면 깨끗이 세척하고 소독 후 다른 환자에게 사용한다.

5) 환경 청소와 소독

접촉주의 병실은 다른 병실보다 더 자주 청소하고 소독하여야 하며, 특히 환자가 자주 만지는 표면과 물건은 철저히 청소하고 소독한다.

일반적인 환경소독에도 불구하고 특정 병원체가 지속적으로 전파된다면 다른 소독방법을 추가하거나 소독 횟수를 늘려야 한다. 필요하면 소독제의 효과를 비교 평가하여 더 나은 제품을 선택하도록 한다. 유행상황에서는 하루 최소 2회 이상 청소하고 오염이 육안으로 확인되면 바로 청소한다.

3. 비말주의

기침, 재채기, 대화 중 비말을 통하여 병원체가 전파되는 경우에는 표준주의에 추가하여 **비말주의**(droplet precautions)를 적용한다. 의료종사자들은 자가 오염을 방지하기 위하여 자신의 눈, 코, 입의 점막을 손으로 만지지 않고, 유행귀밑샘염(유행성 이하선염)이나 풍진에 면역력이 없다면 이러한 질환을 앓고 있는 환자의 진료에 참여하지 않도록 한다.

1) 환자의 배치

비말주의가 필요한 환자는 가능한 한 1인실에 배치한다. 만일 1인실의 수가 제한적이라면 과도한 기침과 가래가 있는 환자, 활동량이 많을 것으로 예상되는 환자를 우선적으로 1인실에 배치하도록 한다. 1인실 사용에 제한이 있어 일반 병실에서 코호트를 구성할 때는 동일한 병원체에 감염된 환자로 배치한다. 코호트 격리도 어려운 상황에서 비말주의가 필요한 환자와 동일한 병원체에 감염되지 않은 다른 환자가 공동으로 병실을 사용하여야 하는 경우에는 감염 전파로 인해 예후가 나쁠 수 있는 환자(면역저하 환자 등)와 같이 두어서는 안 된다.

코호트 격리 시에는 병상 간 이격 거리를 1m 이상 유지하고 접촉 기회를 줄이기 위해 가급적이면 침상 사이에 물리적 칸막이를 설치하여야 한다.

코호트가 어려운 상황에서 비말주의 환자와 같은 병실의 환자를 접촉하는 경우에는 비말주의 유무에 상관 없이 환자마다 개인보호구를 교체하고 손위생 후 접촉한다. 외래에서 비말주의가 필요한 환자를 확인하였을 때는 수술용 마스크를 착용하고 호흡기 예절을 준수하도록 교육한다.

2) 개인보호구

비말주의가 필요한 환자의 병실에 들어갈 때는 **수술용 마스크**를 착용하고, 개인보호구는 병실 입구 또는 전실 안에서 제공되어야 한다.

환자가 마스크를 잘 착용하고 있으면 이송 요원은 안면보호대를 쓰지 않아도 되지만 환자가 호흡기 예절을 지키기 어렵다면 이송 요원은 안면보호대를 착용한다.

3) 환자의 이동

비말주의가 필요한 환자는 의학적으로 필요한 경우에 한하여 병실 밖으로 이동이 가능하며, 그 외에는 가급적 병실 밖으로의 이동을 제한한다. 만일 환자가 병실 밖으로 이동하여야 하는 상황이라면 환자에게 수술용 마스크를 착용하게 하고 호흡기 예절을 준수하도록 한다. 또한 병실 밖을 나가기 전에 환자에게 손위생을 수행하도록 한다.

4) 환경 청소와 소독

비말주의가 필요한 환자가 퇴원한 후 병실을 청소할 때는 공기 중에 에어로졸이 없어질 때까지 충분한 시간이 지난 다음 청소를 시작한다.

4. 공기주의

사람 간 공기전파가 가능한 병원체에 감염되었거나 의심되는 경우에는 표준주의와 함께 **공기주의**(air-borne precautions)를 적용하고, 병실 입구나 다른 잘 보이는 곳에 공기주의가 필요하다는 표시를 한다.

공기주의가 필요한 환자가 삽관을 하거나 인공호흡기를 적용 중인 경우에는 기계와 주위 공기가 오염되는 것을 방지하기 위해 튜브에 적절한 **세균 필터**를 장착하고 최대한 폐쇄형 기도흡인을 시행한다.

1) 환자의 배치

공기주의가 필요한 환자는 **음압격리실**에 배치한다(그림 4-18). 음압격리실 입원이 불가능한 경우에는 다른 공간과 공기의 흐름이 연결되지 않는 방에 배치하여야 한다. 음압격리실은 환자의 개별 화장실, 세면대, 샤워실이 있어야 하고 의료진을 위한 손위생 시설이 있어야 한다.

홍역이나 수두처럼 각 감염병마다 바이러스가 동일한 경우 코호트 격리를 할 수 있다. 활동성 폐결핵은 균주의 특성과 전염력이 다를 수 있어 방을 공유하지 않는다.

공기주의를 필요로 하는 환자들이 다수 발생하여 공기주의 격리실이 아닌 일반 병실로 배치를 하여야 할 때는 감염관리 전문가와 상의하여야 한다. 동일한 병원체에 감염되었을 것으로 추정되는 환자들을 코호트로 구성할 수 있으며, 이때 감염으로 인해 위험해질 수 있는 환자들로부터 병실을 최대한 멀리 배치하여야 한다.

공기전파가 가능한 감염병 환자가 외래에 내원한 경우 최대한 빨리 공기주의 격리실로 이동하여야 한다. 사용 가능한 격리실이 없다면 환자에게 수술용 마스크를 씌우고 진료실에서 대기하도록 하고, 환자가 대기했던 진료실은 충분한 시간을 환기시켜야 한다.

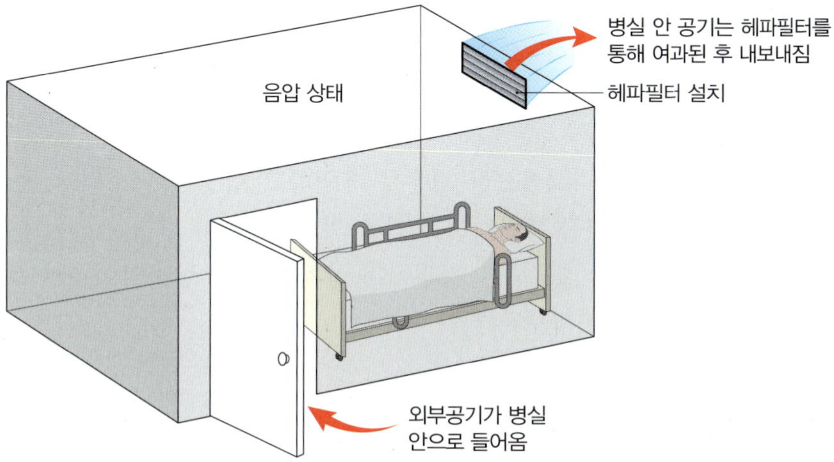

그림 4-18 음압병실

세균이나 바이러스가 병실 안에서 외부로 나가지 못한다.

MEMO

● 음압격리실(음압병실)의 시설기준

① 음압격리실은 최소한 **6회** 이상의 공기가 **순환**되도록 하며, 신규 설비인 경우 **12회** 이상을 권장한다. 공기는 곧바로 건물 밖으로 배출되도록 하거나 헤파필터가 있는 공조시스템을 통과하도록 하여야 한다. 출입 시 외에는 문은 항상 닫혀 있어야 한다.

② 음압격리실 방의 한 측면에서 공기가 들어올 경우에는 환자의 침대를 지나 방의 반대쪽으로 공기가 흐르도록 하여야 한다.

③ 음압격리실의 방과 외부의 기압은 최소 2.5Pa 이상 차이가 나도록 하여야 한다.

④ 매일 육안으로 관찰할 수 있는 지표로 공기의 압력 상태를 확인하여야 한다.

⑤ 외부의 공기가 들어오지 않도록 방은 잘 밀폐되어 있어야 한다.

⑥ 공기주의를 필요로 하는 환자들이 다수 발생하여 음압격리실이 부족한 경우에는 음압을 형성할 수 있는 이동식 장치를 사용할 수도 있는데, 이 경우 격리실 내부의 공기는 사람이 배출된 공기에 노출되지 않는 건물 밖으로 배출되도록 하거나 헤파필터를 통과하도록 한다.

2) 개인보호구

공기로 전파되는 병원체의 감염이 의심되거나 확진된 환자의 치료영역으로 들어갈 때는 **N95 미립자 마**

스크를 착용한다. 다만, 홍역이나 수두, 대상포진을 앓았던 과거력, 백신 접종력, 혈청검사에서 면역 형성이 확인된 의료종사자는 홍역이나 수두, 파종성 대상포진이 의심되거나 확진된 환자를 치료하거나 간호할 때 개인보호구를 착용하지 않아도 된다.

N95 미립자 마스크를 착용하기 전에는 손위생을 하고, 마스크 착용 후에는 제대로 착용되었는지를 확인한다. 코호트 중인 병실에서는 여러 환자를 상대할 때도 마스크를 교체하지 않고 사용할 수 있다.

3) 환자의 이동

공기주의가 필요한 환자는 의학적으로 필요한 경우를 제외하고 병실 밖으로의 이동을 제한한다. 병실 밖으로 나가야 할 경우에는 의료종사자를 동반하며 시간을 최소화하여야 한다.

수두나 두창, 피부 결핵에서 고름이 배출되는 경우에는 상처 부위의 삼출물이 에어로졸화되지 않고 주변을 오염시키지 않도록 깨끗한 천으로 덮도록 한다.

4) 환경 청소와 소독

공기주의가 필요한 환자가 퇴원한 후 병실을 청소할 때는 공기 중에 에어로졸이 없어질 때까지 충분한 시간이 지난 다음 청소를 시작한다.

5) 의료종사자 관리

모든 의료종사자들은 홍역과 수두에 대해 면역이 형성되어 있어야 한다. 항체가 없다면 전파 가능한 기간 동안에는 홍역, 수두, 대상포진에 걸린 환자의 치료와 간호에 관여하여서는 안 되며, 만약 대체 인력이 없다면 N95 미립자 마스크를 착용하고, 수두나 파종성 대상포진 환자와 접촉 시에는 장갑을 착용한다.

MEMO

- **공기주의가 필요한 환자에게 에어로졸이 형성되는 시술 시의 주의사항**

① 의학적으로 필요한 경우에만 계획적으로 시술하고 적절한 안정제를 사용한다.
② 시술에 참여하는 의료종사자의 수를 제한한다.
③ 최대한 공기주의 격리실에서 시술하고, 공기주의 격리실이 없다면 밀폐된 상태에서 진행한다.
④ 시술 중 충분히 환기하고, 참여하는 모든 의료종사자는 N95 미립자 마스크를 착용한다.

5. 보호환경

중증 화상 환자, 백혈병 환자, 조혈모세포이식 등의 이식 환자, 면역억제제 투여 환자, 방사선 치료 환자, 조산아 등과 같은 특정 환자들은 감염에 대단히 취약하다. 특히 환경에서 서식하는 아스페르길루스속

(*Aspergillus* spp.) 진균의 감염에 취약하다. 따라서 이러한 환자들은 **보호환경**(protective environment; 보호격리 또는 양압격리라도고 함)에 배치하여 보호하여야 한다.

1) 환자의 배치

보호격리 대상인 환자는 진균 감염이 일어나지 않도록 **보호격리실**(양압병실)에 배치한다(그림 4-19).

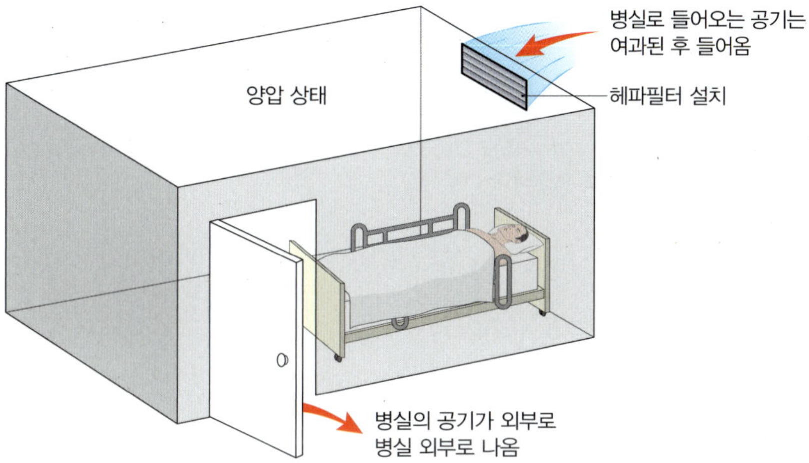

그림 4-19 양압병실

세균이나 바이러스가 외부에서 병실 안으로 들어오지 못한다.

MEMO

- **보호격리실(양압병실)의 시설기준**

① 보호격리실과 외부의 기압이 최소 12.5Pa 이상 차이가 나도록 하여야 한다.
② 보호격리실이 양압으로 유지될 수 있도록 전실을 설치한다.
③ 0.3μm 이상의 입자를 99.97% 제거할 수 있는 헤파필터를 장착한다.
④ 매일 육안으로 확인할 수 있는 지표로 보호격리실의 압력 상태를 확인하여야 한다.
⑤ 외부의 공기가 들어오지 않도록 보호격리실의 닫힌 상태(well-sealed room)를 유지하여야 한다.

2) 개인보호구

환자의 혈액이나 체액과 접촉할 가능성이 있는 경우 개인보호구를 착용한다. 환자에게 병원체가 전파될 위험성과 의료종사자의 옷으로 오염될 가능성을 고려하여 개인보호구를 선택하며 병실을 나가기 전 개인보호구를 벗고 해당 물품을 버리고 나와야 한다. 개인보호구를 제거한 후에는 손위생을 수행한다.

3) 환자의 이동

보호환경에 있는 환자는 의학적으로 필요한 경우를 제외하고는 병실 밖으로의 이동을 제한한다. 환자가 진단이나 처치를 위하여 보호격리실을 벗어나는 시간을 최소화하고 이때는 반드시 N95 미립자 마스크를 써야 하는 것은 아니다. 다만 보호격리실을 떠나 의료기관 내 공사 중인 구역을 지나갈 경우에는 N95 미립자 마스크를 착용하도록 한다.

4) 환경 청소와 소독

병실의 물품은 천으로 된 재질보다는 표면이 매끄럽고 세척이 가능한 재질이어야 한다. 오염이 보일 때마다 닦아내고 먼지가 쌓이는 틈새나 스프링클러 헤드 부분도 주기적으로 청소한다. 병실에 카펫을 두지 않고 말린꽃이나 생화, 화분 등을 두지 않는다.

Chapter

5

업무별 감염관리

학습목표

① 주사실무와 채혈 지침을 설명할 수 있다.
② 중심정맥관, 유치도뇨관, 인공호흡기의 관리 및 감염 예방지침을 설명할 수 있다.
③ 수술부위감염과 욕창의 예방지침을 설명할 수 있다.
④ 투석실과 내시경실에서의 감염 예방 활동을 열거할 수 있다.
⑤ 경관영양 감염관리와 구강관리방법을 설명할 수 있다.

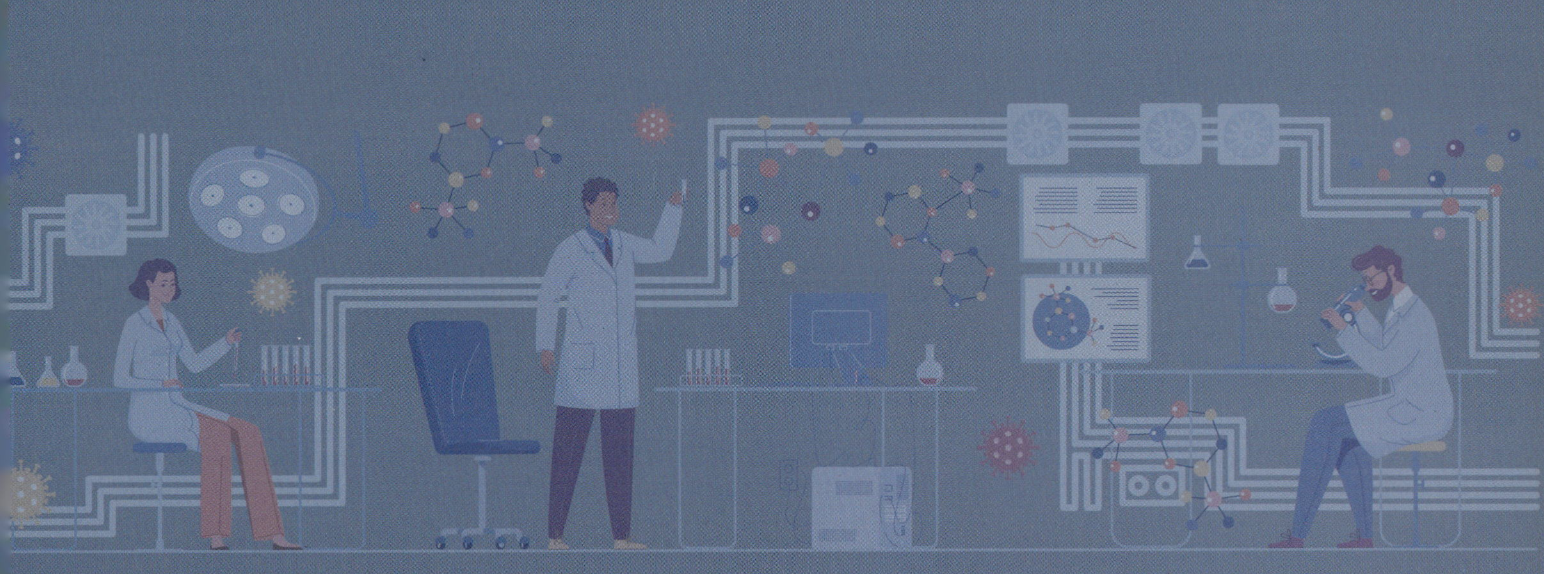

핵심용어해설

- **경관영양**(tube feeding) : 소화기능은 정상이나 입으로 음식물을 섭취하는 것이 불가능할 때 코로 삽입한 튜브를 통하여 위로 유동식을 공급하는 방법이다.
- **내시경**(endoscope) : 피부를 뚫거나 인체의 무균적인 속공간으로 넣어 인체 내부를 관찰하는 기구로, 점막이나 손상된 피부에 접촉하기 때문에 적절한 소독법과 멸균법이 요구된다.
- **세균혈증**(bacteremia) : 혈액에 세균이 있는 상태를 말하며, 정상적인 경우 혈액은 멸균 환경이지만 혈액 속에 세균이 있다는 것은 비정상적인 상태를 의미한다.
- **수술부위감염**(surgicalsite infection, SSI) : 수술 후 수술 종류에 따라 30~90일 이내에 수술부위에서 발생한 감염으로, 인공삽입물(인공판막, 혈관이식물, 인공심장, 인공관절 등)이 있으면 1년 이내에 발생하는 것으로 정의된다. 표재성 수술부위감염, 심부 수술부위감염, 기관/강 수술부위감염으로 구분된다.
- **외과적 무균술**(surgical aseptic non-touch technique, surgical ANTT) : 무균부위가 광범위하거나 복잡하고 20분 이상의 시간이 소요되는 시술 시에 적용하는 무균 방법이다.
- **욕창**(decubitus ulcer) : 뼈의 돌출부위와 피부 표면에 긴 시간의 압력이나 잦은 마찰이 가해져 발생한 피부 및 연부조직의 부분적인 손상으로, 손상된 조직의 깊이에 따라 4단계로 분류한다.
- **유치도뇨관**(urinary catheter, indwelling catheter) : 자연배뇨가 어려운 환자의 배뇨, 내진이나 하복부 수술 준비 시 방광 비우기, 무균적 소변 채취 등을 위해 방광으로 삽입하여 일정 기간 유치하는 도뇨관을 말한다.
- **인공호흡기**(ventilator) : 호흡부전이 발생하여 자력으로 호흡할 수 없는 환자에게 기도절개나 기관삽관을 통하여 적용하여 일정한 산소농도를 유지하고, 환기량, 호흡률, 일회환기량 등을 조절하는 기계장치를 말한다.
- **중심정맥관**(central venous catheter, CVC) : 굵은 중심정맥에 삽입되는 관의 일종으로, 한 번 정맥관이 삽입된 후 그 기능이 잘 유지되면 매번 치료 시 정맥주사를 위한 별도의 혈관 확보가 필요없이 지속적으로 사용할 수 있다. 약물 투여뿐 아니라 투석, 영양 공급, 혈관 내 시술 등 다양한 목적으로 이용된다.
- **채혈**(draw blood) : 질병의 진단이나 수혈 등을 하기 위하여 혈액을 뽑는 것을 말한다.
- **투석**(dialysis) : 말기 콩팥기능상실(신부전) 환자에게 시행되는 콩팥대체요법의 하나로, 신체에서 생긴 대사산물을 콩팥에서 확산(diffusion)과 한외여과(ultrafiltration)로 제거하는 과정이다. 혈액투석과 복막투석이 있다.

I 주사와 채혈

1. 주사

1) 개요

주사나 수액 및 약물 주입 등의 시술 과정이 부적절하게 이루어지면 혈액을 통해 병원성 미생물이 전파될 수 있다. 주사 약물을 준비하거나 여러 환자에게 주입하는 과정에서 안전한 주사실무를 지키지 않고 환자 간 주사기를 돌려 사용하거나 사용한 주사기나 바늘을 재사용함으로써 주사액이나 수액을 오염시켜 혈액 매개 감염이 발생할 수도 있다.

임상에서의 안전하지 않은 술기는 환자에게 치명적인 결과를 가져올 수 있다. 따라서 의료기관에서는 기관 차원에서 안전한 주사실무를 위한 감시와 감독, 교육 등이 필요하며 이에 따른 책임이 요구된다.

2) 주사실무 지침

(1) 무균술 준수

정맥주사 관련 기구, 바이알, 수액을 취급하기 전 또는 주사약품을 준비하거나 정맥주사 전에는 손위생을 수행하고, 비경구 주사제의 준비와 투여 등 모든 과정에서 무균술을 준수한다.

(2) 개인보호구 착용

척수조영술, 허리천자, 척수 또는 경질막바깥마취(경막외마취) 등의 시술을 위해 카테터를 삽입하거나 주사제를 주사하는 경우에는 수술용 마스크를 착용하도록 한다.

(3) 주사제 투여 시의 감염 예방

비경구 의약품의 저장, 혼합 및 준비, 주입하는 장소는 청결하여야 한다. 개봉되었거나 오염이 의심되는 주사기, 바늘로 천공된 바이알 또는 수액 제제는 폐기한다. 앰플과 바이알에서 주사기를 이용하여 약물을 뽑아낼 때는 먼저 앰플의 절단될 부위와 바이알의 고무마개를 알코올로 소독한다.

혈관에 연결된 주사기구의 주사 포트, 카테터 허브 및 바늘 없는 주사 커넥터(needleless connector)를 사용할 때는 사용 전후에 포트를 알코올이나 클로르헥시딘/알코올, 포비돈 소독제로 충분한 시간 동안(3~15초) 철저히 소독하고 충분히 건조시킨다.

일회용량의 바이알은 한 환자에게만 사용하고 남은 약물은 폐기한다.

(4) 수액 관리

수액백, 수액병과 수액주입세트(수액용 백이나 튜브, 연결관)는 한 환자에게만 사용하고, 사용 후 적절히 폐기한다. 주사기나 주삿바늘을 환자의 수액백 또는 주입세트에 연결하였다면 해당 주사기나 주삿바늘은 오염된 것으로 간주하여 재사용하면 안 된다.

가능한 한 관류(flushing) 용액은 일회용을 사용한다. 만약 다회용량 바이알을 사용하는 경우에는 가능하면 1명의 환자에게 사용한다. 주사기와 주삿바늘은 사용할 때마다 매번 멸균된 것을 사용한다.

(5) 주사기와 주삿바늘 관리

주사기와 주삿바늘은 일회용 제품을 사용하며 재사용하지 않는다. 멸균 주사제품이 오염되지 않도록 사용 직전에 포장을 제거하며, 포장이 개봉되어 있거나 손상된 경우에는 오염된 것으로 간주하고 폐기한다.

주사제가 든 주사기와 주삿바늘은 주머니나 옷에 넣어 운반하지 않으며, 주사제가 든 주사기에서 다른 주사기로 약물을 옮기지 않는다. 사용한 주삿바늘은 즉시 견고한 합성수지류로 제작된 의료폐기물 전용 용기에 폐기한다. 사용한 바늘을 구부리거나 손으로 만지거나 뚜껑을 다시 씌우지 않으며, 만약 뚜껑을 씌워야 한다면 **한손 기법**(one hand technique)을 이용한다(그림 5-1).

준비와 동시에 투약하지 못하는 경우에는 약물이 담긴 모든 주사기에 라벨을 붙인다(약물성분, 용량, 준비한 날짜 및 시간 등).

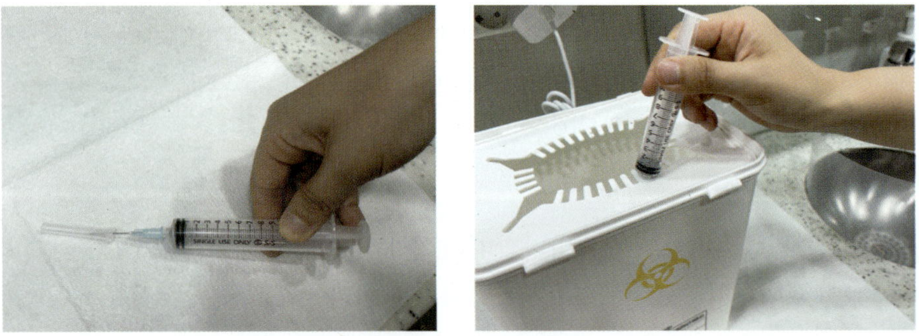

그림 5-1 한손 기법

(6) 주사용 약물 취급 시의 감염 예방

약물의 보관과 사용은 제조회사의 지침에 따르며, 약물 사용 전 제조회사의 약품 정보(이름, 용량, 유효기간, 투여경로 등)를 확인한다. 바이알을 육안으로 확인하여 손상되었거나 성상의 변화(변색, 혼탁 등)가 보이면 사용하지 말고 즉시 **폐기**한다.

환자에게 투여하기 직전에 주사기에 약물을 준비하며 준비된 약물은 최대한 빨리, 늦어도 1시간 이내에는 투여한다. 단, 무균조제대에서 조제하는 경우는 예외로 할 수 있다.

또한 바이알 주사제의 고무마개에는 바늘을 꽂아 두지 않고, 바이알의 약물을 사용하기 위하여 고무마개를 제거하지 않는다. 일회용량 바이알 또는 앰플 약물은 사용 후 잔여량을 한 용기에 모아 놓지 않는다.

다회용량 바이알을 처음 개봉한 경우에는 **유효기간**을 표기한다. 개봉한 다회용량 바이알은 제조회사에서 권고한 유효기간에 따라 폐기하며, 특별한 권고가 없으면 처음 개봉 후 28일 이내에 사용한다. 다회용량 바이알은 사용 전 고무마개를 매번 소독하고 주사기와 주삿바늘도 멸균된 것을 사용한다.

MEMO

- **무균조제대**

ISO(international organization for standardization) 등급 5 환경을 의미하며, 무균조제대에서 일회용으로 조제된 경우에는 개봉 후 6시간 이내에 사용하도록 권고된다. 무균조제대에서 제조된 약물이 아닌 경우에는 약물을 준비하는 과정에서 미생물의 오염 가능성을 배제할 수 없다. 미생물에 오염된 후 보통 1~4시간부터 기하급수적으로 증식하기 때문에 약물 준비 후 1시간 이내에 투여하는 것이 바람직하다.

- **다회용량 바이알**

1회 이상의 사용 용량이 들어 있는 주사약물로, 세균의 성장을 막을 수 있는 보존제가 포함된 것을 말한다. 개봉하지 않았다면 제조회사의 유효기간에 따라 폐기하지만, 개봉 후라면 제조회사의 특별한 권고가 없는 경우 다회용량 바이알에 날짜를 기입하여 28일 이내에 폐기한다.

2. 채혈

1) 개요

채혈(draw blood)은 헌혈이나 혈액검사 등의 목적으로 혈액을 뽑는 것을 말한다. 환자들은 병원을 방문하면 정확한 진단 정보를 얻기 위하여 채혈을 한다. 채혈은 주로 임상병리사나 간호사가 하는데 채혈 시 실수가 발생하면 감염에 노출될 수 있다. 따라서 채혈 시 주삿바늘로부터의 감염을 예방하고 환자와 간호사, 임상병리사의 안전을 위한 감염대책이 필요하다.

2) 채혈 지침

(1) 리캡핑(recapping) 방지

의료종사자의 주삿바늘 찔림사고는 연간 100명당 4.27명꼴로 근육주사나 정맥주사 시에 주로 발생하며, 그 원인은 주삿바늘의 리캡핑이다. 주삿바늘은 뚜껑을 다시 덮지 않은 상태로 버려야 함에도 불구하고 60.7%가 여전히 습관적으로 뚜겅을 닫는다고 한다.

사용한 주삿바늘은 즉시 견고한 의료폐기물 전용용기에 폐기하고, 만약 뚜껑을 씌워야 한다면 한손 기법을 이용한다(그림 5-1 참조).

(2) 일회용 기구의 재사용 금지

의료시술과 관련하여 의료기관에서는 주사기나 주삿바늘을 포함한 모든 일회용 기구나 재료를 반드시 한 번만 사용하여야 한다. 채혈보조기 등도 일회용으로 쓰고 무조건 폐기하도록 한다.

(3) 의료인 및 관련 종사자의 행동수정 유도

의료종사자의 주삿바늘 찔림사고 경험률은 87.9%로, 주삿바늘의 뚜껑을 다시 덮다가 발생한 경우가 20.8%이었다. 그 이유로 주삿바늘의 뚜껑을 씌우지 않는 데 대한 막연한 위협, 두려움, 의료진의 안전보다 환자의 요구가 우선이기 때문이라고 하였다.

따라서 의료종사자의 행동 변화를 위해 행정적 조치보다는 위협과 두려움을 변화시키는 인지적 평가와 동기부여를 통하여 행동수정을 유도할 필요가 있다.

II 삽입기구관리

1. 삽입기구의 개요

1) 삽입기구의 정의

삽입기구란 **도뇨관**과 같이 배액을 위하여 삽입하거나 **중심정맥관**과 같이 혈관 접근을 용이하게 하기 위해 삽입하거나 **기도삽관**과 같이 인공호흡을 위한 용도로 삽입하는 기구를 말한다.

삽입기구를 통하여 병원체가 인체 안으로 침범하여 감염이 발생할 수 있으며, 삽입기구를 빈번하게 사용하는 중환자실에서는 이 기구가 의료관련감염의 주요 원인이 될 수 있으므로 삽입기구 관련 감염의 예방은 무엇보다도 중요하다. 삽입기구의 사용과 관련된 감염을 감소시키기 위해서는 기구 삽입 전 기구의 삽입 필요성 평가가 선행되어야 하고, 훈련된 의료진에 의해 적절한 기구가 삽입되어야 하며, 삽입기간을 최소화하여야 한다.

2) 감염 모니터링

삽입기구 관련 감염을 예방하려면 감염 발생을 지속적으로 모니터링하여 그 결과를 공유함으로써 문제를 파악하고 감염 예방을 위한 계획을 수립 및 수행하여야 하며, 이를 위하여 인력 및 행정적 지원이 수반되어야 한다.

감염 모니터링은 표준화된 정의 및 기준에 맞추어 지속적으로 시행하고 분석하여야 개별 의료기관 내부에서의 추세를 파악할 수 있고 타 기관과 비교함으로써 문제점을 찾아내어 해결을 위한 대책을 수립할 수 있다. 모니터링 결과를 해당 의료진, 부서의 장 및 경영진과 공유하여 대책을 수립하고 문제를 개선할 때 비로소 감염 발생을 감소시킬 수 있다.

3) 삽입기구 관련 감염 예방지침

① 삽입기구 관련 감염을 모니터링한다. 다만, 의료기관의 특성과 해당 기관 내에서의 중요도에 따라 모니터링할 감염의 종류나 대상을 선택할 수 있다.
② 감염 모니터링 결과는 의료진과 의료기관의 장에게 알린다.
③ 감염 모니터링은 표준화된 감염감시기준에 따른다.
④ 의료기관은 삽입기구 관련 감염에 대한 근거 기반의 감염 예방지침을 교육하고 의료진은 이에 대한 교육을 받는다.
⑤ 삽입기구 관련 감염을 예방하기 위하여 의료기관은 인력 및 행정적 지원을 제공한다.

2. 중심정맥관

1) 개요

중심정맥관(central venous catheter, CVC)은 정맥을 통하여 심장 가까이의 굵은 혈관까지 삽입되는 관으로, 한 번 삽입되어 그 기능이 잘 유지되면 매번 치료 때마다 정맥주사를 위한 별도의 혈관 확보를 할 필요 없이 지속적으로 사용할 수 있다. 약물 투여뿐 아니라 투석, 영양 공급, 혈관 내 시술 등 다양한 목적으로 이용되는데, 침습적 의료장비이기 때문에 다양한 문제를 일으킬 수 있다. 그중 하나가 주요 의료관련감염인 **중심정맥관 관련 혈류감염**이다. 중심정맥관 관련 혈류감염이 발생하면 의료비가 증가하고 재원기간이 연장되며 이환율과 사망률이 증가한다. 따라서 중심정맥관을 사용하기 전후에는 적절한 감염 예방지침을 수행하는 것이 중요하다.

2) 감염 위험인자

중심정맥관의 종류에 따라 주요 감염의 발생기전이 달라질 수 있다.

단기간 사용하는 중심정맥관의 감염은 주로 삽입부위의 피부 상재균이 중심정맥관을 따라 이동하여 중심정맥관 끝을 오염시키면서 발생하는 경우가 대부분이다. 장기간 사용하는 중심정맥관의 감염 상당 부분은 중심정맥관 **연결부위**(catheter hub)가 오염되어 중심정맥관 속공간에 균이 정착하게 되고 이로 인하여 감염이 발생할 수 있다. 때로는 다른 부위의 감염으로 인해 **세균혈증**(bacteremia)이 발병하여 미생물이 혈류를 타고 와서 중심정맥관에 달라붙어 집락을 형성하기도 하고 드물게는 오염된 수액이 주입되어 혈류감염이 발생할 수도 있다(**그림 5-2**).

따라서 중심정맥관 관련 혈류감염의 위험을 예방하려면 중심정맥관 삽입과 관리 시 균의 오염을 최소화하고 중심정맥관이 불필요해지면 빨리 제거하는 것이 최선의 방법이다.

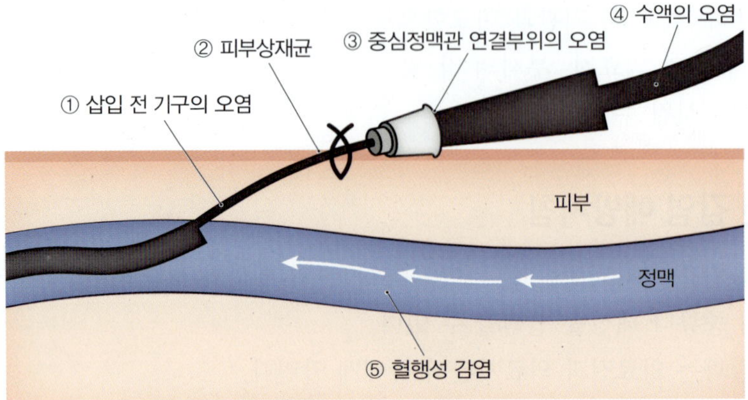

그림 5-2 중심정맥관 관련 혈류감염의 위험인자

3) 중심정맥관 관련 혈류감염 예방지침

(1) 중심정맥관의 삽입과 제거

중심정맥관 삽입부위는 각 부위의 장점과 감염 합병증, 기계적인 합병증의 위험을 고려하여 결정한다. 주로 삽입하는 부위는 **빗장밑정맥**(쇄골하정맥, subclavian vein), **속목정맥**(내경정맥, internal jugular vein), **넙다리정맥**(대퇴정맥, femoral vein)이지만, 성인 환자의 경우 넙다리정맥에 삽입하지 않도록 주의한다(그림 5-3). 중심정맥관 삽입 시에는 **초음파**를 이용하고 반드시 잘 훈련된 의료진이 진행한다.

중심정맥관은 내강이나 포트의 수가 많으면 삽입 시 피부손상이 크고 자주 조작하여 감염 위험이 증가할 수 있으므로 환자 치료에 필요한 최소 수의 포트와 내강이 있는 것을 사용한다. 또한 중심정맥관 유지 여부를 매일 평가하여 필요하지 않다고 판단되는 경우에는 즉시 제거한다.

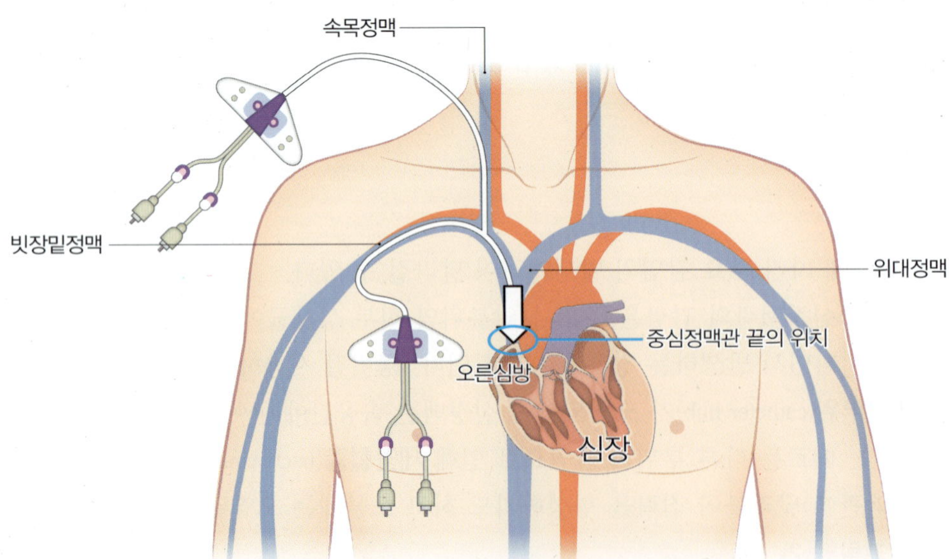

그림 5-3 중심정맥관 삽입부위

(2) 삽입과 관리 시의 무균술 및 피부소독

중심정맥관 삽입 시 손위생과 무균술 준수는 중심정맥관 관련 감염을 예방하는 데 있어 중요하다.

중심정맥관 삽입부위를 만지기 전후, 중심정맥관 삽입 전후, 중심정맥관 조작 전후, 중심정맥관 교체 전후, 드레싱 전후에는 **비누**와 **물**로 또는 알코올 손소독제로 반드시 손위생을 한다. 중심정맥관을 삽입할 때나 가이드와이어를 이용하여 중심정맥관을 교체할 때는 모자, 마스크, 멸균가운, 멸균장갑, 전신을 덮을 수 있는 멸균방포를 사용하여 무균적으로 시술한다.

중심정맥관 삽입 전이나 드레싱 교체 전에는 알코올이 함유된 0.5% 초과 농도의 클로르헥시딘으로 피부소독을 하며, 클로르헥시딘의 사용이 금기인 경우에는 요오드 팅크제(iodine tincture)나 아이오도퍼(iodophor)를 사용한다.

(3) 삽입부위의 드레싱 방법 및 교체주기

중심정맥관 삽입부위는 멸균된 거즈나 멸균된 투명한 반투과성 필름을 이용하여 드레싱한다. 투명 드레싱은 주삿바늘을 잘 유지하고 주사 삽입부위를 눈으로 확인할 수 있으며 샤워나 목욕이 가능하고 다른 거즈나 테이프보다 교체주기가 길다는 장점이 있다.

환자가 땀을 많이 흘리거나 삽입부위에서 출혈이 있거나 액체가 샐 때는 멸균된 거즈로 삽입부위를 드레싱한다. 중심정맥관 삽입부위의 드레싱은 투명 필름을 이용한 경우 7일마다 교체하고, 거즈를 이용한 경우 2일마다 교체한다. 드레싱이 젖거나 헐거워지거나 오염이 있으면 즉시 교체한다. 중심정맥관 삽입부위에 항균제 연고나 크림을 바르면 진균이나 내성균의 **집락화**를 조장할 위험이 있기 때문에 시행하지 않지만, 예외적으로 혈액투석용 중심정맥관의 경우 항생제 연고를 삽입부위에 도포할 수 있다. 다만, 항생제 연고가 중심정맥관 재질에 영향을 미치지 않아야 한다.

(4) 수액주입세트의 교체주기 및 관리

일반적으로 중심정맥관 수액세트는 96시간 이내에 교체할 필요는 없으나 적어도 **7일 이내**에는 교환하도록 한다. 다만, 혈액, 혈액산물, 지방 유탁액(아미노산/포도당과 3:1로 혼합한 혹은 따로 주입된)을 주입한 경우에는 24시간 이내에 교체한다.

포트나 허브로 주사나 수액을 주입할 때는 주입부위를 소독제(클로르헥시딘, 70% 알코올, 요오드 팅크제, 아이오도퍼)로 적절하게 소독하여 오염을 최소화하는 것이 중요하다.

3. 유치도뇨관

1) 개요

유치도뇨관(urinary catheter, indwelling catheter)은 자연배뇨가 어려운 환자의 배뇨, 내진이나 하복부 수술 준비 시 방광 비우기, 무균적 소변 채취 등을 위해 방광으로 삽입하여 일정 기간 유치하는 도뇨관을 말한다(그림 5-4). 유치도뇨관을 삽입하는 경우 세균뇨가 발생할 위험은 매일 3~10% 정도 증가하며 30일 이후에는 100%에 이른다. 또한 세균뇨가 발생하면 불필요하게 항생제를 사용하는 경우가 많아질 수 있고, 소변백에 다제내성균이 집락되어 다른 환자에게 전파될 수 있다.

유치도뇨관 관련 요로감염은 입원한 성인 환자에게서 가장 흔하게 발생하는 의료관련감염으로 유병률, 입원기간 및 의료비 증가를 초래할 수 있다.

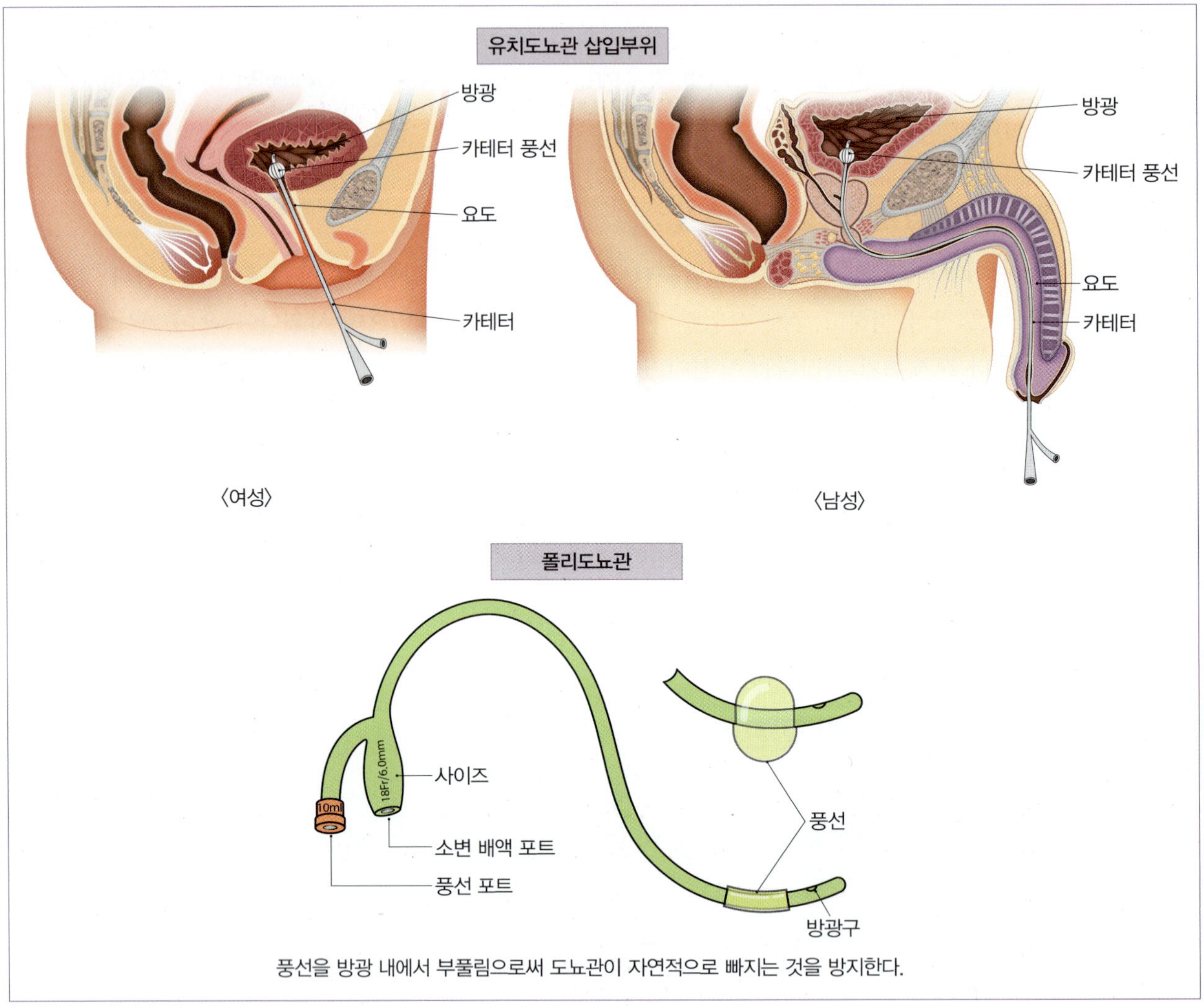

그림 5-4 **유치도뇨관 삽입부위와 도뇨관의 형태**

2) 감염 위험인자

유치도뇨관 관련 요로감염은 도뇨관 내부 또는 외부 표면을 따라 **요로감염균**이 방광으로 유입되면서 발생한다. 도뇨관 내부를 통한 경우는 폐쇄배뇨시스템(closed drainage system)이 깨지거나 소변백 속의 소변이 오염되어 발생한다. 도뇨관 외부를 통한 경우는 도뇨관 삽입 및 관리 시 무균술이 시행되지 않거나 환자의 창자나 회음부의 상재균이 도뇨관 외벽을 따라 방광으로 이동하면서 발생한다(그림 5-5).

유치도뇨관 관련 요로감염의 가장 중요한 위험인자는 유치도뇨관의 삽입기간이다. 그 밖에도 유치도뇨관의 관리 부실, 폐쇄배뇨시스템의 비유지, 요도구에 요로 병원체의 집락 형성, 소변백에 세균 집락 형성, 여성, 고령, 신경계통 기저질환, 당뇨, 입원 당시의 질환 중증도 등과 같은 위험인자가 있다. 따라서 유치도뇨관은 필요한 경우에만 삽입하고 그 기간을 최소화하는 것이 무엇보다 중요하다.

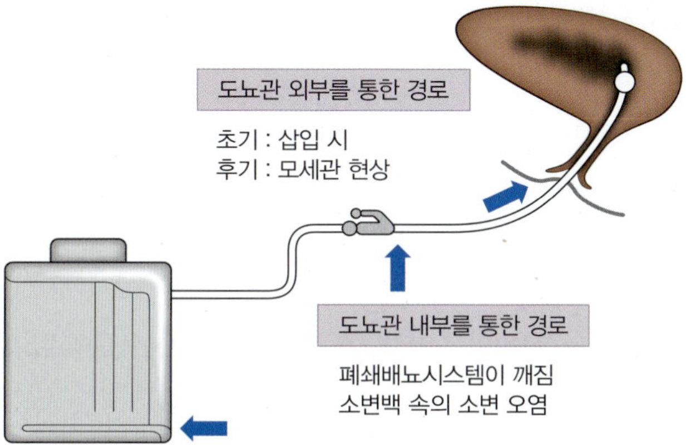

그림 5-5 유치도뇨관 환자의 요로감염균 유입 통로

3) 유치도뇨관 관련 요로감염 예방지침

(1) 유치도뇨관 삽입 적응증

도뇨관은 적합한 경우에만 삽입하고 필요한 기간 동안만 사용한다(표 5-1). 실제로 도뇨관을 일찍 제거할수록 세균뇨의 발생 가능성은 낮아지기 때문이다.

수술 시에는 일상적 사용보다는 필요한 경우에만 도뇨관을 사용하고, 도뇨관 사용의 적응증이었던 환자라도 지속할만한 특별한 이유가 없으면 수술 후 **24시간 이내**에 도뇨관을 제거한다.

표 5-1 유치도뇨관 삽입 적응증과 비적응증

적응증	• 급성 소변정체 또는 방광출구폐쇄 발생 시 • 중환자실에서의 시간당 소변량 체크가 필요한 경우 • 비뇨생식계통 수술 등의 특정 수술 시, 수술 중 다량의 수액을 투여하거나 이뇨제를 사용하는 경우 • 수술 중 소변량 확인이 필요한 경우
비적응증	• 요양원 거주자의 실금 처치를 위한 도뇨관 사용 • 자발적 배뇨가 가능한 환자의 배양이나 다른 검사를 위한 경우 • 요관이나 그 주변부 수술, 경질막바깥마취의 장기적 효과 등 특별한 경우를 제외한 수술 후 장기간의 사용

(2) 유치도뇨관 관리체계

각 의료기관에서는 유치도뇨관 관련 요로감염 예방관리체계를 갖추어야 한다. 유치도뇨관의 적응증, 삽입일, 수행자에 대한 기록과 필요성 여부를 매일 평가하는 시스템을 구축하고, 리마인더를 사용하여 일정 기간 경과 후 도뇨관의 필요성을 재검토하게 하거나 매일 평가 후 미리 정해진 중지 처방을 발행하는 등의 유치기간을 감소시키는 방안을 적용하는 것 등이 예방관리체계에 포함된다.

(3) 유치도뇨관의 올바른 삽입방법

도뇨관 삽입 시 **외과적 무균술**(고위험 무균영역에 해당되어 멸균장갑, 멸균포, 멸균수 사용) 준수가 감염 예방에 얼마나 효과적인가에 대한 연구는 많지 않지만, 손위생과 무균술은 확실하게 감염을 예방하는 기본이 된다.

도뇨관 삽입은 훈련 받은 사람이 시행하고, 도뇨관을 삽입하거나 도뇨관을 만지기 전후에는 적절한 손위생을 시행한다. 도뇨관은 멸균 물품을 이용하여 무균적으로 삽입하며, 요도구 부위의 소독을 위한 적절한 피부소독제 또는 멸균 생리식염수를 사용한다.

임상적으로 특별히 필요한 경우가 아니면 소변의 배액이 잘 유지되면서 방광 경부와 요도의 손상을 최소화할 수 있는 가는 굵기의 도뇨관을 사용한다. 또한 삽입 후에는 움직임이나 요도의 당김을 예방하기 위해 유치도뇨관을 적절히 고정하고 유지시킨다.

(4) 유치도뇨관의 유지관리

폐쇄배뇨시스템을 유지하는 것은 유치도뇨관 관련 요로감염의 예방에 매우 중요하다. 만일 무균술이 이루어지지 못하였거나 연결부위가 분리되거나 소변이 새는 경우에는 도뇨관과 소변백 전체를 멸균 물품을 이용하여 무균적으로 교체하여야 한다.

소변의 역류(reflex)도 요로감염의 원인이 되므로 유치도뇨관이 꼬이는 것을 피하고 소변백은 방광 높이 아래로 두고 정기적으로 비워 소변의 흐름을 원활하게 유지한다.

소변백의 소변은 정기적으로 깨끗한 수집용기에 비우고(소변백 3/4 이상 채우지 않음), 수집용기는 환자마다 교체하여 사용한다. 소변을 비울 때는 소변이 튀지 않도록 하고 소변백의 소변출구 꼭지가 수집용기에 닿지 않도록 주의한다. 도뇨관을 조작하거나 소변백을 만지는 때는 손위생 후 장갑을 착용하며 처치가 끝나면 장갑을 벗은 후 바로 손위생을 한다.

MEMO

● 유치도뇨관 관리 시의 주의사항

① 유치도뇨관 관련 요로감염 예방을 목적으로 일상적으로 항생제를 투여하지 않는다.
② 항균물질이나 소독제가 도포된 도뇨관을 삽입한 환자에서 일반적인 도뇨관을 삽입한 환자에 비해 유치도뇨관 관련 요로감염을 낮춘다는 보고는 있으나 일상적으로 사용하는 것은 권고하지 않는다.
③ 유치도뇨관과 소변백의 주기적인 교체는 권장되지 않으며 감염, 폐쇄배뇨시스템이 유지되지 못하는 등 임상적 판단이 있는 경우에 교체한다.
④ 유치도뇨관을 가진 환자에게 요로감염 예방을 목적으로 피부소독제를 이용하여 요도구 주변을 소독하지 않으며, 샤워나 목욕 시 요도구 청결 정도의 일상적인 위생이면 충분하다.

4. 인공호흡기

1) 개요

인공호흡기(ventilator)는 호흡부전이 발생하여 자력으로 호흡할 수 없는 환자에게 기도절개나 기관삽관을 통하여 적용하여 일정한 산소농도를 유지하고, 환기량, 호흡률, 일회환기량 등을 조절하는 기계장치이다(그림 5-6).

인공호흡기로 인해 발생하는 의료관련감염에는 **인공호흡기 관련 폐렴**이 있는데, 기도삽관 및 인공호흡기를 적용하고 적어도 48시간 이후 발생하는 하부 호흡기 감염이다. 중환자실 주요 의료관련감염의 하나로, 인공호흡기 유치 환자의 약 10~20%에게서 발생하는 것으로 보고되고 있다.

인공호흡기 관련 폐렴을 예방하려면 인공호흡기의 사용을 최소화하는 것이 가장 중요하고, 그 밖에도 인공호흡기 관련 폐렴의 발생기전과 위험인자를 이해하고 예방지침을 준수할 필요가 있다.

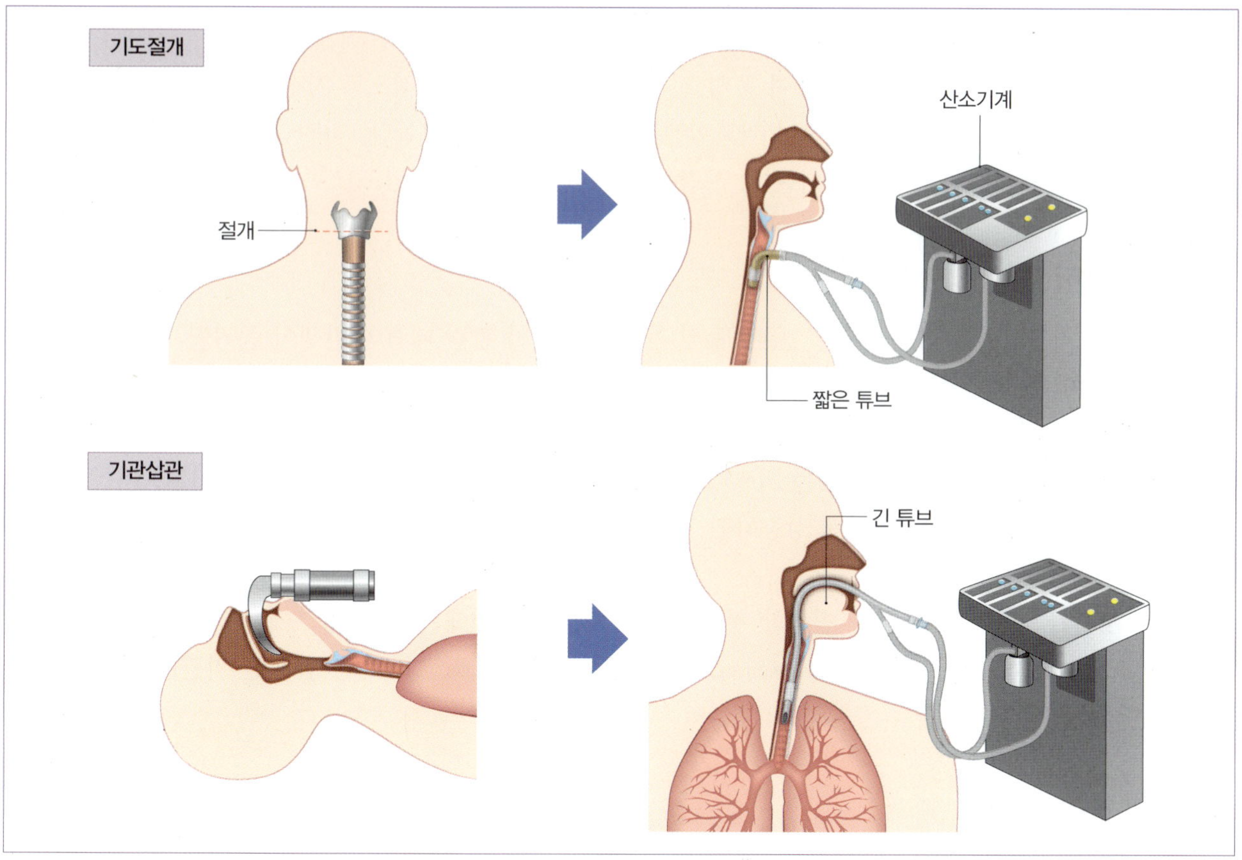

그림 5-6 인공호흡기의 적용

2) 감염 위험인자

인공호흡기 관련 폐렴은 상기도 및 위장관에 집락된 균이 허파로 흡인되어 발생하는 것이 주요 발생기전이다. 만성 허파질환이 있는 환자이거나 면역저하자인 경우 위험이 증가되며 호흡기구의 오염도 위험요인이 될 수 있다. 따라서 인공호흡기 관련 폐렴의 발생위험을 최소화하려면 인공호흡기의 사용 최소화, 입안이나 인두 및 위장관의 균 집락화 감소, 호흡기 분비물의 흡인 방지, 호흡기구의 오염 방지 등을 실천하는 것이 중요하다.

3) 인공호흡기 관련 폐렴 예방지침

(1) 인공호흡기의 사용 최소화

인공호흡기 관련 폐렴을 예방하려면 인공호흡기의 사용을 최소화하는 것이 중요하다. 인공호흡기 적응증인 경우에는 최대한 비침습적 양압 환기가 권고되며, 인공호흡기 치료를 시작한 환자는 가능한 한 빨리 제거할 수 있는 방안을 모색할 필요가 있다.

인공호흡기 유치 환자는 환자의 불안을 경감시키고 통증을 줄이기 위하여 진정제를 투여하는데, 진정제의 장기 투여 시 과도한 진정 효과로 자발적인 각성이 줄어들고 그로 인해 인공호흡기 유치 기간이 길어질 수 있다. 따라서 진정제의 투여는 최소화한다.

금기가 아니라면 매일 환자에게 투여 중인 진정제를 중단하여 자발적으로 각성(spontaneous awakening)하는지를 확인하고 자발호흡을 시도하여 기도삽관 제거 가능성을 평가한다. 하지만 준비되지 않은 상태에서 기관내관을 제거하여 다시 삽관하는 경우 감염의 위험이 증가할 수 있으므로 주의가 필요하다.

(2) 흡인 방지

코안으로 기관삽관을 하면 코곁굴염(부비동염)과 인공호흡기 관련 폐렴의 발생이 증가할 수 있으므로 코안보다는 입안을 통한 삽관이 권고된다. 흡인 위험성이 높은 환자는 환자의 상체를 30~45° 올려 주면 폐렴 발생을 감소시킨다는 보고가 있다.

흡인을 방지하기 위해 커프가 있는 기관내관을 사용하고, 기도삽관 커프 압력이 20cmH_2O 이상 유지되도록 한다. 다만, 압력이 과다하게 상승하면 기관 점막에 허혈이 일어나 기관손상을 유발하기 때문에 주의하도록 한다.

또한 72시간 이상 기계환기가 필요할 것으로 예측되는 환자에게는 성문 하부에 축적된 기도 분비물을 지속적으로 배출하는 기능(continuous aspiration of subglottic secretionss, CASS)이 탑재된 기관내관 또는 기관절개관을 사용한다.

(3) 인공호흡기 관리

인공호흡기와 환자의 기도삽관 튜브를 연결하는 호흡기 회로는 간과하기 쉬운 폐렴 발생 위험요인으로 매일 정기적으로 오염 여부를 육안으로 확인하고 오염이 있는 경우 즉시 교체한다. 주기적인 교체는 감염 예방에 기여한다는 근거가 없으며 교체과정에서 오히려 오염이 발생할 가능성 때문에 권고하지 않는다.

현재 폐쇄형 흡인카테터와 개방형 흡인카테터 두 종류의 카테터가 사용된다. 폐쇄형 흡인카테터는 ① 분비물 양이 많아서 흡인 시 의료진과 주변 환경이 노출될 위험이 높은 경우, ②다제내성균이나 전파 예방이 필요한 병원체 감염 시 사용을 고려한다. 개방형 흡인카테터를 사용할 때는 매회 흡인 시 멸균된 일회용 흡인카테터와 멸균수를 사용한다. 흡인통(suctionbottle) 및 통에 연결된 수집용 튜브는 환자마다 교체한다.

인공호흡기 튜브에 고이는 응축수는 자주 배출시키고 환자 쪽으로 들어가지 않도록 주의한다.

(4) 입안이나 인두 및 위장관의 균 집락화 예방

인공호흡기 치료를 받는 환자에게는 **클로르헥시딘**을 이용한 구강위생을 수행한다. 클로르헥시딘의 구강위생 시 인공호흡기 관련 폐렴의 발생이 약 10~30% 정도 감소한다고 한다.

위장관 출혈 위험이 낮은 경우 스트레스성 위궤양을 예방하기 위해 위산도(pH)를 높이면 위장관 내 집락균 수가 증가하여 폐렴의 위험이 증가할 수 있다. 폐렴을 예방할 목적으로 항생제를 투여하지 않는다.

MEMO

- **인공호흡기 관리 시의 주의사항**

① 호흡기 분비물이나 호흡기 분비물에 오염된 물품을 만질 때는 장갑을 착용한다. 장갑 착용 전 손위생을 시행하고 사용한 장갑은 즉시 벗고 다시 손위생을 한다.

② 일상적으로 가운을 착용할 필요는 없으나 다량의 호흡기 분비물에 오염될 가능성이 있는 경우에는 가운을 착용하고 다른 환자와 접촉 전 가운을 교체한다.

③ 기관절개부위를 관리하고 기관절개용 튜브를 교환할 때는 무균술을 준수한다.

④ 중증 환자에 있어 조기(중환자실 입원 48시간 내)에 비경구 영양을 공급하면 의료관련감염과 사망 위험을 증가시킬 수 있으므로 환자 상태를 고려하여 시작 시기를 조정한다.

III 수술부위감염과 욕창

1. 수술부위감염

1) 개요

수술부위감염(surgicalsite infection, SSI)은 수술 후 수술 종류에 따라 30~90일 이내에 수술부위에서 발생한 감염을 말하며, 인공삽입물(인공판막, 혈관이식물, 인공심장, 인공관절 등)이 있으면 1년 이내에 발생한 것으로 정의된다. 표재성 수술부위감염, 심부 수술부위감염, 기관/강 수술부위감염으로 구분되며(표 5-2, 그림 5-7), 적극적인 감염관리활동을 하면 약 35%까지 예방이 가능한 것으로 보고되었다.

수술부위감염은 원인균의 특성, 환자의 기저질환 및 면역상태, 수술의 종류 등 복합적인 요인에 의해 발생하므로 수술 전, 수술 중, 수술 후 통합적인 환자관리와 예방이 필요하다.

표 5-2 수술부위감염의 분류

분류	설명
표재성 수술부위감염 (superficial incisional SSI)	수술 후 30일 이내에 생긴 감염으로 수술절개부위의 피부나 피하조직만 침범한다.
심부 수술부위감염 (deep incisional SSI)	인공삽입물이 없는 수술인 경우 수술 후 30일 이내, 인공삽입물이 있는 경우 수술 후 90일 이내 발생한 감염으로 심부연조직(근막층과 지방 조직 등)을 침범한다.
기관/강 수술부위감염 (oragan/space incisional SSI)	인공삽입물이 없는 수술인 경우 수술 후 30일 이내, 인공삽입물이 있는 수술인 경우 수술 후 90일 이내에 발생한 감염으로 절개부위 이외의 수술 시 개방하거나 조작한 장기나 조직에서 발생한다.

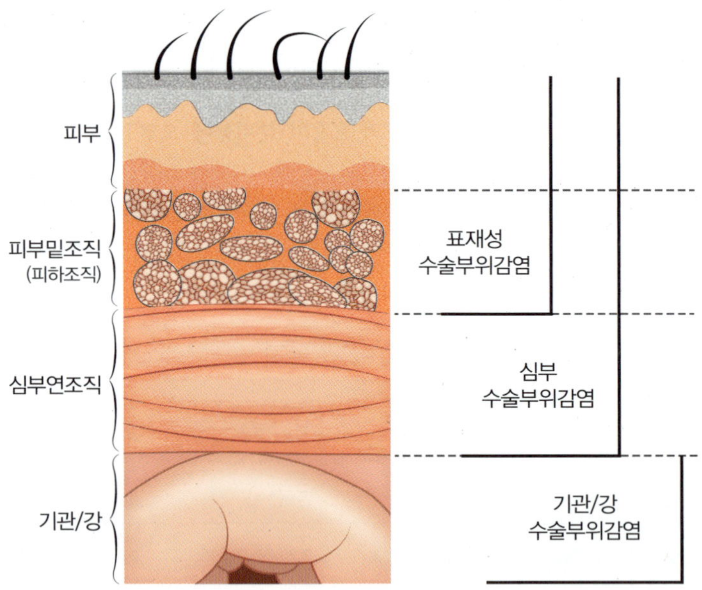

그림 5-7 피부의 구조와 수술부위감염

2) 감염 위험인자

수술부위감염은 대부분 환자 자신이 가진 피부 및 수술개방부위의 상재균에 의하여 발생하기 때문에 수술 시 피부절개에서 봉합까지 수술부위가 개방되어 있는 동안에는 감염의 위험이 매우 높다. 그 밖에도 외부 감염원으로서 오염된 수술환경이나 수술기구에 의해 개방된 수술부위가 오염되어 수술부위감염이 발생할 수 있다.

원인균은 수술의 특성, 절개부위, 내강이나 위장관의 침범 정도 등에 따라 달라질 수 있으나 일반적으로 피부상재균인 그람양성 알균(황색포도알균, 표피포도알균 등)이다. 복강수술인 경우에는 그람음성 막대균(대장균, 클레브시엘라속 등)도 원인균이 될 수 있다.

수술부위감염은 환자의 기저질환이나 면역상태, 수술부위의 창상등급 및 수술 특성에 영향을 받는다. 환자와 관련된 요인에는 환자의 나이, 관리되지 않은 당뇨, 비만, 흡연, 면역억제제 사용, 영양상태 및 수술 전의 긴 재원기간 등이 있다.

3) 수술부위감염 예방지침

(1) 수술 전 감염예방

수술 30일 전에 금연하도록 환자에게 교육한다. 수술 전에는 피부를 가능한 한 청결하게 유지하고 수술부위 피부의 세균 수를 감소시키기 위해 일반비누 또는 항균비누를 이용하여 목욕이나 샤워를 하도록 권고한다.

일부 정형외과 및 심혈관수술을 포함한 고위험 수술 환자 중 황색포도알균이 코안에 집락된 경우 수술 전후 뮤피로신 연고의 도포를 고려할 수 있다.

인공장치를 삽입하는 수술인 경우 피부절개 전 예방적 항생제를 투여하는데, 그 목적은 감염이 없는 상태에서 수술 시 절개부위에 내인성 상재균의 수를 낮추어 수술부위감염의 발생을 감소시키는 데 있다. 예방적 항생제는 반감기를 고려하여 피부절개 전 **60분 이내**에 투여하며 반코마이신(vancomycin), 퀴놀론(quinolone) 계열 항생제는 피부절개 전 120분 이내에 투여한다.

비응급 결 · 직장 수술 시에는 수술 전 경구 항생제의 투여와 함께 장세척을 시행한다. 수술 전 장세척은 수술 전에 하제를 복용하여 장을 비우는 것으로, 폴리에틸렌글리콜(polyethylene glycol)이나 인산나트륨(sodium phosphate) 등이 사용된다.

수술 전 체모 제거는 수술에 방해될 정도로 절개부위에 체모가 많은 경우를 제외하고 가능한 한 제모하지 않는다. 피부소독에는 알코올이 함유된 클로르헥시딘을 사용하고, 알코올이 함유된 클로르헥시딘을 사용할 수 없는 경우에는 포비돈요오드를 사용할 수 있다.

수술 전 항균비누와 물을 사용하여 손을 씻거나 알코올이 함유된 손소독제를 이용하여 외과적 손위생을 시행한다.

(2) 수술 중 감염예방

수술부위감염을 예방할 목적으로 기존에 투여하던 면역억제제의 투여를 중단하지 않아도 된다. 암수술 및 심장수술을 받는 저체중 환자에게는 수술부위감염 예방을 위하여 다중 영양강화제의 사용을 고려한다.

전신마취하의 기관삽관 상태에서 수술받는 성인 환자에게는 수술 동안 그리고 가능하면 수술 직후 2~6시간 동안 충분한 산소를 공급하여야 하는데, 조직의 저산소증은 수술부위감염과 상처 벌어짐(wound dehiscence)의 위험요인이 된다.

수술 전후에는 정상 체온을 유지하여야 하는데, 저체온 발생 시 수술부위감염의 위험이 증가하며 그 밖에도 심혈관 합병증이나 출혈 등의 다른 합병증이 발생할 수 있다. 수술 중에는 적절한 수액 공급으로 혈역동학적 안정성을 유지한다.

(3) 수술 후 감염예방

수술 후에는 수술부위에 배액관이 있더라도 예방적 항생제를 지속하여 투여할 필요는 없으므로, 수술 종료 후 24시간 이내에 투여하고 더 연장하지 않는다. 일부 심혈관수술이나 인공관절치환술 등에서는 수술 종료 후 48시간까지 투여를 고려할 수 있다.

일차 봉합된 수술절개부위는 수술 후 24~48시간 동안 멸균 드레싱 상태를 유지하고, 드레싱 교환 전후나 수술부위와 접촉하게 되는 경우에는 손위생을 한다.

(4) 수술팀의 준수사항 및 수술실 환경관리

수술에 참여하는 의료진은 청결한 수술복을 입고 모자, 마스크, 멸균장갑, 멸균가운을 착용하여 외과적 무균술을 준수한다. 수술부위는 고위험 무균영역으로 수술에 사용되는 모든 도구는 멸균 상태이어야 하며 수술부위를 멸균된 수술포로 덮는다.

수술실은 온도 20~24℃, 습도 20~60%의 적절한 환경을 유지하고, 수술실 안은 복도, 인접 준비실 등에 비해 양압을 유지한다. 수술실 안은 충분히 환기시켜 신선한 공기로 교환한다. 재순환 공기나 신선한 공기는 필터를 거쳐서 유입되어야 한다.

기구, 수술에 참여하는 의료진, 환자의 통행 외에는 수술실 문은 닫아 놓고, 필요한 인력 외에는 수술실에 드나드는 인력을 최소화한다.

수술 도중 눈에 보이는 혈액이나 체액에 기구나 환경 표면이 오염되었을 때는 공인된 소독제를 사용하여 다음 수술이 시작되기 전에 청소한다. 그날 마지막 수술이 끝난 후에는 공인된 소독제를 사용하여 청소한다. 오염(contaminated) 또는 불결(dirty) 수술 후에는 수술실을 특수하게 청소하거나 폐쇄할 필요는 없다.

2. 욕창

1) 개요

욕창(decubitus ulcer)은 뼈의 돌출부위와 피부 표면에 긴 시간의 압력이나 잦은 마찰이 가해져 발생한 피부 및 연부조직의 부분적인 손상이다. 욕창은 초기에 적절하게 중재하지 않으면 다양한 합병증과 사망 위험을 증가시키므로 입원과 동시에 다양한 위험요인을 사정하고 지속적으로 욕창을 관리하여야 한다.

욕창은 주로 의식이 없는 환자, 뇌신경이나 척수신경 손상이 있어 움직이지 못하는 환자, 위중한 환자, 전신쇠약 환자 등에게 잘 발생한다. 엉치뼈와 넙다리뼈의 큰돌기, 궁둥뼈, 무릎뼈, 정강이뼈, 발꿈치 등에서 호발하며(그림 5-8), 손상된 조직의 깊이에 따라 4단계로 분류할 수 있다(표 5-3).

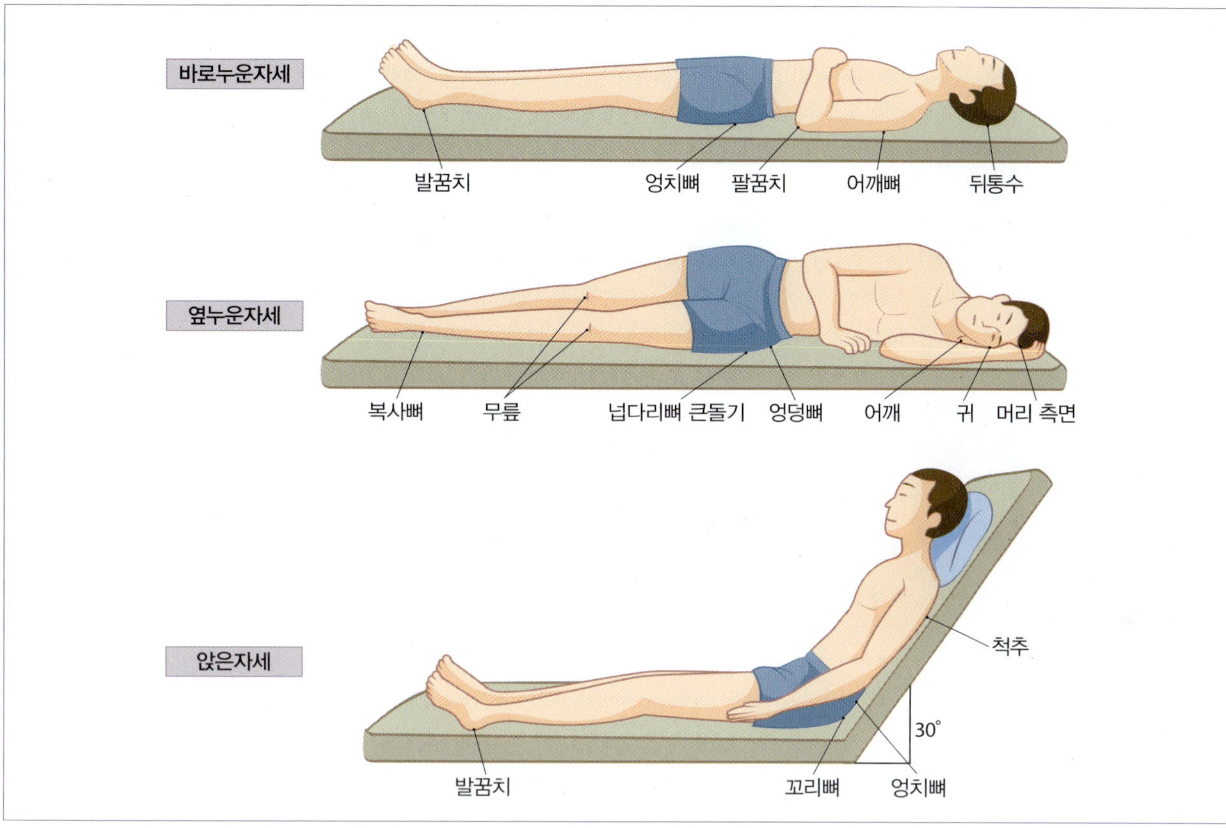

그림 5-8 체위에 따른 욕창 호발부위

표 5-3 욕창의 분류

단계		설명
1단계	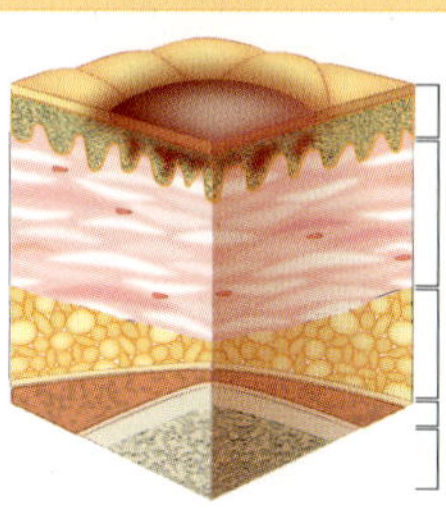	〈정상 피부, 지속적인 표피의 발적과 염증〉 • 압력을 제거하고 5분이 지나도 피부가 계속 붉은색이다. • 피부손상은 관찰되지 않는다. • 피부가 따뜻하고 단단하다. • 압력이 완화되면 원래 피부 상태로 돌아온다. • 체위변경으로 회복이 가능하다.
2단계	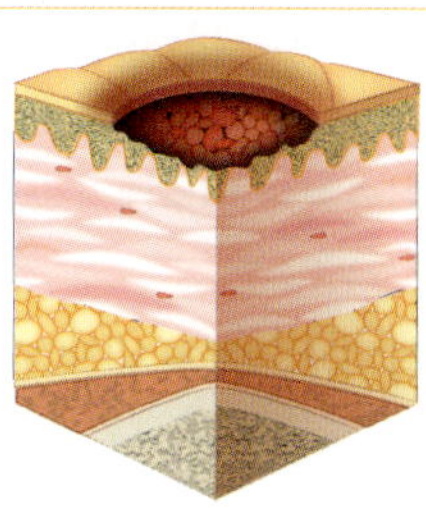	〈진피층까지 손상된 궤양, 수포〉 • 피부가 손상되면서 찰과상과 물집이 생긴다. • 피부밑지방층까지 손상되어 통증이 있다. • 부종이 심하다. • 압력이 완화되면 1~2주 내 회복이 가능하다.

표 5-3 욕창의 분류 (계속)

단계		설명
3단계	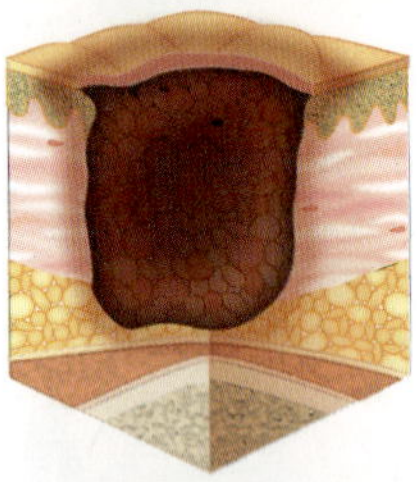	〈피부, 피부밑지방층을 포함한 전층 파괴〉 • 피부밑조직까지 괴사가 일어나 악취와 삼출물이 나타난다. • 통증은 없고 부종이 심하며 괴사조직이 관찰된다. • 괴사조직을 제거하여야 하고 수개월의 회복기를 가져야 한다. • 수술적 치료가 필요한지 판단하여야 한다.
4단계	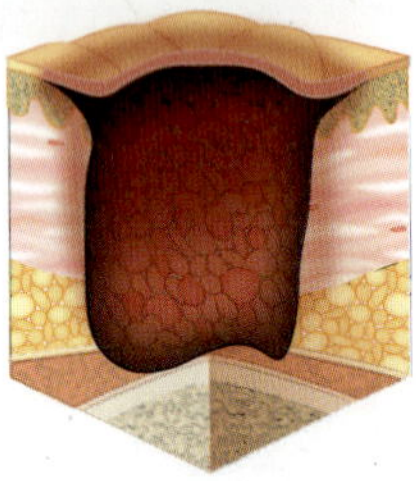	〈전층 파괴, 근육 · 인대 · 뼈대 손상〉 • 근육, 뼈, 관절 등 광범위하게 조직괴사가 일어난다. • 괴사조직이 관찰되고 피부이식이 필요하다.

2) 위험인자

욕창의 위험인자에는 연령, 저체중, 인지장애, 물리적 손상, 연부조직의 치유를 방해하는 요실금이나 대변실금, 영양실조, 당뇨병, 부종, 저알부민혈증 등이 있다(표 5-4).

표 5-4 욕창의 위험인자

위험인자	설명
지속적인 압력	신체 일부에 정상적인 혈액순환보다 높은 압력이 장시간 지속적으로 가해져서 발행한다.
피부습기	피부가 촉촉한 상태가 지속되거나 실금으로 인하여 회음부와 항문 주위가 습해질 경우 피부손상과 피부 감염 위험이 높아진다.
신경손상	신경손상이 발생한 혈관은 정상적으로 신경이 분포해 있는 혈관보다 압력을 더 받기 쉽다.
체온	체온이 1℃ 상승하면 조직의 산소요구량이 10% 상승되어 짧은 시간의 압력에도 괴사가 일어날 수 있다. 체온이 3℃ 이상 상승하면 욕창 발생 위험이 높아진다.
영양상태	영양상태가 나쁘면 세포로 산소공급이 감소하고 압력에 대한 민감성이 증가한다.
흡연, 약물	흡연은 순환계통을 손상시키며, 순환계 문제는 피부에 영향을 미치고 욕창 발생률을 높인다. 약물 오남용은 건강상 악영향을 미칠 수 있다.
혈액순환	팔다리가 마비되면 운동을 못하고 혈액순환 감소와 부종을 일으키게 되는데, 이는 피부에 영양분이나 산소 공급의 감소를 유발한다.
전신상태	열, 감염(요로감염 등), 부적절한 영양, 만성 질환을 앓고 있는 경우에는 욕창 발생 위험이 높아진다.
기타	당뇨, 감염, 부종, 비만, 저체중, 신경장애, 스테로이드제 투여 시 욕창 발생 위험이 높아진다.

3) 욕창 예방지침

(1) 자세변경

욕창 예방을 위해 **2시간**마다 체위를 변경한다(휠체어를 탄 경우에는 30분마다 변경). 오랜 시간 동안 상체를 위로 올리는 자세를 피하고 침상머리는 30° 이상 높이지 않는다. 압박 완화를 위해 압박제거 보조기(변압침대, 진동침대, 물이나 공기침대, 스폰지나 양털)를 사용하고, 열에 대한 노출을 가급적 줄인다.

(2) 피부관리

피부를 건조한 상태로 청결하게 유지하고 보습제를 적절하게 사용한다. 적어도 하루에 2회 이상 피부상태를 확인하며, 호발 부위의 뼈나 돌출부위의 마사지를 자제하고 피부자극을 피한다. 분비물과 배설물은 빨리 제거하고 오염되거나 젖은 옷, 시트는 자주 갈아주는 것이 효과적이다.

(3) 영양관리

영양이 부족하면 피부에 가해지는 압력에 저항성이 떨어져 욕창 위험을 증가시킨다. 고단백질, 고칼로리의 영양소가 풍부한 식사를 하고 체액균형을 위해 물을 많이 마시도록 한다. 하루 약 30~35cal/kg의 열량과 1.25~1.50g/kg의 단백질 섭취가 권장되며, 혈청 단백질 수치는 6mg/dL 이상, 혈색소 수치는 최소 12g% 이상을 유지한다.

(4) 혈액순환 증진

심장, 호흡, 혈액순환의 기능을 유지하고 개선한다. 담배의 니코틴은 혈관을 좁히고 혈액과 조직의 산소 및 영양공급을 방해하므로 금연하는 것이 좋다.

MEMO

● 욕창 발생 시의 주의사항

① 모든 욕창 부위에는 무산소성 세균과 산소성 세균의 집락이 형성되므로 면봉에 의한 상처 표면의 세균배양 검사는 치료에 도움이 되지 않는다.
② 욕창 부위가 화농성이거나 악취가 날 때는 상처를 더 자주 관리하고 드레싱을 교환해준다.
③ 화농이 심한 경우에는 생리식염수에 희석한 베타딘, 과산화수소 등을 사용하여 세척하는 것이 효과적이다.
④ 세척할 때는 주사기를 이용하여 이때 너무 강하지도 약하지도 않게 분사한다.
⑤ 장기간 욕창이 치료되지 않고 삼출성 배액이 계속되면 국소적 항생제나 광범위 항생제의 사용을 고려한다.

IV 투석실과 내시경실

1. 투석실

1) 개요

투석실은 혈액이나 체액의 노출이 많고 침습적인 처치가 주로 이루어지는 특수 부서로, 직원들의 혈액매개 감염뿐만 아니라 환자의 집단감염이 종종 발생하기도 한다. 투석실에서 특히 중요한 부분은 투석용수의 관리이며 투석용수의 미생물학적 · 화학적 모니터링이 요구된다. 또한 투석기 자체의 소독과 멸균, 투석 과정에서의 소독도 중요하다.

투석(dialysis)이란 말기 콩팥기능상실(신부전) 환자에게 시행되는 콩팥대체요법의 하나이다. 신체에서 생긴 대사산물을 콩팥에서 확산(diffusion)과 한외여과(ultrafiltration)로 제거하는 과정이며, **혈액투석**(hemodialysis)과 **복막투석**(peritoneal dialysis)이 있다(표 5-5, 그림 5-9).

표 5-5 투석의 종류

	혈액투석	복막투석
원리	환자의 혈액을 몸 밖으로 꺼내어 투석기 안에서 투석 후 몸 안으로 되돌림	환자의 복강 내에 투석액을 주입하여 복막을 반투투과성 막으로 이용해 체내에서 투석
시행방법	• 의료기관에서 의료 종사자가 시행 • 1회 4시간 정도의 투석을 1주일에 2~3회 실시	• 자택에서 환자 자신이 시행하기 때문에 엄격한 자기관리가 필요 • 투석은 체내에서 상시 이루어지므로 매일 몇 차례씩 투석액을 교환(4~5회/일)
투석효율	높음	낮음
전신에 미치는 영향	투석 전후에 체액조성의 변동이 크고, 심혈관계통이나 콩팥기능에 부담을 주기 때문에 잔존 콩팥기능의 저하가 빠름	투석 전후에 체액조성의 변동이 작고, 신체에 주는 부담이 적어 잔존 콩팥기능도 비교적 오래 유지
식사제한	엄격	혈액투석보다는 유연
지속 가능기간	반영구적	복막이 약해지기 때문에 치료기간은 5~8년이 한도

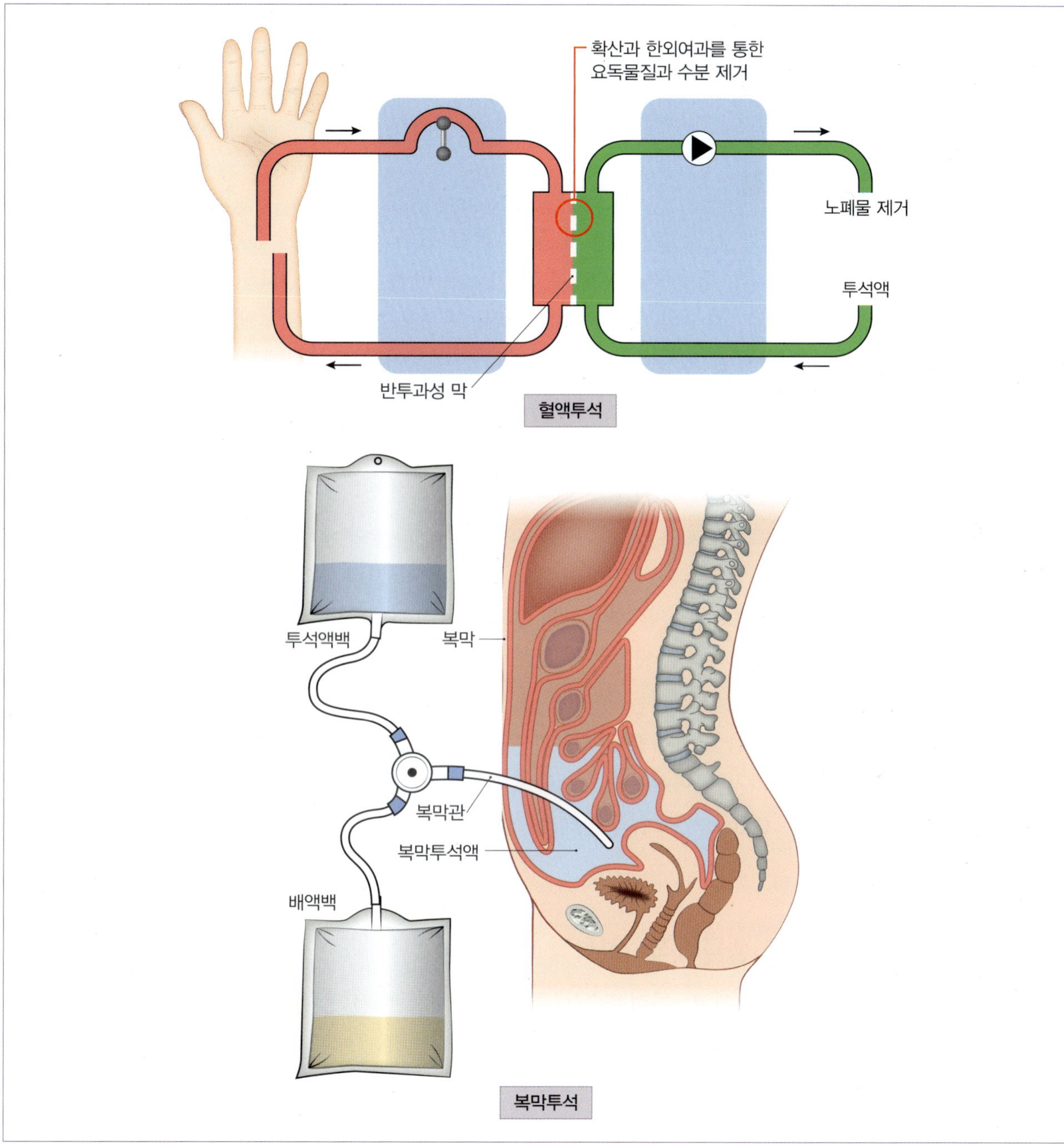

그림 5-9 투석의 원리

2) 투석실 감염관리의 중요성

혈액투석은 COVID-19와 같은 감염병 유행 기간에도 반드시 정기적으로 의료기관에 방문하여 통원치료를 받아야 하는 치료법이다. 혈액투석은 인공신장실 등 특정 공간에서만 제공 가능하므로 대부분의 환자는 **밀폐된 공간**에서 환자들이 밀집한 상태로 장시간 동안 투석 치료를 받게 된다. 이 때문에 인공신장실에서 감염병 환자가 발생한 경우 의료진은 물론 환자의 가족에게로 감염이 전파될 위험이 높다.

혈액투석은 생명유지를 위해 필수적인 치료법이기 때문에 감염병 의심 또는 확진 환자라고 하더라도 반드시 의료기관의 인공신장실 등에 방문하여야 하고, 혈액투석을 하는 시간 동안 의료진이나 다른 환자에게 감염을 전파하지 않도록 효율적이고 안전한 감염관리대책을 마련하여야 한다.

3) 투석실의 감염 예방지침

투석은 심혈관계통과 직접적인 연관성이 있어서 투석 관련 감염으로 혈액투석의 경우 혈관통로 감염, 균혈증 등이 발생하고, 복막투석의 경우 복막염이 발생한다. 따라서 투석에 필요한 물품을 준비하거나 투석 시 무균술을 철저히 준수하고, 기구의 멸균과 소독관리, 투석용수 및 투석액 관리, 적절한 환자 배치, 환자 및 의료인 교육, 정기적인 감염 모니터링 등을 철저히 관리하여야 투석실에서 발생할 수 있는 감염을 최소화시킬 수 있다.

(1) 투석용수 관리

분말의 투석농축액 제조, 투석액 제조, 투석기 재사용 처리에 사용되는 **투석용수**는 환자에게 위해를 가할 수 있는 화학적, 세균학적, 내독소에 의한 오염원이 제거되어야 한다. 일반적으로 연수기, 탄소나 미립자 필터, 탈이온기, 역삼투압, 자외선 등을 활용하여 투석용수를 관리한다.

투석용수는 운반 및 저장 체계에서도 적절한 원칙이 준수되어야 한다. 저장탱크는 세균 오염에 취약하기 때문에 가능한 한 작은 크기로 제작하는 것이 좋고, 정체 구역 없이 지속적으로 흐름이 유지되어야 한다. 원뿔이나 사발 모양으로 만들고 꼭지점에 출구가 있어야 한다. 출구에는 세균을 걸러주는 울트라필터 등 세균 오염을 방지하는 장치가 있어야 한다. 세균오염을 방지하기 위해 탱크의 덮개는 공기를 차단할 수 있어야 하고, 유입공기는 0.2μm의 소수성 필터로 걸어 주어야 한다. 저장탱크는 효과적으로 소독할 수 있는 장치가 있어야 한다.

(2) 투석액과 투석용수의 미생물학적 · 화학적 모니터링

투석액이란 투석을 마친 용액이고, 투석용수는 투석을 위해 준비된 용액을 말한다. 투석 환자는 투석 동안 주당 360L 정도의 물에 노출되기 때문에 투석용수의 수질관리는 매우 중요하며, 투석에 사용되는 모든 물은 AAMI(association for the advancement of medical instrument) 기준에 부합되어야 한다.

① 미생물학적 모니터링

투석액과 투석용수 관리담당자는 사전에 교육과 훈련이 필요하고, 정확한 방법으로 미생물학적 모니터링을 시행하여야 한다(표 5-6). 미생물 배양검사를 위한 검체는 투석수가 분배되는 파이프의 처음과 끝부분에서 채취하며, 가능하면 재사용하기 위해 공급되는 배출구나 중탄산염(bicarbonate) 탱크 배출구에서도 검체를 채취한다. 투석용수 공급 시스템에 대한 **미생물 배양검사**는 적어도 **월 1회** 시행하며, 만약 교정범위를 벗어나면 해결될 때까지 매주 실시하여야 한다.

투석을 위해 준비된 투석용수, 투석을 마친 투석액, 투석기의 재사용에 사용되는 투석용수의 허용기준은 세균 수 200CFU/mL 이하, 내독소(endotoxin) 2EU/mL 이하이다. 투석액 및 투석용수에서 교정수준(action level; 더 높아지기 전에 조치를 취하여야 하는 오염농도)은 세균 수 50CFU/mL, 내독소(endotoxin) 1EU/mL이며, 이 수준 이하로 떨어지도록 신속하게 올바른 조치를 취하여야 한다.

표 5-6 투석액과 투석용수의 미생물학적 모니터링 주기 및 방법

대상	투석액	투석용수
검사 간격	시스템 설치 시 : 즉시 1회 시스템 안정 전 : 주 1회 시스템 안정 후 미생물 배양검사 : 월 1회 내독소 검사 : 분기별 1회	시스템 설치 : 주 1회 시스템 안정 전 : 주 1회 시스템 안정 후 미생물 배양검사 : 월 1회 내독소 검사 : 분기별 1회 미세물질 검사 : 연 1회
검체 채취부위	혈액투석기 시료채취포트에서 채취	투석용수 샘플포트, 혈액투석기 배관에서 채취

② 화학적 모니터링

화학적 모니터링 검사는 최소 1년에 1번 실시하며, 이동식 물 공급체계나 화학적 오염이 의심되는 경우 더 자주 검사한다. 탄소필터를 처음 설치 시에는 적어도 매 4시간마다 클로라민(chloramine) 농도가 기준에 부합되는지 검사한다.

(3) 투석기와 투석용 혈관계 관리

투석기에는 **재순환법**(recirculating), **일회통과 재순환법**(single pass–recirculating), 한 번만 통과되는 **일회통과법**(single–pass) 3종류의 순환방법이 있다. 재순환법 기계는 투석 동안 투석기를 통하여 반복적으로 투석용수가 순환하고, 일회통과 재순환법 기계는 저장소가 있어서 신선한 투석용수를 부분적으로 교체하며, 일회통과법 기계는 일단 배출된 용수는 버린다. 따라서 일회통과법의 세균오염 수준이 가장 낮다고 할 수 있다. 재순환법에서는 통로에 존재하는 모든 액체는 처음 사용하기 직전과 매 환자 사용 후 즉시 소독하여야 한다. 재순환 과정에서 투석액이 혈액에 노출되었다면 혈액매개감염을 방지하기 위해 철저히 소독한다. 일회통과법에서는 투석액이 혈액에 노출되더라도 오염된 혈액이 환자에게 도달할 수 없기 때문에 기계 내부의 통로를 소독할 필요는 없다.

투석기의 외부 표면은 매 환자마다 1:100로 희석한 차아염소산나트륨(락스)으로 소독한다. 내부 투석액, 투석액이 농축되는 통로, 물이나 투석용수가 들어오는 파이프나 튜브는 열(80℃ 이상)을 이용하거나 표백제, 포름알데하이드, 과초산, 글루타르알데히드 등으로 소독한다.

투석을 위해 일시적으로 카테터를 삽입하는 경우에는 카테터의 종류, 삽입부위, 삽입방법 등에 따라 감염 위험이 높아진다. 피부에 카테터를 삽입 전 위치를 확인하고 삽위부위를 70% 이소프로필알코올에 2% 클로르헥시딘이 첨가된 피부소독제로 소독하거나 70% 알코올로 닦은 후 10% 포비돈요오드로 소독하는 방법으로 피부를 소독한다.

MEMO

- **투석실에서의 주의사항**

① 무균술을 시작하기 전과 투석을 시작하기 전 반드시 손위생을 한다.
② 멸균용액은 사용하기 직전에 개봉한다.
③ 다회용량 바이알(multidose vial) 사용 시에는 삽입부위를 소독제로 반드시 닦는다.
④ 의료진은 환자와 환자 간 반드시 손을 씻고 새 장갑을 착용한다.
⑤ 의료진은 투석 시 표준주의를 준수하여야 한다. 필요시 방수용 가운, 장갑, 마스크, 보안경을 착용한다.
⑥ 투석 시 혈액에 오염된 지역은 감염의 우려가 있어 주의를 요한다. 각각의 투석 공간은 의료진이 이동하기 쉽고 환자 간 청소 및 소독이 용이하도록 충분한 공간유지가 필요하다.
⑦ 투석실의 침상과 의자는 매 환자마다 소독제로 표면을 닦는다.
⑧ 투석기의 표면은 매 환자마다 소독제로 닦는다.
⑨ 투석 시 사용되는 모든 물품은 환자 간에 공유하여 사용하지 않는다.

2. 내시경실

1) 개요

내시경이 진단 및 치료 목적으로 사용 영역이 확대되면서 환자의 입원기간이나 수술로 인한 합병증이 감소하였다. 하지만 내시경 시술로 인한 감염 유발 기회는 점차 증가하고 있고, 실제로 내시경 관련 감염에 대한 보고가 있다.

내시경(endoscope)은 피부를 뚫거나 인체의 무균적인 속공간으로 넣어 인체 내부를 관찰하는 기구로, 점막이나 손상된 피부에 접촉하기 때문에 적절한 소독법과 멸균법이 요구된다. 사용 후 **멸균**이 필요하고 멸균이 불가능할 경우에는 아포를 제외한 모든 균(결핵균 포함)을 사멸할 수 있는 고수준 소독(high level disinfection)을 하여야 감염을 예방할 수 있다.

2) 내시경실 감염관리의 중요성

일반적으로 내시경과 내시경 보조물의 세척이나 소독이 적절하게 이루어지지 않으면 내시경 관련 감염이 유발된다. 연성내시경과 대장내시경의 경우 3개의 좁고 긴 관이 있어 세척이나 건조가 어렵고 65℃ 이상의 열을 가하면 손상을 받기 쉬우며, 세척이나 소독에 시간이 많이 걸려 적절하게 관리하기 힘들다. 따라서 내시경실에서는 내시경 장비의 세척과 소독, 헹굼과 보관과정에서 감염관리지침을 반드시 준수하고, 의료관련감염을 예방하기 위해 의료인은 표준주의를 제대로 수행하며 감염예방교육을 정기적으로 받아야 한다.

3) 내시경실의 감염 예방지침

(1) 올바른 내시경 재처리(endoscope reprocessing) (표 5-7, 그림 5-10)

내시경은 제조회사의 지침에 따라 사용 후 즉시 밸브, 채널, 연결부 등 분리 가능한 부속품을 분리하여 내시경 전체를 효소세정제에 완전히 담근다. 모든 채널을 솔을 이용하여 세척하고 물로 씻어내어 혈액과 조직을 비롯한 유기물과 잔유물을 제거한다. 세척 시에는 모든 표면에 닿도록 내시경의 채널, 부분, 연결부, 구멍 크기에 맞는 적절한 크기의 솔을 사용한다. 세척 기구는 일회용을 사용하거나 환자마다 사용 후 완전히 세척하여 소독 및 멸균과정을 거친다. 재사용 내시경 부속물과 내시경 구조물 중 오염물질과 유기물질의 세척이 어려운 부분은 초음파세척기를 사용하도록 한다.

세정에 사용하는 효소세정제는 살균작용이 없고 미생물의 성장을 늦추지 못하므로 사용 후에는 폐기한다. 생검겸자나 기타 절개기구 등 점막을 통과하는 재사용 내시경 부속물은 고수준 소독이 부적절하며 사용 시마다 기계적인 세척 후 멸균을 하여야 한다. 점막과 접촉하는 내시경과 부속물은 준위험기구로 분류되며 사용 시마다 고수준 이상의 소독을 하여야 한다.

내시경과 부속물을 고수준 소독 및 멸균제에 완전히 담가 소독제가 모든 채널을 통과하도록 한다. 내수성이 없는 위장관 내시경은 단계적으로 폐기한다. 내시경 자동세척소독기(automated endoscope washerdisinfector)를 사용하는 경우에는 자동세척소독기 내부에서 내시경과 내시경 부속물이 효과적으로 소독되도록 주의한다.

표 5-7 내시경 재처리과정

과정	순서	근거
전세척	① 내시경 검사 직후 가능한 한 빨리 침상 옆에서 효소세정제나 멸균증류수를 묻힌 거즈로 내시경 표면의 이물을 제거한다.	효소세정제는 혈액, 다당류, 지질, 바이오필름 등 인체로부터 발생하는 오염물을 효과적으로 분해하는 기능을 한다.
	② 내시경 끝을 세정제에 넣고 세정액을 흡입하여 공기를 불어넣는 작업을 반복하여 겸자공에 남아 있는 오염 물질을 제거한다.	이 과정을 검사 직후 하지 않으면 좁은 채널 내에 체액과 혈액 등의 오염물질이 응고하여 완전히 제거하기 어려워진다.
	③ 내시경을 전원에서 분리한 후 전용 상자 또는 바구니에 넣어 검사실과 분리된 세척실로 이동한다. 세척실까지의 거리가 멀 경우 덮개로 덮어 운반한다.	오염된 내시경으로 인한 감염 가능성을 줄이기 위해 운반 상자에 내시경을 넣어 검사실과 분리된 세척실로 옮긴다.
세척	① 분리 가능한 부품들은 모두 제거한다.	내시경에 부착하는 흡인 밸브, 송기·송수 밸브와 겸자공 고무마개 등을 분리하여 세척과 소독을 한다.
	② 새는 곳이 있는지 확인한다.	내시경 내부에 습기가 차면 고장의 원인이 되므로 누수 점검을 통하여 방수기능이 유지되어 있는지 확인한다.
	③ 세척액을 이용하여 내시경을 세척하고, 겸자공 및 내시경과 분리된 부품들은 모두 솔을 이용하여 세척한다.	솔이나 천, 스펀지는 가능한 한 일회용을 권장하지만 가능하지 않을 경우 소독이나 멸균된 깨끗한 것을 사용한다. 겸자공 및 내시경과 분리된 부품들은 모두 솔을 이용하여 세척한다.
	④ 솔 세척이 어려운 부위가 있는 견고한 부속품들은 세척액 속에 넣고 초음파세척기를 이용하여 추가 세척한다.	
	⑤ 깨끗한 물을 이용하여 남아 있는 세척액을 모든 부위에서 완전히 씻어낸다.	

표 5-7 내시경 재처리과정 (계속)

과정	순서	근거
소독	① 자동세척소독기를 이용하지 않고 손으로 소독하는 경우 소독액에 부식되지 않으며 충분한 크기를 갖는 용기를 이용한다. 고수준 소독액에 내시경과 부속 기구들을 완전히 담그고, 각 겸자공에도 소독제를 빈 공간이 생기지 않도록 주입한다.	겸자공과 채널 안에 소독액이 닿지 않는 빈 공간이 있으면 세균이 증식하여 완전한 소독이 이루어질 수 없다. 대부분의 고수준 소독액은 재사용이 가능하지만 장기간 사용, 반복 사용으로 인하여 희석 농도가 떨어지고 효과가 감소하므로 소독의 효과를 유지할 수 있는 최소유효농도(minimum effective concentration)의 확인이 필요하다.
	② 소독액 제조사에서 권장한 대로 소독제의 조건과 소독 시간을 맞춰 소독한다.	
헹굼	마실 수 있는 정도의 깨끗한 물을 이용하여 내시경과 겸자공을 충분히 씻어낸다.	남아 있는 소독액은 피부와 점막에 손상을 줄 수 있기 때문에 마실 수 있는 정도의 깨끗한 물을 이용하여 내시경과 겸자공, 채널 내부를 충분히 씻어낸다. 적절한 헹굼이 이루어지려면 헹굴 면적의 3배 용량의 물이 필요하다.
건조	깨끗한 천으로 내시경 표면의 물기를 닦아내고, 압축된 공기와 70~90% 에틸알코올 또는 이소프로필알코올을 각 겸자공에 관통시켜 남은 물기를 없앤다.	녹농균(*Pseudomonas aeruginosa*)과 같은 세균은 습기가 있는 부분에서 증식이 가능하여 내시경을 완전히 건조시키는 것이 감염을 예방하는 중요한 과정이다.
보관	내시경은 환기가 잘 되는 전용장에 수직으로 세워 걸어서 내시경 끝이 바닥에 닿지 않게 보관한다.	소독된 내시경이 재오염되는 것을 방지할 수 있도록 오염된 내시경이 있는 공간과 격리해 청결하고 먼지가 없는 별도의 공간에 위치한 보관장에 세워 보관한다.

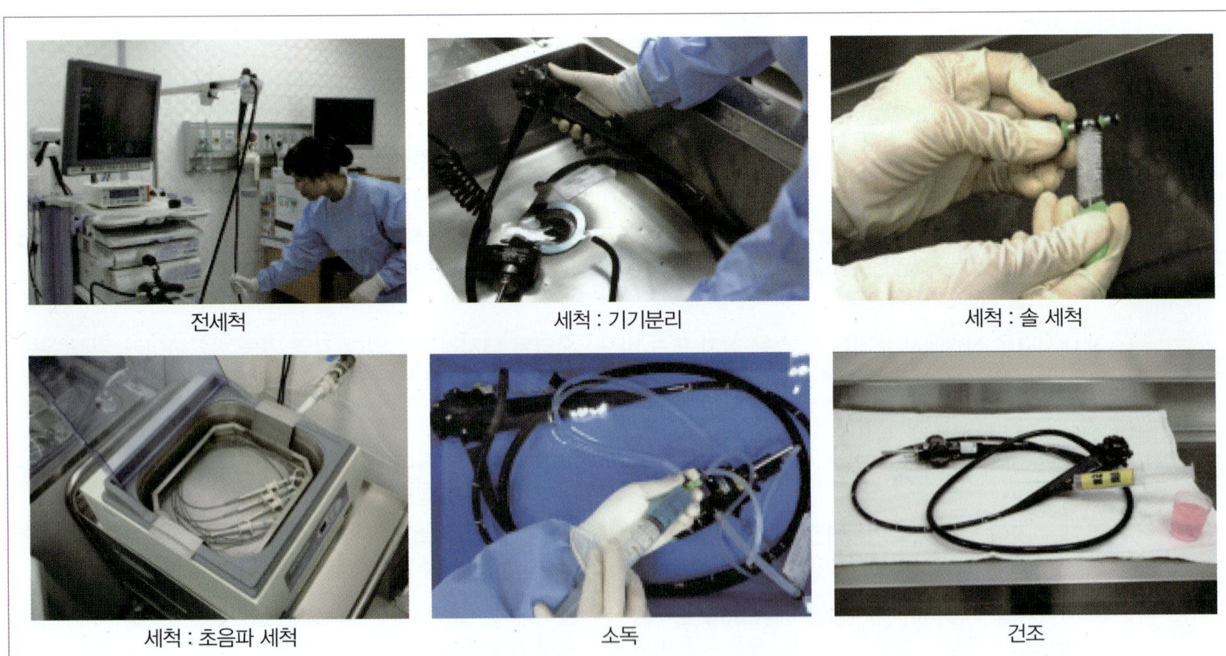

그림 5-10 내시경 재처리과정

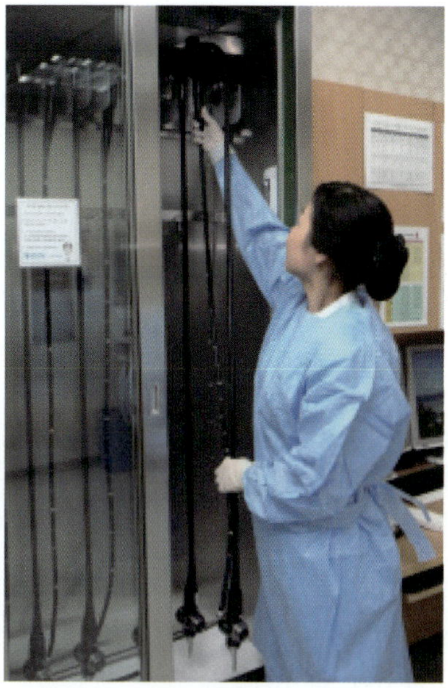
보관

[출처 : 의료관련감염 표준예방지침(2017), 질병관리청]

그림 5-10 내시경 재처리과정 (계속)

(2) 내시경 부속기구의 관리

내시경 시 사용되는 부속물은 내시경기기의 부속기구와 내시경 겸자공 안으로 삽입되는 처치기구로 나눌 수 있다. 대표적인 처치기구에는 생검겸자, 올가미, 유도 철사, 풍선확장기 등이 있으며 점막층을 관통하는 부품의 경우 일회용을 사용하는 것을 권장하며 부득이하게 재사용 가능한 물품을 사용할 경우에는 멸균하여야 한다.

내시경 부속기구 재처리에서 고려해야 할 점은 적절한 멸균과 반복적인 재사용에 따른 기능 손실 여부이다. 일회용 생검겸자의 경우 내구성이 약하여 재처리 후 겸자가 손상될 수 있고 여전히 오염된 상태로 남아있을 수 있기 때문이다.

MEMO

● 내시경 부속기구 관리 시의 주의사항

① 재사용 가능한 부속기구에 한하여 소독한다.
② 내시경에서 분리하여 세척액에 담근 뒤 관 안을 포함해 솔과 스폰지 등을 이용하여 잘 닦는다.
③ 세척액에 담아 초음파세척기를 이용하여 세척한다.
④ 깨끗한 물로 헹구고 깨끗한 천과 압축공기를 이용하여 물기를 없애고 말린다.
⑤ 기구의 종류에 따라 각 제조사에서 권장하는 방법으로 멸균 또는 소독한 뒤 보관한다. 내시경에 부착하는 흡인 밸브, 송기 · 송수 밸브와 겸자공 고무마개 등은 고수준 소독을 시행한 후 재사용한다.
⑥ 일회용 주사침 및 일회용 생검겸자는 소독하여 재사용해서는 안 된다.

(3) 송수병과 연결기구의 관리

물통, 렌즈 세척액, 통관을 위한 튜브, 폐기물 저장용 진공용기 및 흡인 튜브의 최적 교환 주기와 안정성 및 잠재적인 위험에 대해서 보고된 자료는 없으나 적어도 하루에 한 번씩 소독하고 멸균수를 넣을 것을 권장한다.

4) 직원 감염관리

내시경실에 근무하는 모든 직원은 환자와 의료종사자를 모두 보호할 수 있는 **표준주의**를 포함한 감염관리지침에 대한 교육과 훈련을 받아야 하며 이를 따라야 한다.

내시경을 사용하고 소독하는 장소는 직원과 환자에게 안전하도록 설계되어야 하며, 글루타르알데히드 등 유독가스를 배출할 가능성이 있는 소독제를 사용하는 경우에는 노출 최소화를 위하여 환기시스템이나 배출후드 등의 **환기장치**가 있어야 한다. 화학멸균제의 독성가스농도는 허용치를 넘지 않도록 한다. 화학적 노출로부터 호흡기를 보호할 수 있는 유독가스 호흡기(organic vapor respirator)는 일상적으로 사용하기 어렵기 때문에 적절한 환기, 가스복구시스템, 작업관리를 대체하여 사용하지 않도록 한다.

내시경 재처리 과정을 담당하는 직원은 적절한 세척과 고수준 소독 및 멸균을 위하여 내시경과 자동세척소독기 등 기구에 맞는 재처리 지침을 교육받아야 한다. 직원의 내시경 재처리 과정에 대한 능력 평가를 발령 당시와 매년 정기적으로 시행한다.

5) 기타 감염관리

멸균 · 소독제의 농도를 확인하기 위해 **액상 멸균제** 또는 **고수준 소독제**에 대해 정기적인 검사를 한다. 매일 사용 시작 전에 점검해서 결과를 기록한다. 만일 **화학지시제**(chemical indicator) 검사 결과 농도가 최소유효농도에 미치지 못하면 해당 멸균 · 소독제는 폐기한다.

사용기한이 다 된 액상 멸균제 또는 고수준 소독제는 최소유효농도와 관계없이 **폐기**한다. 자동세척소독기에 소독제를 추가적으로 첨가하는 경우에는 이미 들어 있던 소독제의 유효기간과 동일하게 처리한다. 소독제를 첨가하는 것으로 유효기간을 연장할 수 없다.

질 관리를 위해 내시경의 정기적인 미생물 배양검사는 권고되지 않는다. 만일 미생물 배양검사를 시행하는 경우에는 표준적인 검사방법을 사용하며, 감염성이나 화학적 원인으로 인한 유행 발생 시에는 표준 유행발생 조사과정에 따라 환경 배양검사를 시행한다. 내시경 관련 감염은 감염관리 책임자와 병원장, 내시경 및 멸균 · 소독제 제조회사 등에 보고한다.

V 경관영양과 구강관리

1. 경관영양

1) 개요

경관영양(tube feeding)은 소화기능은 정상이나 경구로 음식물을 섭취하는 것이 불가능할 때 튜브를 통하여 위로 유동식을 공급하는 방법으로(그림 5-11), 경구로 음식물 섭취가 충분하지 않을 경우 3일 이내에 경관영양의 시행을 고려하도록 권고하고 있다.

그러나 경관영양의 경우는 설사, 변비, 구토, 튜브폐쇄, 과혈당증, 전해질 불균형, 흡인폐렴 등 다양한 합병증을 동반할 수 있다.

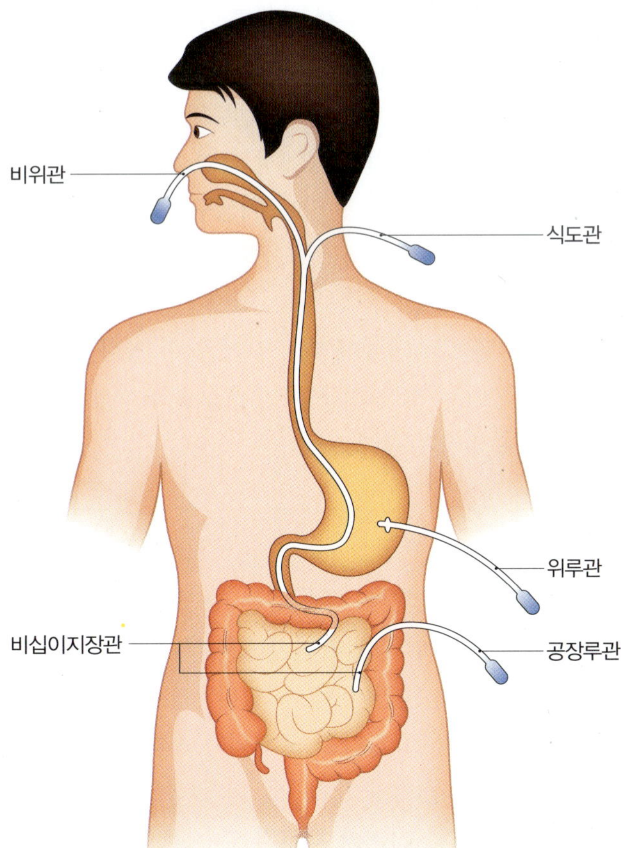

그림 5-11 경관영양의 공급경로

2) 경관영양 감염관리의 중요성

경관영양액의 폐흡인으로 인한 **흡인폐렴**은 경관영양의 가장 심각한 합병증 중 하나이다. 특히 중환자실에 입원한 환자는 정상적인 호흡기 방어기전의 손상으로 폐흡인으로 인한 흡인폐렴의 발생이 다른 어느 집단보다도 더 자주 심각한 문제가 될 수 있다. 또한 경관영양을 하면 **침분비 자극이 줄어** 결국 정상적인 침샘의 작용이 일어나지 않게 된다. 그러므로 구강 내부가 침에 의해 세척될 기회가 없어 세균이 증식하기 쉽고 치아에도 치태가 형성될 가능성이 매우 높아진다.

3) 경관영양 감염 예방지침

(1) 경관영양 준비과정

경관영양을 준비하는 과정에서는 경관영양제품 및 영양강화제(modular)의 혼합, 조제, 희석, 분배 등의 작업이 이루어지는데, 이러한 작업 중에는 **미생물의 오염** 가능성이 항상 존재한다.

풍부한 영양성분과 수분을 갖춘 경관영양액은 병원성 미생물의 잠재적인 **성장 배지**가 될 수 있기 때문에 상업용으로 시판되는 대부분의 경관영양제품은 멸균처리가 되어 있다. 따라서 가능하면 경관영양액을 희석하거나 분배하여 제공하기보다는 멸균처리된 **캔 상태를 그대로 제공**하는 것이 감염 위험을 줄일 수 있다. 다만, 수분이 거의 없는 **분말형 경관영양제품**은 멸균처리가 필수적이지 않아서 분말형 제품이 일단 액상으로 조제된 후 실온이나 따뜻한 용기에 담기면 그 순간부터 미생물은 급속히 증가할 수 있다. 따라서 분말형 경관영양제품은 이를 액상화시키는 작업 과정에서 감염 위험이 최소화되도록 관리하여야 한다.

미생물의 오염을 최소화하려면 경관영양액의 준비는 **위생구역**에서 이루어져야 하고, 모든 오염원으로부터 차단되어야 하며, 경장영양액 준비에 사용되는 도구와 식기는 **일회용품**을 사용하거나 **가열 멸균처리된 것**을 사용하여야 한다.

미생물의 성장은 경관영양액을 보관하는 과정에서도 일어날 수 있다. 경관영양액을 개봉하였으나 즉시 사용하지 않을 경우에는 **냉장보관**을 하는 것이 세균의 번식을 최소화할 수 있다. 또한 **손위생**은 경관영양액을 준비하는 동안 지속적으로 준수되어야 한다.

(2) 경관영양 주입과정

병원성 미생물의 오염은 환자에게 경관영양을 주입하는 과정에서도 발생할 수 있다. 일반적으로 병원에서의 환자 감염은 손위생과 같은 기본적인 감염관리지침을 무시하는 병실에서 발생한다.

경관영양의 미생물 오염은 환자의 **설사 원인**이 될 수 있다. 경관영양을 하는 환자에게서 클로스트리듐(*Clostridium difficile*) 감염 및 세균성 설사가 더 많다고 보고되기도 하였다.

일반적으로 경관영양 주입세트는 **24시간**마다 교체하도록 권장된다. 또한 손위생은 경관영양을 주입하는 과정에서도 중요한 감염관리 사항이다. **잔여량 체크**와 같은 비위생적인 처치 후 위생적인 처치(경관영양액이나 기구 연결 등)를 할 때는 반드시 손위생이 필요하다.

(3) 경관영양 주입시간

경관영양액이나 주입세트는 경관영양을 주입하는 도중에도 오염이 발생할 수 있다. 따라서 경관영양액의 종류에 따라 상온에 얼마나 오랫동안 노출되어도 안전한가 하는 주입시간에 대한 지침이 필요하다. 혼합이나 희석, 분배 등과 같은 조제 과정을 거친 경관영양액의 경우에는 상온에서 안전하게 주입할 수 있는 시간을 4~8시간 정도로 보고 있다.

미국 질병관리본부(CDC)의 권고에 따르면 분말형 제품을 이용하여 경관영양을 하는 경우 감염관리지침을 숙지한 직원이 경관영양을 준비하여야 하고, 사람의 손에 혼합이나 분배 등을 거친 경관영양액은 상온에서 **4시간 이상 방치하여서는 안 되며**, 사용하지 않는 경우에는 조제 후 즉시 냉장보관하고, 냉장보관 상태라고 하더라도 24시간이 경과하면 폐기하도록 되어 있다.

MEMO

- 경관영양관 관리 시의 주의사항

① 지속적으로 경관영양을 하는 경우에는 일정한 시간마다, 간헐적으로 주입하는 경우에는 주입 전과 후에 영양관을 관류한다(세척).
② 약물을 주입하기 전과 후에 최소한 15mL의 물로 관류한다.
③ 여러 약물을 주입하는 경우에는 각각의 약물 주입 전과 후에 최소 15mL의 물로 관류한다.
④ 면역반응이 정상적이지 않거나 중환자인 경우, 특히 수돗물의 안전성을 보장할 수 없는 경우에는 멸균수로 관류하는 것을 권장한다.
⑤ 신생아는 1~3mL, 소아는 3~5mL로 관이 깨끗하게 유지되도록 영양관을 관류한다.
⑥ 영양관이 막힌 경우 50mL 주사기를 사용하여 막혀 있는 물질을 흡인한다.
⑦ 막혀 있는 물질이 흡인되지 않으면 막힌 것이 해소될 때까지 따뜻한 물을 주입한 후 30분간 두기를 반복한다.

2. 구강관리

1) 개요

구강건강이란 상병에 이환되어 있지 않고 정신작용과 사회생활에 장애가 되지 않는 치아와 악안면 구강조직기관의 상태를 의미한다. 구강건강을 증진하고 유지하려면 개인의 지속적인 구강건강관리와 전문가에 의한 체계적인 예방 위주의 정기관리가 필요하다.

2) 구강관리의 중요성

구강관리는 구강의 청결 상태를 유지하고 구취나 구강 불편감을 예방하여 안위감을 증진시키는 중요한 간호활동이다. 특히 인지기능이나 기능상실을 동반한 만성 질환이 있는 **고령** 환자, **산소 흡입을 하는 환자**, 구강으로 **기도삽관이 되어 인공호흡기** 치료를 받거나 기관절개술을 한 중환자, **항암화학요법**이나 **방사선**

치료의 부작용으로 구내염, 구강통증, 구강건조증, 구강출혈 등의 위험이 높은 환자들에게 구강관리는 매우 중요한 간호중재이다.

구강관리를 통해 구강 위생이 청결하게 유지되지 않으면 영양불량, 폐렴, 심혈관질환, 감염심내막염, 당뇨병 악화, 뇌졸중 등의 전신질환 발생 위험을 높일 수도 있어 구강관리의 중요성이 강조된다(표 5-8).

표 5-8 구강에서 발생할 수 있는 감염성 질환

1. 단순포진바이러스(herpes sinplex virus) 감염
   - 일차감염
   - 잠복감염
   - 이차감염
2. 사람유두종바이러스(human papilloma virus) 감염
   - 국소상피증식
   - 편평상피유두종
   - 뾰족콘딜로마
   - 염증성 치은증식증
   - 구강백반증
   - 편평상피암종
3. 수두대상포진바이러스(varicella-zoster virus) 감염
   - 수두
   - 대상포진
4. 사람면역결핍바이러스(human immunodeficiency virus) 감염
   - 다양한 구강 증상
5. 거대세포바이러스(cytomegalovirus) 감염
6. 칸디다(*Candida*) 감염
   - 정중능형설염
   - 의치성 구내염
   - 구각구순염
   - 구강칸디다증
7. 아스페르길루스증(aspergillosis)
8. 히스토플라스마증(histoplasmosis)
9. 분아균증(blastomycosis)

3) 대상자별 구강관리

(1) 기관삽관 중인 중환자

기관삽관은 구강과 기도의 정상적인 방어기전을 손상시킬 뿐만 아니라 기관 내관 커프(endotracheal tube cuff)의 누출로 구강 내 분비물이 허파로 들어가는 것을 쉽게 하며, 침 분비를 감소시키고 구강의 위생 상태를 악화시켜 미생물의 과성장을 일으킨다. 이로 인해 인공호흡기 적용 후의 입인두(구인두)에는 그람음성 막대균의 집락이 24시간에 22%, 5일 후에는 40%가 형성되며, 이는 **폐렴, 패혈증, 심내막염, 만성 폐질환** 발생에 주요 역할을 한다.

구강관리는 구내염 및 구강 합병증을 감소시킬 수 있고 집중적인 구강치료와 간호가 이루어졌을 때 13%까지 구내염 발생을 감소시킨다는 보고가 있다.

국내에서 기관삽관 환자들의 구강관리에 가장 많이 사용하는 방법은 포셉(설압자)과 거즈(코튼볼)를 이용하여 구강을 닦아주는 방법이다. 세정액으로 **클로르헥시딘**을 가장 많이 사용하고 다음으로 **생리식염수**를 사용한다. 클로르헥시딘을 이용한 구강관리는 치은염을 예방하고 치태를 억제하며 여러 가지 세균의 집락을 감소시켜 인공호흡기 관련 폐렴을 예방하는 효과가 있다.

(2) 항암화학요법 중인 환자

항암화학요법은 오심, 구토, 골수억제작용, 간 · 심장 · 콩팥기능의 손상과 같은 다양한 부작용을 일으키는데, 그중에서 **구내염**은 입술, 잇몸, 혀, 점막조직에 궤양, 염증, 출혈 등을 초래하여 **구강의 통증, 영양불균형, 국소 및 전신감염**을 일으킨다.

구내염 발생시기는 항암제 투여 후 3~7일이며, 보통 2주 이내에 호전되는 양상을 보인다. 이 기간에는 환자가 퇴원하여 가정에 머무는 시기에 해당하므로 환자의 자가관리가 매우 중요하며, 이를 위한 간호접근이 요구된다. **구강함수제** 중에서 생리식염수는 비용이 저렴하고 정상 pH를 유지하면서 육아조직을 파괴하지 않아 구강관리 시 추천된다. 항암화학요법을 받는 환자들에게 더욱 체계적이고 지속적인 **구강관리교육**을 제공하면 환자들이 구내염 예방과 합병증 발생을 대비하면서 질병과정에 잘 대처해 질적인 삶을 유지하는 데 많은 도움이 된다.

(3) 당뇨병 환자

당뇨병 환자는 일반인에 비해 치주질환으로 진행될 위험이 3배 높고 치주조직의 소실도 많다. 또한 당뇨병이 있는 고령자는 정상인보다 침 분비량의 감소로 침 내의 포도당 농도가 증가되고 구강 내 청정작용도 원활하지 않아 치면세균막이 증가되어 **치아우식증**과 **치주질환**의 발생률이 높아져 구강건강이 악화된다.

치주질환은 당뇨병 환자의 혈당조절에 영향을 미친다. 치주질환 유발 세균과 그 독소가 직접 혈액을 순환하면서 전신에 염증을 일으키거나 치주 병변에서 만들어진 염증매개물질 등이 혈류를 타고 전신의 각 조직에 전달되어 인슐린 저항성을 증가시키기 때문이다.

또한 당뇨병이 있는 고령자는 구취로 인하여 타인과의 원만한 대인관계와 사회생활에 제약을 받을 수 있다. 그러므로 구강건강 관련 삶의 질을 향상시키기 위해서는 일상생활에서 **구강건강행위**를 꾸준히 관리하여야 한다. 구강 내 원인에 초점을 맞춘 구취 조절방법에는 구강 내 세균감소 및 세균의 부패과정을 최소화하기 위한 방법으로 **스케일링** 등의 치주처치, **칫솔질**, **혀솔질** 그리고 구강보조용품의 사용을 들 수 있다.

Chapter

6

세균성 질환

학습목표

① 주요 세균성 질환의 병원체, 증상, 진단, 치료, 예방에 대해 설명할 수 있다.
② 세균성 성매개감염병의 병원체를 열거하고 그 특성을 설명할 수 있다.
③ 법정감염병으로 지정된 다제내성균을 열거하고 그 특성을 설명할 수 있다.
④ 다제내성균 예방관리의 일반적인 원칙을 설명할 수 있다.

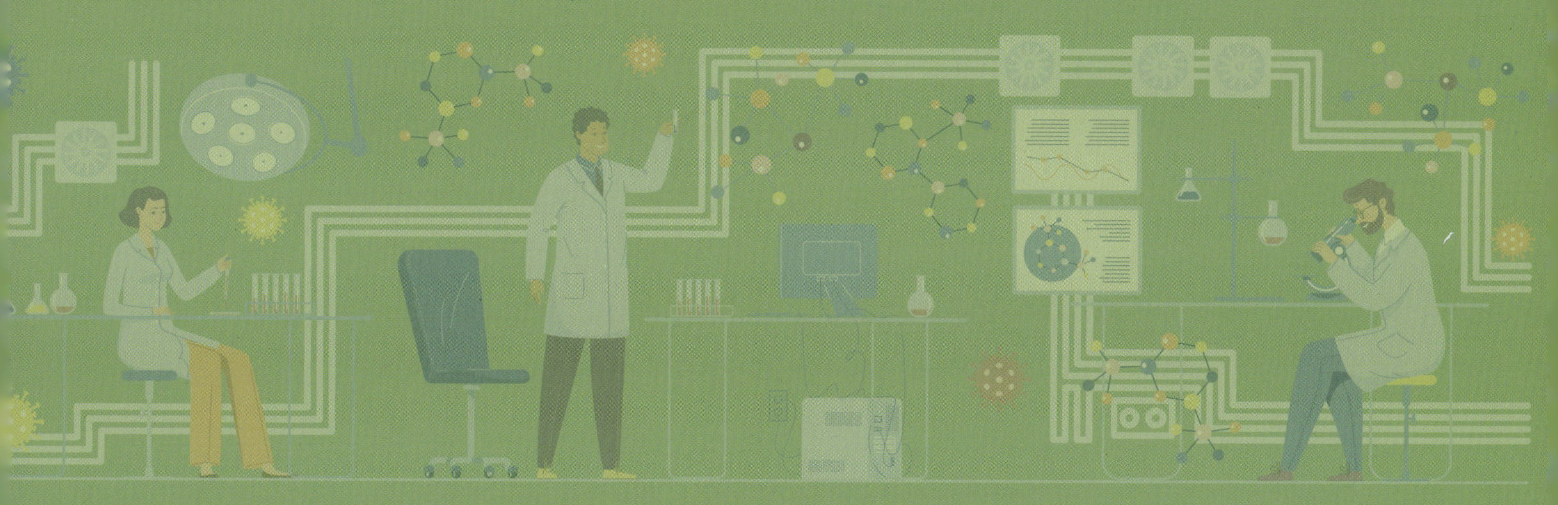

핵심용어해설

- **기회감염**(opportunistic infection) : 본래 건강한 사람에게는 무해한 비병원성 또는 약병원성 미생물이 저항력이 저하된 숙주에게 병원성을 나타내어 감염을 일으키는 것을 말한다.
- **내성**(tolerance) : 항균제를 연속 사용하면 항균작용이 감소되는 성질을 말한다.
- **다제내성균**(multi-drug resistant organism, MDRO) : 여러 종류의 항균제에 내성을 가져 치료 가능한 항생제가 몇 안 되는 세균을 말한다. 일반적으로 3가지 계열 이상의 항균제에 내성을 가지면 다제내성(mutidrug resistant), 1~2가지 계열을 제외한 모든 항생제에 내성을 가지면 광범위내성(extensively drug resistant), 모든 계열 항생제에 내성을 가지면 범약제내성(pandrug resistant; 슈퍼박테리아)으로 분류한다.
- **보균자**(carrier) : 증상은 없지만 병원체를 보유하는 사람을 말하며, 과거에 감염되어 증상이 경미하였거나 아주 없어서 감염 사실조차 모르는 무증상보균자(asymptomatic carrier)와 질병에서 회복된 후 보균자가 되는 회복기보균자(convalescent carrier)가 있다.
- **상재균**(resident) : 소화관을 비롯하여 외부와 접하는 신체의 해부학적 부위에 존재하는 다수의 미생물로, 보통은 병원성을 나타내지 않는다. 상재균은 병원성 미생물의 정착을 저지하며, 면역계통의 기능 유지에도 중요한 역할을 한다.
- **성매개감염병**(sexually transmitted infection/disease, STI/STD) : 일차적으로 사람과 사람 간에 성행위를 통하여 전파되는 질병을 말한다. 30종류 이상의 성매개감염병이 있으며 매독, 임질, 클라미디아 감염증, 트리코모나스질염, 성기단순포진, 뾰족콘딜로마, 사람유두종바이러스 감염증 등이 대표적이다. 세균, 바이러스, 기생충 등 다양한 원인으로 발생할 수 있다.
- **아포**(spore) : 일부 세균이 만드는 매우 내구성 높은 세포 구조이다. 아포막, 겉층, 중심으로 구성되며, 아포막 바깥쪽에 외피를 갖는 것도 있다. 중심에는 DNA, 리보솜, 효소, 저분자화합물 등이 들어 있으며 반결정 상태이다.
- **약제내성 결핵**(drug resistance tuberculosis) : 한 가지 이상의 항결핵제에 내성을 나타내는 결핵을 말한다. 이전 결핵 치료를 받지 않았던 환자가 나타내는 내성을 1차 내성이라고 하고, 치료 과거력이 있는 환자가 나타내는 내성을 2차 내성(획득내성)이라고 한다.
- **인터페론감마 분비검사**(interferon-gamma release assay, IGRA) : 결핵균에 대한 인체의 세포매개성 면역반응을 관찰하는 방법으로, 결핵균에 감작된 면역세포(T세포)에 결핵균 특이 항원으로 자극하면 분비되는 면역반응물질(인터페론-감마)을 측정하여 감염 여부를 판단한다.
- **투베르쿨린검사**(tuberculin test) : 결핵균의 감염 여부를 검사하는 피부내검사이다. 투베르쿨린 용액을 팔 안쪽의 피부내에 주사하여 48~72시간 후에 주사 부위의 발적과 침윤 정도를 판단한다.

I 주요 세균성 질환

1. 세균성 이질(bacillary dysentery, shigellosis)

이질균이 일으키는 감염성 대장염의 일종으로 법정감염병의 제2급 감염병으로 분류된다. 전 세계적으로 매년 1억 6,500만 명의 환자가 발생하는 것으로 추산되며(환자 중 69%가 소아), 2000년대 이전에는 세균성 이질 환자의 0.5%가 사망하였으나 최근에는 세균성 이질로 인한 사망은 현저히 감소하였다. 국내에서는 2000년 이후 발병률이 꾸준히 감소하고 있지만, 여전히 해마다 100명 이내의 환자가 발생한다.

세균성 이질의 잠복기는 12시간~7일(보통 1~4일)로, 급성 감염기부터 대변에서 균이 검출되지 않을 때까지 전파 가능하며, 보통 4주 이내에 전염력이 소실된다. 드물지만 보균 상태가 수개월 이상 지속될 수도 있다.

1) 병원체의 특성

세균성 이질의 병원체는 **시겔라속**(*Shigella*)으로, 0.4~0.6×1.0~3.0μm의 그람음성 막대균이며 운동성이 없고 협막이 형성되지 않는다.

시겔라속은 생물학적 성질에 따라 이질이질균(*S. dysenteriae*), 플렉스네리이질균(*S. flexneri*), 보이디이질균(*S. boydii*), 손네이이질균(*S. sonnei*)의 4종으로 분류된다. 이 중에서 손네이이질균과 보이디이질균은 비교적 증상이 가볍고, 플렉스네리이질균은 그보다 증상이 심하면서 오래 지속되며, **이질이질균**은 가장 심한 형태의 설사를 일으킨다. 이질이질균은 시가독소(Stx)라는 단백질 합성 억제작용을 하는 독소를 생산하는 점도 중요하다.

2) 감염경로

물과 음식을 통해 전파되거나 감염자의 대변에 직접 접촉(**대변-입안경로**)함으로써 감염된다. 10~100개의 매우 적은 수의 세균에도 감염을 일으키는데, 세균성 이질 환자가 대변 1g에 배설하는 균수는 10만~1억 마리이므로 대변을 본 후 손을 씻지 않고 집기를 만지면 집기가 오염되고 다시 다른 사람이 이를 만지면서 전파된다. 소아에게 세균성 이질이 많이 발생하는 이유도 **접촉감염**의 기회가 많기 때문이다.

3) 임상증상

초기 증상으로 **설사와 복통**이 나타난다. 경증인 경우 설사나 복통 이외의 전신증상이 없는 예가 많고 대개 4~7일이면 자연적으로 낫는다. 중증인 경우 발열, 두통, 무력감 등도 나타난다.

설사가 시작된 지 1~3일이 지나면 **점혈변**이 나오고 심한 **복통과 잔변감**을 느낀다. 심한 환자는 처음부터 **혈변**이 나오고 전신증상이 심하여 **용혈요독증후군**(hemolytic uremic syndrome, HUS)을 합병하기도 한다. 소아는 **경련**을 일으키기도 한다.

이질균은 장관 표면의 점막에만 주로 염증을 일으키기 때문에 증상이 심하여도 세균혈증(bacteremia)을 일으키는 경우는 드물다.

4) 진단

진단에는 배양검사와 유전자검출검사(PCR)가 시행되며, 검체(대변, 직장도말)에서 이질균이 분리되거나 특이 유전자가 검출되면 진단을 내린다. 검체는 설사가 지속되는 동안 채취할 수 있지만, 가능한 한 발생 직후(항균제 투여 전)에 하는 것이 좋다.

5) 치료

세균성 이질 환자는 격리 치료하여야 한다. 치료에는 탈수 예방을 위하여 전해질과 수분을 공급하는 보존적 치료와 항균제를 투여하는 방법이 있다. 대부분은 자연적으로 치유되어 항균제가 필요 없지만, 증상이 심한 경우(*S. dysenteriae*, *S. flexneri*)에는 항균제가 필요하다. 또한 항균제를 투여하면 세균의 배설 기간을 단축시키고 이환 기간과 중증도를 감소시킨다. 항균제로 **트리메토프림-설파메톡사졸**(trimethoprim-sulfamethoxazole, TMP-SMX) 160/800mg을 1일 2회 경구투여한다(소아, 성인).

지사제는 증상을 악화시키고 부작용이 생길 수 있으므로 사용하지 않는다.

6) 예방

세균성 이질 환자는 설사가 멈추고 항균제 투여를 중지한 후 48시간이 지난 다음 최소 24시간 간격으로 채취한 검체(대변, 직장도말) 배양검사에서 2회 연속 음성으로 나오면 격리를 해제한다.

감염된 환자의 경우 식품취급, 탁아, 환자간호를 하면 안 되며, 소량의 균으로도 감염될 수 있으므로 장관 배설물과 오염된 물건을 철저히 소독하여 위생적으로 관리하여야 한다.

세균성 이질 감염자의 분변을 취급하는 의료진은 비누를 사용하여 자주 손을 씻고, 감염성 물질을 취급한 모든 폐기물은 고압증기멸균 등의 처리 후 의료폐기물로 처리한다.

Summary

세균성 이질

병원체	이질이질균(*S. dysenteriae*), 플렉스네리이질균(*S. flexneri*), 보이디이질균(*S. boydii*), 손네이이질균(*S. sonnei*)의 4종
감염경로	물과 음식을 통해 전파되거나 감염자의 대변에 직접 접촉(대변-입안경로)함으로써 감염
잠복기	12시간~7일(보통 1~4일)
임상증상	설사, 복통, 점혈변, 잔변감, 발열, 두통, 무력감 등
진단	배양검사와 유전자검출검사(PCR)에서 이질균을 분리하거나 특이 유전자를 검출(대변, 직장도말)
치료	전해질과 수분을 공급하는 보존적 치료와 항균제 투여
예방	• 환자 및 보균자 격리 • 장관 배설물과 오염된 물건을 철저히 소독하여 위생적으로 관리 • 보건교육 강화

2. 결핵(tuberculosis)

결핵균이 인체 내에 침입하여 발생하는 감염병으로, 법정감염병의 제2급 감염병으로 분류된다. 대부분 허파에서 결핵을 일으키지만(85% 이상), 콩팥, 신경, 뼈 등 인체 대부분의 조직이나 장기에도 감염될 수 있다.

세계 3대 감염병 중 하나인 결핵은 전 세계에서 매년 1,000만 명 정도의 신규 환자가 발생하고 150~200만 명의 환자가 결핵으로 사망하였다. 우리나라에서는 연간 3만여 명의 결핵환자가 신규로 발생하고, 4만여 명의 결핵 유병 환자가 있으며, 연간 2천 2백여 명이 결핵으로 사망하였다(통계청, 2017). 지난 수십 년 동안 우리나라의 결핵 유병률과 발생률은 감소해왔지만, 여전히 OECD 회원국 중에서는 결핵 발생률과 사망률이 가장 높은 수준을 보이고 있다.

첫 감염 시 차단에 실패하면 **좁쌀결핵**(속립결핵, miliary tuberculosis; 균이 기관이 아니라 혈행성으로 전파) 등 파종성 결핵이 관찰된다. 이것을 **1차 결핵**이라고 하는데 감염자 전체의 5~10%이며 대다수가 소아이다.

한편, 건강한 성인은 감염되어도 대부분 발병하지 않는다. 이때 결핵균의 대사나 분열은 억제되지만, 평생감염이 계속된다. 이처럼 감염자 중 99%는 단순히 **잠복결핵**(latent tuberculosis) 상태를 유지하는데, 몸 안에 균이 존재하지만 면역기전에 의하여 억제되며 증상도 없고 다른 사람에게 결핵균을 전파하지 않는다. 이 무증상 감염자의 5~10%에서 재감염이 일어나 결핵이 발병하며, 이를 **2차 결핵**이라고 한다(그림 6-1). 우리나라 결핵의 70% 이상은 재감염에 따른다.

의사의 지시에 따라 정해진 시간에 처방된 항결핵제를 꾸준히 복용하면 결핵은 완치가 가능하지만, 약물 복용을 임의로 중단하거나 불규칙하게 할 경우에는 광범위내성 결핵(extensively drug-resistant tuberculosis, XDR-TB)으로 진행되어 치료가 어려워진다(p. 152 advance 참조).

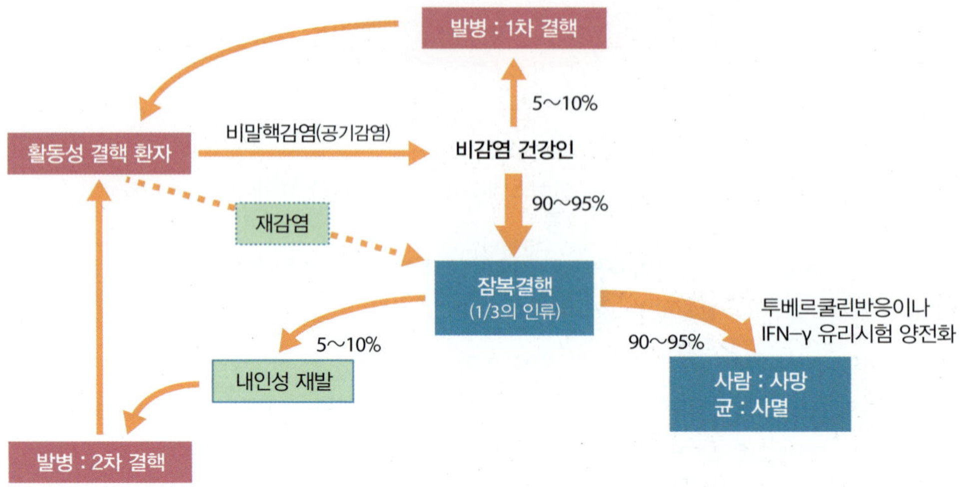

그림 6-1 결핵의 추이

MEMO

- **활동성 결핵 고위험군**

① 사람면역결핍바이러스(HIV) 감염자
② 지난 2년간 결핵균에 감염된 자
③ 6세 미만의 소아
④ 면역결핍질환을 앓고 있는 자
⑤ 당뇨병을 앓고 있는 자, 흡연자
⑥ 면역억제제 치료자
⑦ 마약 등 불법 약물 남용자

1) 병원체의 특징

결핵균(*Mycobacterium tuberculosis*)은 크기 0.2~0.6×1~10μm의 가늘고 긴 산소성 막대균으로, 최적배양온도 37℃에서 15~18시간의 배가시간(doubling time; 세포수가 2배에 이르는 시간)이 필요한, 느리게 발육하는 항산균이다. 그람염색에 잘 염색되지 않기 때문에 칠넬센 염색(Ziehl-Neelsen stain; 항산염색)으로 확인하여야 한다(그림 6-2).

건조나 차아염소산나트륨 소독 등에 저항성을 나타낸다. 지용성의 유기용매에 감수성이 있어 알코올로 소독하면 멸균된다. 햇볕이나 자외선, 고온(65℃ 이상 30분)에도 높은 감수성이 있다.

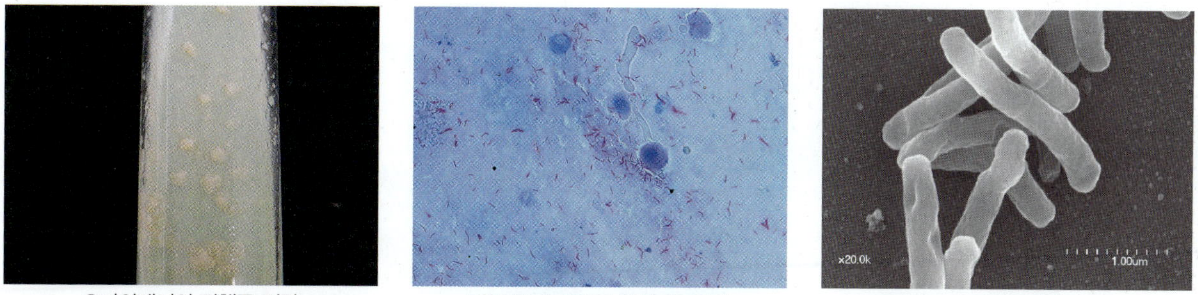

오가와배지의 결핵균 집락 / 결핵 환자 가래의 칠넬센염색상 / 결핵균의 주사전자현미경상

그림 6-2 결핵균

2) 감염경로

환자 유래의 **비말**이 공기 중에서 건조하여 형성된 지름 5μm 이하의 비말핵(droplet nuclei)이 **공기감염**을 일으킨다. 허파꽈리에는 허파꽈리큰포식세포(폐포대식세포)가 있는데, 결핵균은 그 살균기전을 피할 수 있는 세포 내 기생세균이다.

3) 임상증상

호흡기 증상으로는 기침이 가장 흔하며, 가래나 혈담이 동반되기도 한다. 혈담은 객혈(피를 토하는 것)로 나타나기도 하는데, 초기보다는 대체로 진행된 경우에 나타난다. 또한 결핵이 진행되어 허파의 손상이 심해지면 호흡곤란이 나타나고 가슴막이나 심장막을 침범한 경우는 가슴통증을 호소하기도 한다.

전신 증상으로는 발열, 야간 발한, 쇠약감, 신경과민, 식욕부진, 소화불량, 집중력 소실 등과 같은 비특이적인 증상이 나타날 수 있으며 특히 식욕부진은 환자의 체중감소를 일으킬 수 있다. 일반적으로 성인 폐결핵 환자의 흔한 초기 증상으로는 잦은 기침, 객혈, 발열, 전신적인 무력감과 미열, 체중감소를 꼽을 수 있다.

결핵은 발병하는 부위(허파, 가슴막, 림프절, 척추, 뇌, 콩팥, 위장관 등)에 따라 증상이 다르게 나타난다. 예를 들어 림프절결핵이면 전신 증상과 함께 목 부위나 겨드랑이 부위의 림프절이 커지면서 통증을 느끼게 되고, 척추결핵이면 허리에 통증을 느끼며, 결핵성 뇌막염이면 두통과 구토, 의식저하 등의 증상이 나타날 수 있다.

4) 진단

가래, 기관지세척액, 체액, 조직 등의 검체에서 결핵균을 확인하는 것이 중요하다. 배양검사와 현미경검사를 통하여 항산염색을 한 검체 속 결핵균을 검출하고 그 균수를 파악하여 배균 정도 및 상태를 판정한다. PCR법(중합효소연쇄반응법)으로 결핵균 특이 유전자를 검출하는 방법도 있다. 또 영상진단(가슴 X선, CT, MRI)(그림 6-3)과 투베르쿨린검사는 보조적 진단으로 유용하다.

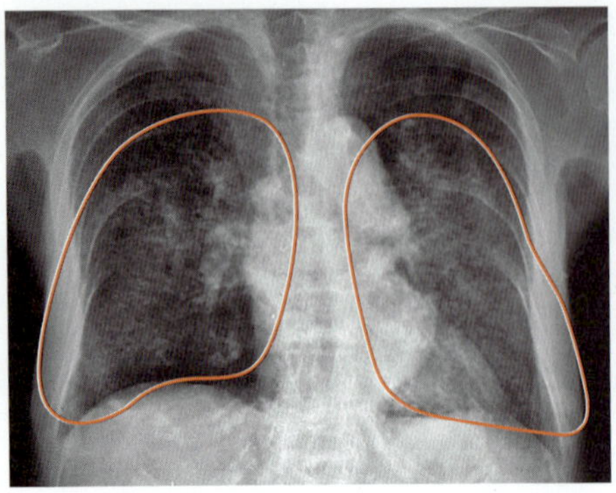

X선 사진

양측 허파 모두에서 광범위한 결핵 병변(○) 확인

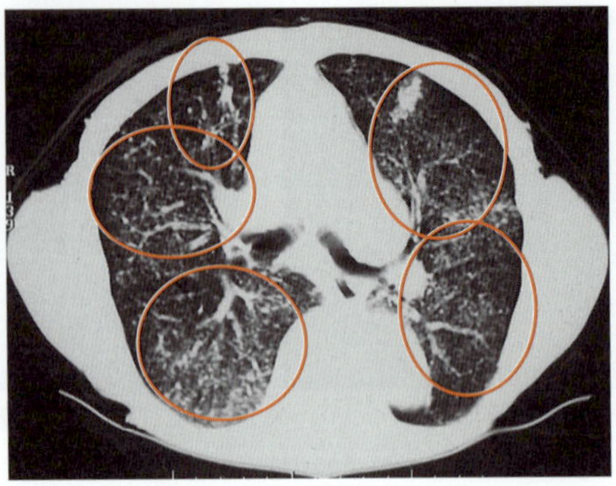

CT 사진

중간엽(앞쪽)에서 아래엽(등쪽)으로 소엽 중심성의 결핵 병변(○) 확인

그림 6-3 폐결핵 환자의 가슴 X선 사진과 CT 사진

MEMO

투베르쿨린검사(tuberculin test)

결핵균의 감염 여부를 검사하는 피부내검사이다. 투베르쿨린 용액을 팔 안쪽의 피부 내에 주사하여 48~72시간 후에 주사 부위의 발적과 침윤 정도를 판단한다. 다만, BCG 예방접종이나 NTN(비결핵성 항상균) 감염으로 인해 거짓양성(실제 음성인데 결과로는 양성이 나오는 것)이 나올 수 있다.

[판정기준]

<table>
<tr><td colspan="2">음성</td><td>발적의 긴지름이 9mm 이하</td></tr>
<tr><td rowspan="4">양성</td><td></td><td>발적의 긴지름이 10mm 이상</td></tr>
<tr><td>약양성</td><td>발적만 있음</td></tr>
<tr><td>중등도 양성</td><td>발적과 함께 경결이 있음</td></tr>
<tr><td>강양성</td><td>이중발적과 수포 형성</td></tr>
</table>

일반적인 반응

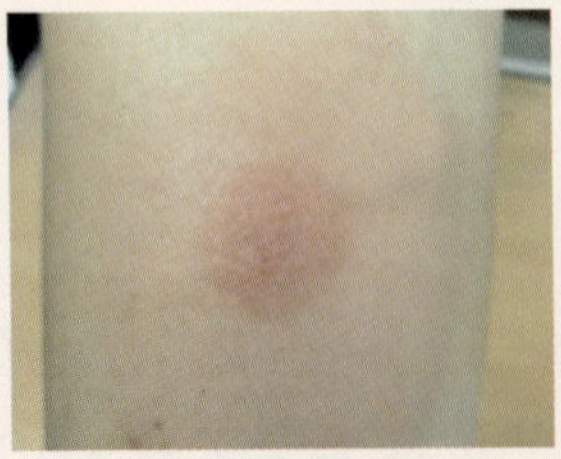

소수포

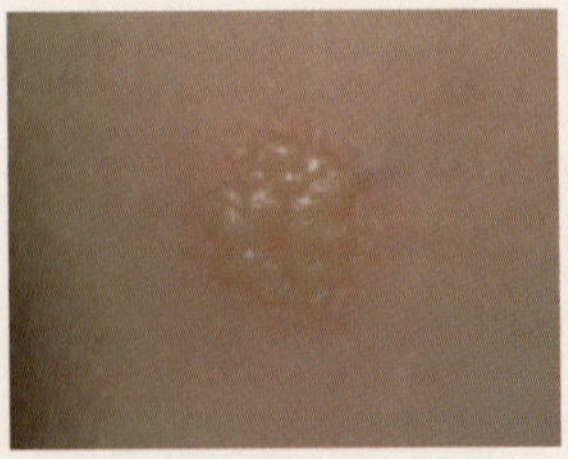

수포

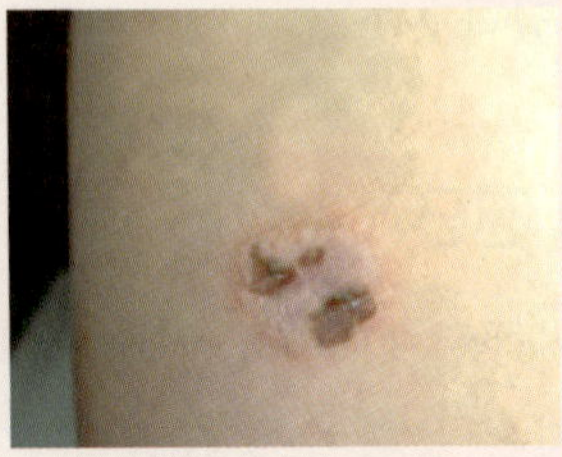

궤양(수포가 터진 것)

그림 1 투베르쿨린반응

MEMO

● **인터페론-감마 분비검사(interferon-gamma release assay, IGRA)**

결핵균에 대한 인체의 세포매개성 면역반응을 관찰하는 방법으로, 결핵균에 감작된 면역세포(T세포)에 결핵균 특이 항원으로 자극하면 분비되는 면역반응물질(인터페론-감마)을 측정하여 감염 여부를 판단한다. 결핵 환자와 접촉한 사람 중에서 잠복결핵 상태인 사람을 찾는 데 유용한 검사법이다.

[판정기준]

인터페론-감마 농도 : 0.35IU/mL 이상

5) 치료

결핵균은 특징적으로 아주 서서히 자라기 때문에 항결핵제를 1~2가지만 사용하면 내성이 빨리 생겨서 치료에 실패할 위험성이 크다. 따라서 이소니아지드(isoniazid), 리팜피신(rifampicin), 에탐부톨(ethambutol), 피라진아미드(pyrazinamide)의 4가지 약물을 2달간 매일 복용한 후 피라진아미드를 제외한 3가지 약물을 4~7개월 정도까지 추가로 복용하는 표준 단기화학요법을 적용한다. 이는 결핵균의 수를 치료 초기에 급속히 감소시켜 약제 내성균의 출현 기회를 낮추고 큰포식세포 내의 결핵균이나 서서히 증식하는 균을 없앨 수 있다.

항결핵제를 1~2개월 복용하면 대부분의 결핵균이 죽고 기침, 가래와 같은 증상이 호전되기 때문에 질병이 완치된 것으로 잘못 알고 조기에 치료를 중단하는 경우가 있는데, 투약을 중단하면 얼마 후에 다시 재발한다. 결핵 치료는 최소 **6개월 이상** 장기 치료를 하여야 완치되고, 약제내성 결핵인 경우에는 보통 **24개월** 정도 치료한다.

6) 예방

결핵 예방에는 **BCG 백신**을 접종한다. BCG는 소결핵균의 약독 생백신으로, 1차 결핵의 발병을 어느 정도(유아기의 접종으로 70~80%, 성인기의 접종으로 50%) 억제한다.

또한 모든 의료기관과 요양기관에서는 결핵 의심 또는 확진 환자의 신속한 발견, 공기감염 예방, 치료 등의 감염관리프로그램이 필요하다.

Summary

결핵

병원체	결핵균(*Mycobacterium tuberculosis*)
감염경로	환자 유래의 비말이 공기 중에서 건조하여 형성된 지름 5μm 이하의 비말핵(droplet nuclei)이 공기 감염을 일으킴
잠복기	수개월~수년
임상증상	기침, 가래나 혈담, 객혈, 발열, 야간 발한, 쇠약감, 신경과민, 식욕부진, 소화불량, 집중력 소실 등
진단	배양검사와 현미경검사로 결핵균을 검출하고 PCR법(중합효소연쇄반응법)으로 결핵균 특이 유전자를 검출(가래, 기관지세척액, 체액, 조직 등) 영상진단(가슴 X선, CT, MRI)과 투베르쿨린검사는 보조적 진단
치료	항결핵제의 표준 단기화학요법
예방	BCG 백신 접종

advance

▶ 약제내성 결핵

한 가지 이상의 항결핵제에 내성을 나타내는 결핵을 말한다. 이전 결핵 치료를 받지 않았던 환자가 나타내는 내성을 1차 내성이라고 하고, 치료 과거력이 있는 환자가 나타내는 내성을 2차 내성(획득내성)이라고 한다.

1. 발생원인

- 환자가 항결핵제를 처방대로 복용하지 않거나 조기에 중단할 때
- 의료진이 잘못된 처방을 할 때(약제의 용량, 종류, 복용기간 등)
- 항결핵제의 공급이 일정하지 않을 때
- 항결핵제가 불량 품질일 때

2. 고위험군

- 항결핵제를 처방대로 정확하고 규칙적으로 복용하지 않는 환자
- 처방된 항결핵제를 조기에 중단한 환자
- 과거 항결핵제 복용 후 다시 활동성 결핵이 재발한 환자
- 약제내성 결핵 고위험 국가에서 온 사람
- 약제내성 결핵 환자와 접촉한 사람

3. 종류

① **다제내성 결핵**(multiple drug resistance tuberculosis, MDR-TB) : 이소니아지드와 리팜피신에 모두 내성을 보이는 결핵을 말한다. 다른 2차 항결핵제를 조합하여 치료를 하더라도 치료 성공률이 50%에 불과하며, 다른 사람에게도 다제내성 결핵을 전염시킬 수 있다.

② **광범위내성 결핵**(extensively drug-resistant tuberculosis, XDR-TB) : 이소니아지드와 리팜피신 내성에 추가하여 퀴놀론제 중 최소 1~3가지 2차 항결핵 주사제(아미카신, 카나마이신, 카프레오마이신) 중 최소 한 가지에 동시 내성인 경우를 말한다.

advance

▶ 약제내성 결핵 (계속)

4. 심각성

다제내성 결핵은 결핵 치료에 효과적인 이소니아지드와 리팜피신을 사용할 수 없어 2차 항결핵제를 선택하게 되는데, 이는 치료 효율이 낮고 치료기간이 **18~24개월**로 매우 길다. 또한 약제 부작용으로 중간에 치료를 포기하는 사람이 많아 어려움이 많다.

광범위내성 결핵은 1차와 2차 항결핵제에 내성이 있어 감수성 있는 치료제를 구성하기가 다제내성 결핵보다 훨씬 어려워 치료가 매우 힘들고 치료 성공률이 낮다. 완치율이 30~50%로 추정된다.

3. 매독(syphilis)

성행위를 통하여 전파되는 **성매개감염병**(sexually transmitted infection/disease, STI/STD)으로, 법정감염병의 제4급 감염병으로 분류된다. 주로 성행위를 통해 전파되는데, 초기 단계 매독 환자와의 성접촉으로 약 1/3이 감염된다. 매독균은 질이나 입안 등의 점막이나 피부를 통해 인체로 침입하고 수시간 내에 림프절 주위에 이른 다음 혈류를 통해 온몸으로 확산된다. 임신 중 태아를 감염시켜 선천적 결손이나 그 밖의 문제를 일으킬 수 있다.

매독은 크게 **선천매독**과 **후천매독**으로 나뉘며, 후천매독은 다시 임상경과에 따라 1기, 2기, 3기, 잠복매독으로 나뉜다.

MEMO

● 선천매독(congenital syphilis)

임산부의 태반을 경유하여 태아에게 감염된다. 태반 형성은 임신 4개월 이후이므로 그 전에 치료를 시작하면 태아에게 감염되는 것을 예방할 수 있다. 태아는 조산, 사산 또는 선천매독에 걸려 출생한다. 매독진, 비염, 골연골염, 허친슨 3징후, 고무종 등을 나타내는데, 현재는 발생이 드물다.

1) 병원체의 특성

매독균(*Treponema pallidum*)은 길이 6~20μm, 지름 0.1~0.4μm의 나선균이다. 세포 양 끝은 다소 뾰족하며 편모는 양쪽에서 각 3가닥이 나와 있다. 일반 염색법으로는 잘 염색되지 않기 때문에 도은염색(silver impregnation)으로 염색하거나 암시야현미경, 위상차현미경으로 관찰한다(그림 6-4). 인공배지 또는 조직배양으로는 배양할 수 없고, 토끼의 고환 내에 접종해서 배양한다.

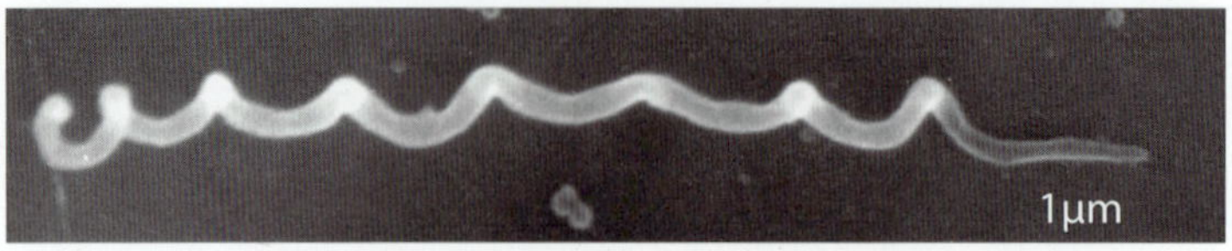

그림 6-4 매독균의 전자현미경상

2) 감염경로

성행위를 통한 직접접촉, 태반을 통한 태아감염, 수혈 시 직접 혈액으로 들어가 감염을 일으키기도 한다.

3) 임상증상

(1) 1기 매독

점막 및 피부를 통해 침입한 매독균은 약 3주의 잠복기 후에 감염 국소에 초기경결(그림 6-5)이나 그 표면이 궤양화한 굳은궤양(경성하감, hard chancre)을 형성하는데 점차 자연적으로 사라진다.

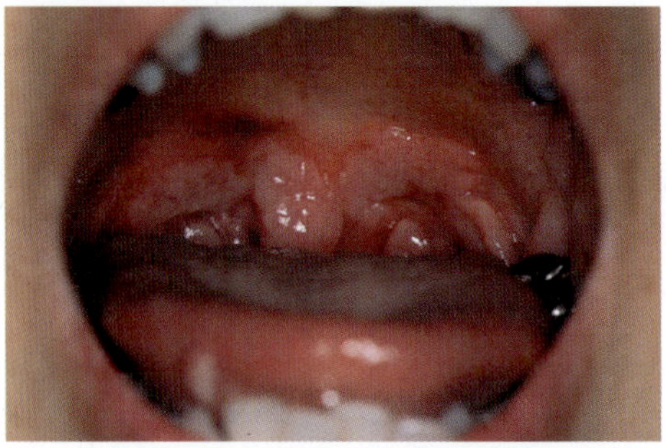

그림 6-5 1기 매독의 초기경결

(2) 2기 매독

굳은궤양 형성 6주 후부터 소속림프절의 종창(무통성 가래톳)이 나타나고, 혈류를 통해 온몸으로 확산하여 피부와 점막에 장미진, 구진, 고름물집(농포), 백반 등을 일으킨다. 점막에는 편평콘딜로마(flat condyloma)를 일으키며 관절, 눈, 뼈 등에 병변을 나타낸다. 발열, 오한, 체중감소, 쇠약감, **인후통**, 관절통 등의 증상도 함께 나타난다. 1~3년간 계속되며 소실과 재발을 반복한다.

(3) 잠복매독

1기와 2기 매독의 증상이 사라진 후에 시작되며, 치료하지 않을 경우 체내에 매독균이 계속 남아 잠복매독 상태가 수년까지 지속된다.

(4) 3기 매독

첫 감염 후 5~20년에 나타나며 고무종(gumma)과 **궤양성 괴사**가 관찰된다. 그 밖에도 내장 기관이나 긴뼈 및 관절 파괴, 심혈관계통 매독 증상(대동맥판폐쇄, 심장기능상실, 대동맥류), **신경매독** 증상(뇌막자극, 뇌혈관 침범) 등이 나타난다.

4) 진단

진단에는 혈청검사와 현미경검사가 시행된다. 혈청검사는 선별검사와 특이검사로 나누어 진행하는데, VDRL(매독혈청검사, venereal disease research laboratory test)이나 RPR(급속혈장리아진검사, rapid plasma reagin test)의 선별검사에서 양성 판정이 나오면, 매독균을 항원으로 하는 FTA-ABS(형광매독항체흡수검사, fluorescent treponemal antibody absorption test)나 TPHA(매독균혈구응집검사, *Treponema pallidum* hemagglutination assay)를 시행하여 확진 판정을 내린다. 혈청검사는 결과를 빨리 알 수 있는 장점이 있으나 실제로는 매독이 아닌데 결과가 양성으로 나오는 거짓양성(false positive)이 나타나기도 한다.

현미경검사는 피부 병변, 궤양부위 삼출액(선천매독의 경우 태반, 제대, 림프절, 제대혈 등)에서 채취한 검체를 암시야현미경으로 직접 관찰하여 매독균을 확인하는 방법이다. 환자에게서 피부 궤양이 관찰되지만, 혈청검사에서 아무런 반응이 없는 경우 현미경검사가 활용된다.

PCR법(중합효소연쇄반응법)으로 검체에서 매독균 특이 유전자를 검출하는 방법도 있으며, 신경매독이 의심되는 경우에는 뇌척수액 검사를 하여야 한다.

5) 치료

환자가 매독의 어느 단계에 해당하는지에 따라 치료법이 결정된다. 1기, 2기, 초기 잠복매독의 경우에는 일차적으로 **페니실린**(penicillin)을 투여한다. 근육주사 한 번으로도 치료가 가능하다. 후기 잠복매독인 경우에는 일주일에 1번씩 페니실린 주사를 3주 동안 투여한다. 신경매독인 경우에는 수용성 페니실린의 정맥주사를 10~14일간 시행한다. 환자가 페니실린에 의한 알레르기가 있으면 테트라사이클린(tetracycline)을 사용한다.

1기나 2기 매독 치료 후 24시간 내에 야리슈-헤르크스하이머반응(Jarisch-Herxheimer reaction)이 나타나는 경우가 있다. 발열, 오한, 두통, 전신쇠약감, 관절통, 혈관확장 등의 증상이 유발되는데, 병원성 세균이 갑작스럽게 대량으로 파괴됨으로써 나타나는 현상으로 자연적으로 치유되기 때문에 특별한 치료는 필요하지 않다.

6) 예방

성생활을 절제하는 것이 매독을 예방하는 데 가장 효과적이다. 아울러 콘돔은 생식부위가 아닌 신체부위까지 완전히 보호하는 방법은 아니지만 정확하고 지속적인 사용으로 매독의 전파를 감소시킬 수 있다. 또한 환자의 진단과 관리, 보건교육 등이 중요하다.

Summary

매독

병원체	매독균(*Treponema pallidum*)
감염경로	성행위를 통한 직접접촉, 태반을 통한 태아감염, 수혈 시 직접 혈액으로 들어가 감염
잠복기	약 3주
임상증상	• 1기 매독 : 초기경결이나 굳은궤양을 형성 • 2기 매독 : 소속림프절의 종창(무통성 가래톳), 피부와 점막의 장미진, 구진, 고름물집(농포), 백반, 발열, 오한, 체중감소, 쇠약감, 인후통, 관절통 등 • 3기 매독 : 고무종(gumma), 궤양성 괴사, 내장 기관이나 긴뼈 및 관절 파괴, 심혈관계통 매독 증상(대동맥판폐쇄, 심장기능상실, 대동맥류), 신경매독 증상(뇌막자극, 뇌혈관 침범) 등
진단	• 혈청검사 : VDRL이나 RPR의 선별검사 + FTA-ABS나 TPHA의 특이검사 • 현미경검사 : 암시야현미경으로 직접 관찰 • 유전자검출 : PCR법(중합효소연쇄반응법)
치료	페니실린(penicillin) 투여
예방	성생활 절제, 콘돔의 올바른 사용 등

advance

▶ 성매개감염병(sexually transmitted infection/disease, STI/STD)

일차적으로 사람과 사람 간에 성행위를 통하여 전파되는 질병을 말한다. 30종류 이상의 성매개감염병이 있으며 세균, 바이러스, 기생충 등 다양한 원인으로 발생할 수 있다(표 1). 흔한 성매개감염병에는 매독, 임질, 클라미디아 감염증, 트리코모나스질염, 성기단순포진, 뾰족콘딜로마, 사람유두종바이러스 감염증 등이 있다. 성매개감염병은 증상이 없어도 감염력을 가지는 경우가 있으며 이러한 잠재적인 질병이 있는 경우에도 성매개감염병에 포함시킨다. 성행위 이외에도 일부 질환에서는 수혈이나 정맥 주삿바늘을 공동으로 사용함으로써 전파될 수 있다.

표 1 성매개감염병의 병원체

병원체		질환
세균	임균	임질(임균성 요도염)
	매독균	매독
	연성하감균	무른궤양(연성하감)
	클라미디아 트라코마티스(D-K형)	비임균요도염, 자궁목관염(자궁경관염), 자궁내막염, 자궁관염
	클라미디아 트라코마티스(L형)	서혜림프육아종증
	우레아플라스마 우레아리티쿰	비임균요도염(추정)
바이러스	단순헤르페스바이러스 2형	귀두염, 질염, 성기헤르페스
	사람유두종바이러스	뾰족콘딜로마, 자궁목암(자궁경부암)

advance

표 1 성매개감염병의 병원체 (계속)

병원체		질환
바이러스	사람면역결핍바이러스(HIV)	후천면역결핍증후군(AIDS)
	B형 간염바이러스(HBV)	B형 간염
진균	칸디다 알비칸스	외음부 · 질칸디다증
원충	질편모충	질편모충증
	이질아메바	아메바이질(동성애자)
기생충	옴진드기	옴
	털벼룩	털벼룩증

4. 임질(gonorrhea)

성행위를 통하여 감염되는 임균에 의한 생식기 질환으로, 법정감염병의 제4급 감염병으로 분류된다(**성매개감염병**). 성관계가 활발한 젊은 연령층에서 잘 발생한다. 요도, 자궁목(자궁경부), 곧창자(직장), 인두 및 결막 등의 원주상피점막에 한정하여 발병하며, 여성의 질과 같은 편평상피세포에는 감염되지 않는다. 남성과 여성에서 다소 다른 증상과 경과를 나타내는 것이 특징이다.

1) 병원체의 특징

임균(*Neisseria gonorrhoeae*)은 그람음성의 산소성균(호기성균)이다. 크기는 0.6~1.0μm로, 누에콩 모양의 균이 2개씩 배열한 쌍알균(쌍구균)이다. 편모는 없고 운동성은 없다. 또 아포를 형성하지 않는다. 감염부위의 분비물이나 첫 소변의 침전물검사에서 호중구에 탐식된 쌍알균이 관찰된다(그림 6-6).

이 균은 환자 점막에서 채취한 후 수시간 내에 사멸하기 때문에 신속하게 배양하여야 한다.

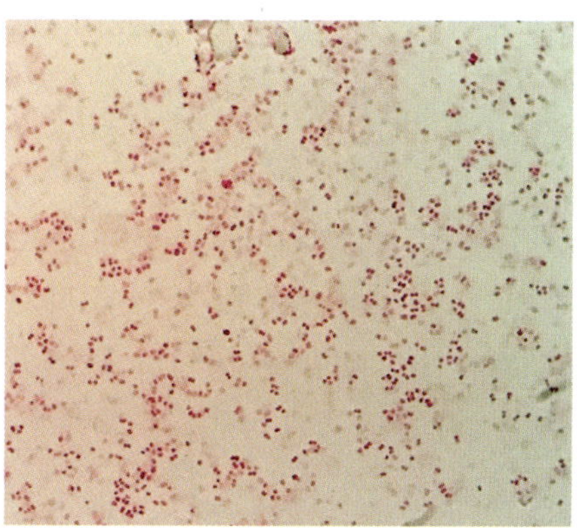

그림 6-6 임균의 광학현미경상(그람염색)

2) 감염경로

성행위를 통하여 전파된다. 무증상감염(불현성 감염)의 비율이 높아서(60~80%) 무증상감염자가 감염병 전파에 중요한 역할을 한다.

3) 임상증상

2~7일의 잠복기 후 남성은 국소의 발적, 화농성 요도 분비물, 요도염에 의한 심한 배뇨통이 나타난다. 여성은 질 분비물이 증가하고 작열감, 빈뇨, 배뇨통이 나타나는데, 남성과 비교하면 경증이며 50~80%의 여성은 증상이 없다.

보균 임신부로부터 신생아가 산도를 통해 감염되어 임균성 안결막염(고름눈물)에 걸리면 양안성의 심한 결막충혈, 부종, 안검종창 및 크림 같은 누런 눈곱이 관찰된다.

임질의 합병증으로 여성에서는 자궁목관염, 남성에서는 요도염 등의 고름염증을 일으킨다. 염증이 상행하면 여성에서는 자궁속막염, 골반 내 복막염으로 진행하며 불임의 원인이 된다. 혈류를 타고 감염이 확산되면 파종성 임균 감염병(dissesminated gonococcal infection, DGI)을 발병하며 피부염, 관절염, 심내막염, 수막염, 패혈증을 일으킨다. 남성에서는 전립샘염, 부고환염을 일으킨다.

4) 진단

요도 · 자궁 · 곧창자(직장) · 인두도말 중 하나의 검체를 채취하여 그람염색한 후 현미경검사와 배양검사를 시행한다. 호중구에 탐식되는 쌍알균이 확인된 경우 진단적 의의가 높다. 검체에서 항원을 검출하거나 임균의 DNA를 검출하는 방법이 이용되기도 한다. 다만, 입안 상재균과 교차반응을 일으키기 때문에 인두검체는 PCR법으로 진단하지 않는다.

5) 치료

임균 감염증은 항균제 치료가 필요하다. 세프트리악손(ceftriaxone), 세픽심(cefixime), 그 밖에 퀴놀론(quinolone) 계열 항균제를 투여한다. 클라디미디아 감염증의 가능성이 배제되지 않으면 아지스로마이신(azithromycin)이나 독시사이클린(doxycycline)을 같이 투여한다. 여성의 경우 임균 감염으로 골반 내 염증이 발생하여 고열, 심한 복통 등의 증상이 동반되기도 하는데 이때는 입원하여 항균제를 투약하여야 한다.

6) 예방

검사를 통하여 감염되지 않은 한 사람과만 성관계를 갖는 것이 중요하다. 아울러 콘돔의 지속적이고 정확한 사용은 감염의 위험을 줄일 수 있다. 임질이 완전히 치료될 때까지 성생활을 금하고 성 상대자에게 알려 검사 후 필요하면 치료를 받아야 재감염을 예방할 수 있다.

Summary

임질

병원체	임균(*Neisseria gonorrhoeae*)
감염경로	성행위를 통하여 전파
잠복기	2~7일
임상증상	• 남성 : 국소의 발적, 화농성 요도 분비물, 요도염에 의한 심한 배뇨통이 나타남 • 여성 : 질 분비물이 증가하고 작열감, 빈뇨, 배뇨통이 나타나는데, 비교적 경증이며 50~80%의 여성은 증상이 없음
진단	요도, 자궁, 곧창자(직장), 인두 등에서 채취한 검체를 이용한 현미경검사와 배양검사, 항원검출검사, 유전자검출검사
치료	세프트리악손(ceftriaxone), 세픽심(cefixime), 퀴놀론(quinolone) 계열 항균제 투여
예방	감염되지 않은 한 사람과만 성관계를 갖고 콘돔의 지속적이고 정확한 사용이 중요

5. 클라미디아 감염증(genital chlamydial infection)

클라미디아 트라코마티스에 감염되어 발생하는 **성매개감염병**으로, 법정감염병의 제4급 감염병으로 분류된다. 남성에서는 비임균성 요도염, 여성에서는 자궁경부염의 형태로 나타난다.

1) 병원체의 특성

클라미디아 트라코마티스(*Chlamydia trachomatis*)는 편성 세포 내 기생세균으로 동물세포 내에서만 증식이 가능하며 에너지의 대부분을 숙주세포에 의존한다. DNA와 RNA의 두 핵산을 포함하며, 리보솜이 있어 단백질합성능력을 가지는 이외에 세포벽이 있고 이분열로 증식한다. 또 항균제에 감수성이 있는 등 원핵생물(그람음성)의 특징을 갖추고 있어 바이러스와는 명확히 다르다.

클라미디아는 독특한 생활사로 증식하는 작은 알균이다. 감염성이 있으나 대사활성은 없는 **기본소체**(elementary body, EB)와 감염성은 없으나 대사활성이 높은 **그물체**(reticulate body, RB) 간의 변환을 통해 증식한다(그림 6-7).

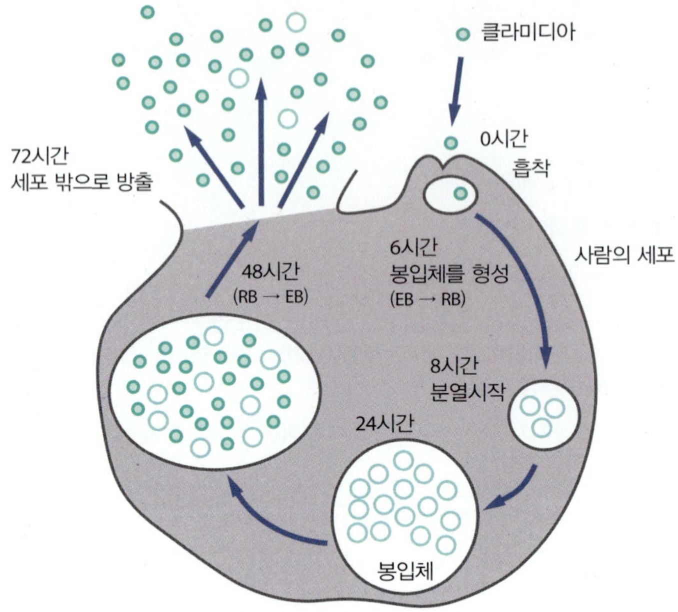

그림 6-7 클라미디아의 생활사

● : EB(기본소체) ○ : RB(그물체)

클라미디아는 숙주세포 내에 봉입체를 형성하고 그 안에서 약 3일간에 걸쳐 분열과 증식을 한 후 세포 밖으로 방출되어 감염을 반복한다. 감염 60시간 후의 봉입체에는 기본소체(EB)와 그물체(RB)가 섞여 있다. 시간은 대략적인 기준을 나타낸다.

2) 감염경로

성접촉으로 전파되며, 분만 중 산도를 통하여 신생아에게 감염을 일으키기도 한다.

3) 임상증상

이 균에 감염되면 증상이 없기 때문에 지속감염이나 잠복감염이 일어나기 쉽다. 잠복기는 불분명하지만 7~14일이나 그 이상이다. 남녀 모두에게 요도염, 곧창자염(직장염), 결막염을 일으키는데, 요도염에서는 배뇨곤란, 빈뇨, 분비물 등의 증상이 나타난다.

또한 남성의 경우 부고환염, 전립샘염, 여성의 경우 자궁목관염(자궁경관염), 부속기염, 간주위염을 동반하는 피츠-휴-커티스증후군(Fitz Hugh Curtis syndrome)이나 난관성 불임의 원인이 된다. 또 산도감염을 통해 신생아에게 폐렴, 봉입체결막염 등을 일으킨다.

4) 진단

검체(요도, 질, 자궁목의 분비물)를 채취하여 배양검사를 시행한다. 검체에서 클라미디아 트라코마티스가 배양되거나 균의 유전자 또는 항원이 검출되면 클라미디아 감염증을 진단한다. 균이 검출된 점막 세포에서 유전자 탐침검사 또는 PCR법 등의 방법으로 클라미디아 트라코마티스의 유전자나 항원을 검출하기도 한다.

5) 치료

감염이 확인되면 감염자와 성행위를 했던 사람도 같이 치료하여야 한다. 클라미디아는 세포벽의 펩티도글리칸층이 없기 때문에 β–락탐 계열 항균제는 거의 효과가 없다. 테트라사이클린 계열(우선 사용), 마크롤라이드 계열, 뉴퀴놀론 계열 등이 클라미디아에 높은 항균 활성을 나타내며, 일반적으로 7~14일간 지속 투여하는 것이 권장된다.

6) 예방

콘돔 사용 등의 안전한 성행위로 감염률을 낮출 수 있다. 감염된 산모에게서 태어난 신생아는 생후 3주째와 12~18주 후에 무증상 폐렴을 확인하기 위해 가슴 X선 사진을 찍도록 한다.

Summary

클라미디아 감염증

병원체	클라미디아 트라코마티스(*Chlamydia trachomatis*)
감염경로	성접촉으로 전파되며 분만 중 산도를 통하여 신생아에게 감염을 일으킴
잠복기	불분명하지만 7~14일이나 그 이상
임상증상	남녀 모두에게 요도염, 곧창자염(직장염), 결막염을 일으키며, 요도염에서는 배뇨곤란, 빈뇨, 분비물 등의 증상이 나타남
진단	검체(요도, 질, 자궁목의 분비물)를 채취하여 배양검사, 유전자검출검사, 항원검출검사로 진단
치료	테트라사이클린 계열(우선 사용), 마크롤라이드 계열, 뉴퀴놀론 계열 등의 항균제를 투여하여 치료하며, 7~14일간 지속 투여하는 것이 권장
예방	콘돔 사용 등의 안전한 성행위로 감염률을 낮출 수 있음

6. 클로스트리듐 디피실 감염증(*Clostridium difficile* infection, CDI)

메티실린 내성 황색포도알균(MRSA) 감염증과 함께 대표적인 의료관련감염병으로 최근 전 세계적인 보건 문제로서 부각되고 있다.

항균제 투여로 정상균무리의 균형이 흐트러지면 디피실균이 증식하면서 생산되는 독소로 인해 설사나 **거짓막대장염**(pseudomembranous colitis)(그림 6–8)이 발병한다. 원인 항균제에는 린코마이신, 클린다마이신이 많은데, 그 밖에 항균스펙트럼이 넓은 약물에 의해서도 일어난다. CDI는 고령자나 신생아, 중증 기저질환을 가진 환자에게서 많이 발병하기 때문에 일종의 기회감염으로 보고 있다(표 6–1). 병원 내 CDI 발생을 억제하기 위해서는 항균제를 적절하게 사용하고 병원 내 감염관리를 통하여 균의 전파를 최소화하여야 한다.

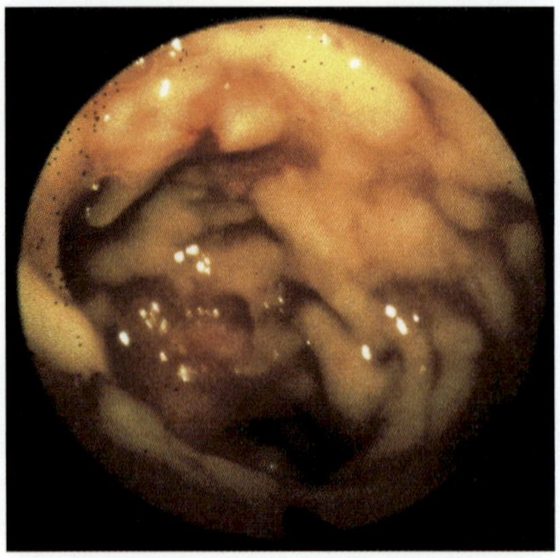

그림 6-8 디피실균에 의한 거짓막대장염

표 6-1 CDI의 위험인자

- 노화
- 하나 이상의 중증 장애가 있는 경우
- 요양원에 거주하는 경우
- 위수술을 받은 경우
- 위식도역류, 소화궤양 등의 위 산도를 감소시키는 질환을 앓고 있거나 약물을 복용하는 경우

MEMO

- **노화가 CDI의 위험인자인 이유**

① 방광기능의 손상 등 비뇨생식기의 변화에서부터 위 내 미생물의 다양성 감소에 이르기까지 노화는 감염에 대한 중요한 생리적 방어기전을 변화시킨다.

② 노화에 따른 면역체계의 변화(T세포 및 B세포의 수와 기능 감소 등)는 감염에 대한 감수성을 증가시킨다.

③ 이러한 변화는 고령자가 미생물에 반응할 수 있는 능력을 제한하기 때문에 이환율과 사망 위험을 증가시킨다.

1) 병원체의 특성

클로스트리듐 디피실(*Clostridium difficile*)은 0.5~1.9×3.0~16.9μm의 그람양성 막대균으로, 주모성 편모를 가진다. 아포의 형성은 매우 양호하며 타원형으로 균의 말단 가까이에 위치한다.

선택배지인 CCFA(cefotoxin-cycloserine fructose agar) 배지에서 형성되는 집락은 지름 3~5mm로 국화 모양의 특징적인 형태를 띠며, 또 장파장(360nm) 자외선조사에서 의해 황금색 형광을 나타내므로 다른 집락과 쉽게 감별할 수 있다. 당 분해성이 비교적 강하며, 많은 **항균제에 내성**을 나타낸다.

2) 감염경로

의료시설에 입원한 감염자의 대변에 직접 접촉(**대변-입안경로**)함으로써 감염된다. 대변으로 오염된 표면, 기구, 장치 등을 다른 사람이 만지면서 전파된다.

3) 임상증상

증상은 보통 항균제 투여를 시작한 후 5~10일째에 나타나지만, 투여 첫날이나 최대 2개월 후에 나타나기도 한다. 염증 정도에 따라 증상이 다르며 묽은 설사에서부터 혈액성 설사, 복통과 경련, 발열에 이르기까지 다양하다. 메스꺼움이나 구토는 드물게 나타난다.

심하면 생명을 위협하는 탈수, 저혈압, 독성거대결장, 대장천공 등을 일으킬 수도 있다.

4) 진단

여러 유형의 대변검사를 통해 진단을 내린다. CCFA **한천평판배지**를 사용하여 디피실균을 검출하고, 이 균이 생산하는 독소를 증명하기 위하여 면역학적 검사법을 시행한다. 또 PCR법을 통해 유전자를 검출하기도 한다. 대장천공이나 독성거대결장 등의 심각한 합병증이 의심되는 경우에는 복부 X선이나 CT 등의 영상검사를 시행한다.

5) 치료

환자는 1인실에 격리 조치하고 방문객과 근무자들은 장갑과 가운을 착용한다(접촉주의). 화학요법 중에 설사 등의 증상이 나타나면 우선 사용하는 항균제의 투여를 중단한다. 치료에는 반코마이신(vancomycin), 메트로니다졸(metronidazole)이 효과적이다. 심각한 재발 사례의 경우에는 대변미생물무리이식술(fecal microbiota transplantation)을 시행하기도 한다.

6) 예방

의료관련감염이기 때문에 각 의료기관에서는 표준주의와 함께 접촉주의 대책이 필요하다(표 6-2).

표 6-2 CDI 감염 예방을 위한 일반지침

구분	지침
항균제	① 가능한 한 사용 중인 항균제를 중단한다. ② 적절한 항균제 사용을 위하여 전 병원의 항균제 사용을 관리한다.
손위생	① CDI 환자, 배설물 및 환자 주위 환경과 접촉한 후에는 물과 비누로 손을 씻는다.
접촉주의	① 가능하면 1인실에 입원하고 1인실에 여유가 없는 경우 CDI 환자끼리 코호트 격리한다. ② 격리된 환자의 증상이 없어진 후 48시간이 지나 격리를 해제한다. ③ CDI 환자와 접촉하기 전에 장갑을 착용한다. ④ CDI 환자 또는 주변 환경과 접촉하기 전 비닐가운(일회용 앞치마 등)을 착용한다.

표 6-2 CDI 감염 예방을 위한 일반지침 (계속)

구분	지침
의료기구	① 의료기구를 CDI 환자용으로 배정하여 전용으로 사용한다(체온계, 혈압계, 청진기 등). ② 공용으로 사용하는 의료기구는 CDI 환자에게 사용한 후 아포까지 사멸하는 고수준 소독액으로 소독한다. ③ 가능하면 일회용 의료기구를 사용한다.
환경 청소와 소독	① 환경 및 의료기구 소독 프로토콜을 개발하여 이용한다. ② 손이 자주 닿는 환경 표면은 정기적으로 청소한다. ③ CDI 환자가 사용하는 병실은 1:10 차아염소산나트륨 용액으로 소독한다. ④ CDI 유행이 발생하였거나 발생률이 지속적으로 높은 기관에서는 1:10 차아염소산나트륨 용액으로 환경 소독을 한다. ⑤ CDI 환자가 퇴원한 후에는 병실 내 모든 표면을 꼼꼼히 소독한다.
교육	① 의료진, 청소인력 및 행정 직원들은 CDI 감염관리에 관하여 교육 · 훈련을 받는다. ② CDI 환자와 환자 가족에게 CDI 감염관리에 관하여 교육한다.

Summary

클로스트리듐 디피실 감염증

병원체	클로스트리듐 디피실(*Clostridium difficile*)
감염경로	감염자의 대변에 직접 접촉함으로써 감염(대변-입안경로)
잠복기	항균제 투여 후 5~10일째에 증상이 나타남(투여 첫날이나 최대 2개월 후에 나타나기도 함)
임상증상	묽은 설사, 혈액성 설사, 복통과 경련, 발열, 메스꺼움, 구토 등 다양하며, 심하면 생명을 위협하는 탈수, 저혈압, 독성거대결장, 대장천공 등을 일으킬 수 있음
진단	• 배양검사 : 디피실균 검출 • 면역학적 검사법 : 균이 생산하는 독소 검출 • PCR법 : 유전자 검출 • 영상진단(복부 X선, CT) : 합병증 진단
치료	사용하는 항균제의 투여를 중단하고, 반코마이신(vancomycin), 메트로니다졸(metronidazole)로 치료
예방	의료관련감염이기 때문에 각 의료기관에서는 표준주의와 함께 접촉주의 대책이 필요

II 다제내성균 감염증

1. 개요

의료관련감염을 유발하는 미생물 중 항균제에 내성을 나타내는 **약제내성균**의 비율이 점점 증가하는 추세이며, 새롭게 출현한 약제내성균의 국내 유입 및 확산은 감염관리의 새로운 문제로 대두되고 있다.

약제내성은 세균이 항생제의 효과에 저항하여 생존이나 증식할 수 있는 능력을 갖게 되는 현상이다. 특히 다제내성균은 여러 종류의 항균제에 내성을 가져 치료 가능한 항생제가 몇 안 되는 세균을 말한다. 일반적으로 3가지 계열 이상의 항균제에 내성을 가지면 **다제내성**(mutidrug resistant), 1~2가지 계열을 제외한 모든 항생제에 내성을 가지면 **광범위내성**(extensively drug resistant), 모든 계열 항생제에 내성을 가지면 **범약제내성**(pandrug resistant; 슈퍼박테리아)으로 분류한다.

현재 국가에서 법률로 지정하여 관리 중인 다제내성균에는 6종류가 있다(표 6-3). 특히 면역저하 환자나 기저질환이 있는 환자, 고령자 등에서 발생 위험이 높기 때문에 이러한 내성균의 출현을 최대한 억제하고 조기에 발견하여 적절한 예방지침을 시행함으로써 감염과 확산을 예방하는 것이 중요하다.

표 6-3 법정감염병으로 지정된 다제내성균(6종류)

- 반코마이신 내성 황색포도알균(vancomycin-resistant *Staphylococcus aureus*, VRSA)
- 반코마이신 내성 장알균(vancomycin-resistant *Enterococcus*, VRE)
- 메티실린 내성 황색포도알균(methicillin-resistant *Staphylococcus aureus*, MRSA)
- 다제내성 녹농균(multidrug-resistant *Pseudomonas aeruginosa*, MRPA)
- 다제내성 아시네토박터 바우마니균(multidrug-resistant *Acinetobacter baumannii*, MRAB)
- 카바페넴 내성 장내세균속 균종(carbapenen-resistant *Enterobacteroceae*, CRE)

1) 병원체의 특성

(1) 반코마이신 내성 황색포도알균(VRSA)

반코마이신에 내성을 나타내는 황색포도알균이다. 반코마이신에 내성을 나타내는 장알균 등에서 황색포도알균이 vanA 등의 내성유전자를 획득함으로써 내성화한 것으로 판단된다.

황색포도알균(*Staphylococcus aureus*)은 그람양성의 조건무산소성균으로, 편모는 없고 아포를 형성하지 않는다. 건강한 사람의 피부, 코안, 인·후두, 창자에서 상주하는데, 건강할 때는 아무런 문제를 일으키지 않지만, 피부에 상처가 나면 염증이 발생하고 음식에 함유되면 독소를 생산하여 식중독을 일으키는 원인이 된다.

(2) 반코마이신 내성 장알균(VRE)

반코마이신을 포함한 글리코펩티드 항균제에 내성을 나타내는 장알균이다.

장알균(*Enterococcus*)은 피부, 점막, 위장관 등에 흔한 상재균으로 건강한 사람에게 감염을 일으키는 경우는 없지만, 감염 방어력이나 면역력이 떨어진 사람에게 요로 감염병, 세균심내막염, 간쓸개길 감염병, 수술 후 감염병, 패혈증, 복막염 등을 일으킨다. 다제내성을 나타내기 때문에 치료가 어렵다. 장알균 중에서 사람에게 병원성을 나타내는 균종에는 *Enterococcus faecalis*, *Enterococcus faecium*, *Enterococcus avium*이 있다.

(3) 메티실린 내성 황색포도알균(MRSA)

메티실린을 비롯한 모든 β-락탐 계열 항균제에 내성을 나타내는 황색포도알균이다. 황색포도알균은 폐렴, 균혈증, 심내막염, 수술부위감염 등 병원에서 발생하는 감염병의 중요한 원인균이다. MRSA는 1970년대 말부터 영국과 호주 등지에서 새로운 유행 균주가 등장한 이후 전 세계적으로 발생빈도가 증가하였다.

(4) 다제내성 녹농균(MRPA)

카바페넴, 아미노글리코시드, 플루오로퀴놀론 계열 항균제에 내성을 나타내는 녹농균이다.

녹농균은(*Pseudomonas aerugonosa*)은 자연환경이나 생활환경 중 물이 있는 장소에서 서식하며 인체 상재균으로 분류된다. 그람음성의 양 끝이 둥근 막대균이며 아포를 형성하지 않고 한 가닥의 편모를 가진다. 건강한 사람은 거의 감염되지 않지만, 광범위한 화상, 호중구 감소 등으로 면역력이 떨어지면 중증의 감염병 위험을 높인다. 의료행위인 화학요법제, 스테로이드제, 면역억제제 등의 장기간 사용이 심각한 감염 위험이 되며 또한 장기간의 정맥이나 요관 내 카테터 사용이 감염원이 된다. 폐렴, 균혈증, 요로감염 등을 일으킨다.

(5) 다제내성 아시네토박터 바우마니균(MRAB)

카바페넴, 아미노글리코시드, 플루오로퀴놀론 계열 항균제 모두에 내성을 나타내는 아시네토박터 바우마니균이다.

아시네토박터 바우마니(*Acinetobacter baumannii*)는 그람음성의 산소성 막대균으로, 토양, 물 등의 자연환경과 병원환경에 널리 분포한다. 처음에는 약한 병원성으로 크게 주목받지 못하였으나 최근 15년간 의료관련감염 원인균으로서 빠른 내성률의 증가속도를 보이고 있다.

(6) 카바페넴 내성 장내세균속 균종(CRE)

이미페넴(imipenem), 메로페넴(meropenem), 엘타페넴(ertapenem) 등의 카바페넴 계열 항균제에 내성을 나타내는 장내세균속 균종이다.

장내세균속 세균은 조건무산소성의 막대균으로, 대장균(*Escherichia coli*), 클레브시엘라(*Klebsiella*), 엔테로박터(*Enterobacter*), 시트로박터(*Citrobacter*), 세라티아(*Serratia*) 등의 다양한 세균이 포함된다. 주로 호흡(산소

조건) 및 발효(무산소 조건)에 의한 대사를 하며 편모가 있어 운동성을 띠는 것이 많다. CRE는 카바페넴 외에도 아미노글리코시드, 퀴놀론, 테트라사이클린 등에도 내성을 보이기 때문에 다제내성균으로 분류된다.

2) 감염경로

병원체 보유자와 직 · 간접적인 접촉이나 오염된 의료기구, 환경 등을 통해 전파된다.

3) 임상증상

(1) 반코마이신 내성 황색포도알균(VRSA) 감염증

감염부위에 따라 균혈증, 심내막염, 화농성 관절염, 폐렴, 골수염, 피부감염, 농가진, 장염 등 다양한 감염증을 유발할 수 있다. 현재 사용하는 어떠한 항생제에도 효과가 없기 때문에 결국 패혈증을 일으켜 사망할 수도 있다.

(2) 반코마이신 내성 장알균(VRE) 감염증

일반적인 증상으로 발열과 오한이 나타난다. 심하면 혈압 저하, 쇼크 등의 패혈증 증상이 나타날 수도 있다. 요로감염인 경우 배뇨 시 통증, 발열, 허리통증, 심내막염인 경우 발열, 심부전 등, 창상감염인 경우 고름, 발열 등의 증상이 있다.

(3) 메티실린 내성 황색포도알균(MRSA) 감염증

감염부위에 따라 증상이 다양하게 나타난다. 연조직감염은 피부 및 피하조직의 종창, 발적, 통증으로, 폐렴은 발열, 객담, 호흡곤란으로, 세균혈증은 발열로, 감염심내막염은 발열, 장기색전, 호흡곤란으로, 관절염은 관절종창, 발적, 통증으로 나타난다. MRSA는 고름을 잘 형성하는 특성이 있어 감염부위에 고름집이 흔히 동반된다.

(4) 다제내성 녹농균(MRPA) 감염증

요로감염이나 인공호흡기 관련 폐렴 등 주요 의료관련감염의 원인균으로 피부감염, 욕창, 폐렴, 세균혈증, 패혈증, 수막염 등 다양한 감염증을 유발한다.

(5) 다제내성 아시네토박터 바우마니균(MRAB) 감염증

감염부위에 따라 폐렴, 혈류감염, 창상감염 등을 유발하며, 폐렴의 전형적인 증상은 발열, 오한, 기침이다.

(6) 카바페넴 내성 장내세균속 균종(CRE) 감염증

감염부위에 따라 다양한 증상을 나타낸다. 요로감염인 경우 배뇨통, 빈뇨, 옆구리 통증, 발열, 복강 내 감염인 경우 복통, 발열, 복부압통, 담낭염이나 담관염인 경우 복부통증, 발열, 황달, 세균혈증인 경우 발열, 폐렴을 일으키면 발열, 고름가래, 가슴통증이 나타난다. 고령, 인공호흡장치나 중심정맥관 치료를 받거나 외과적 상처가 있는 중환자는 감염 위험이 높다.

4) 진단

가래, 소변, 대변, 피부, 상처, 농양, 뇌척수액, 기관흡입액, 체액 등의 검체에서 균이 배양되고, 약물감수성 검사 결과 내성을 보이면 진단을 내린다.

5) 치료

VRSA에 대한 항균제 치료법은 정립되지 않아 약물감수성 검사 결과를 고려하여 여러 가지 항균제를 조합하여 치료한다.

VRE, MRSA가 감염을 일으킨 경우에는 약물감수성 검사 결과를 고려하여 특정 항균제를 치료제로 사용한다. 보균자는 감염된 것이 아니므로 항균제 치료를 하지 않고 경과를 관찰한다.

CRE 보균자 역시 치료하지 않고 장내세균의 내성 패턴이 변하기를 기다린다. CRE가 감염의 원인균이거나 MRPA, MRAB 감염이 있는 경우에는 아직까지 정립된 치료는 없어 약물감수성 결과를 근거로 여러 가지 계열 항생제의 복합 치료를 시도한다.

advance

▶ 약물감수성 검사

어떤 약물이 특정 세균에 효과를 나타내는 경우 그 세균은 해당 약물에 **감수성**(sensitivity)이 있다고 한다. 그 감수성 정도를 조사하는 것이 약물감수성 검사이다. 약물감수성 검사에는 확산법과 희석법이 있다.

1. 확산법 (그림 1)

세균을 도말한 배지 위에 일정량의 약물을 함유한 디스크를 놓고 일정 시간 동안 배양한다. 디스크에서 배지로 확산된 약물에 의해 생긴 원(발육저지원)을 측정함으로써 그 크기에 따라 약물에 대한 감수성 정도를 판단한다. 발육저지원의 크기가 작으면 미생물이 그 약물에 저항성이 큰 것(감수성이 작은 것)이고, 반대로 크기가 크면 저항성이 적은 것(감수성이 큰 것)이다.

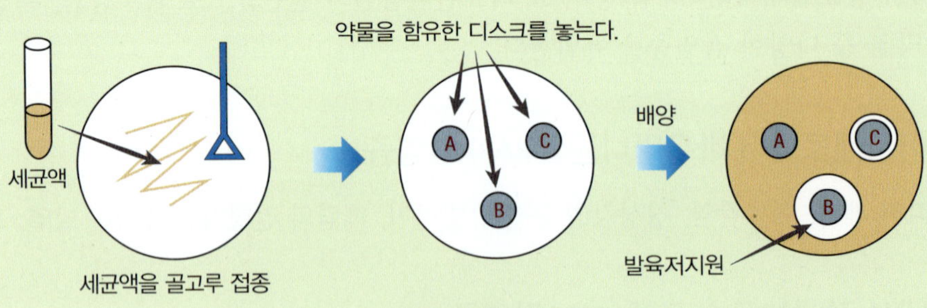

그림 1 확산법

세균은 B 약물에 대해서는 감수성이 크고, A 약물에 대해서는 감수성이 적다(저항성이 크다).

advance

▶ 약물감수성 검사 (계속)

2. 희석법 (그림 2)

조사할 약물을 단계적으로 희석하여 약물이 든 액체배지에서 세균을 배양한다. 그 후 배양된 세균의 발육 여부로 감수성을 판정한다. 세균의 발육이 억제되는 감수성을 보이는 농도를 **최소억제농도**(minimum inhibitory concentration, MIC)라고 한다. 그리고 이 액체배지를 약물이 없는 고체배지에 접종하여 미생물이 자라지 않는 **최소살균농도**(minimum bactericidal concentration, MBC)를 측정한다.

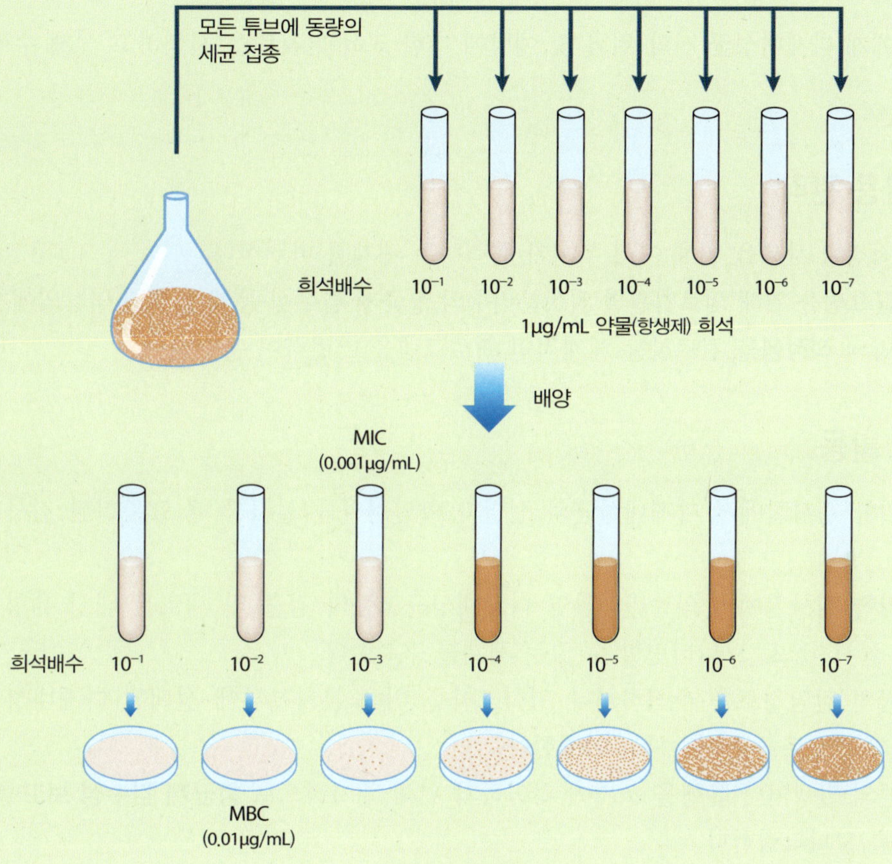

그림 2 희석법

6) 예방

다제내성균의 감염을 예방하려면 불필요한 항균제 오·남용을 줄여 인체 내 상재균이 항균제에 내성을 획득하지 않도록 주의하여야 한다.

또한 감염관리의 기본원칙인 표준주의를 준수하는 것이 무엇보다 중요하다. 감염된 환자, 감염원과 접촉한 의료인의 손, 오염된 의료기구 등을 통해 다제내성균이 전파될 수 있으므로 손위생을 철저히 준수하고, 의료기구의 멸균과 소독에 주의하며, 시술이나 수술 시 무균술을 철저하게 준수하여야 한다.

2. 다제내성균 예방관리의 일반적 원칙 (표 6-4)

1) 의료기관 내 방침

① 의료기관 내의 다제내성균 전파를 예방하고 관리하기 위한 내부 지침을 마련하고 행정적 지원과 재정 및 인적 자원을 제공하도록 한다.
② 다제내성균의 집락이나 감염 환자를 확인할 수 있는 시스템을 마련하여 환자 관리에 참여하는 모든 직원이 이를 인지할 수 있도록 하고 의료기관 내 또는 의료기관 간에 환자가 이동하기 전 정보를 제공한다.
③ 병원 직원에게 다제내성균 전파 위험 및 예방에 대한 교육과 훈련을 시행하고 실제 수행 여부를 확인한다.

2) 항균제 사용 관리

① 항균제의 적정한 사용을 위해 여러 부서가 협력하는 체계를 마련한다.
② 경험적 항균요법을 위해 의료기관별 임상분리주의 항균제 감수성 통계를 전체 임상의에게 피드백한다.
③ 항균제 처방의 **적정성**을 검토하는 체계적인 프로그램을 마련하여 운영한다.

3) 모니터링 활동

① 진단검사의학 검사실에서 다제내성균의 선별과 확인검사를 실시할 때 표준화된 검사법을 사용하도록 한다.
② 진단검사의학 검사실에서 의료관련감염 다제내성균 6종의 검출 및 새로운 내성 유형을 발견하였을 때는 이를 실시간으로 모니터링할 수 있는 체계를 구축한다.
③ 다제내성균의 감염경로를 추적하거나 역학조사를 위해 분자분류에 선택된 다제내성균을 보관하기 위한 검사실 프로토콜을 개발하고 이행한다.
④ 다제내성균의 발생이나 유행을 조기에 확인하기 위해 주기적으로 **항균제 감수성 보고**를 하고 내성 양상의 변화를 모니터링한다.
⑤ 다제내성균의 발생 추이를 파악하기 위해 적절한 통계방법을 활용하고, 추가적인 감염관리 중재의 필요성을 결정한다.

4) 환자격리

(1) 격리 시작

① 격리 시작은 부위에 상관없이 환자에게서 **균이 분리**되는 경우이다.
② 3개월 이내 과거 입원 당시 균이 분리된 사실이 확인되는 경우에는 가능한 한 격리조치를 취하고 선별검사를 진행한다.
③ 최초 선별검사는 즉시 시행하고 1~2일 이후에 반복검사를 한다.

(2) 격리병실 배정

① 격리실이 제한된 경우 격리의 우선순위는 균종과 환자의 상태에 따라 **위험평가**(risk assessment)를 하여 감염관리 담당자가 결정한다.

② 가능하면 **1인실**에 격리하고 전파 위험이 높은 환자(설사, 창상배액, 요실금, 변실금, 다량의 호흡기 분비물)부터 우선적으로 배정한다.

③ 1인실 격리가 어려운 경우 **코호트** 격리한다(동일한 내성균이 분리되는 환자를 같은 병실에 함께 격리).

④ 코호트도 불가능하다면 다제내성균으로 인한 감염 위험이 높은 환자(면역저하환자나 개방창상이 있는 환자 등)와의 같은 병실은 피하고 최대한 **물리적인 장벽**을 마련한다.

(3) 격리 해제

① 원래 분리되던 부위와 보균 검사에서 3일~1주 간격(항균제가 투여되지 않고 있는 환자의 경우는 간격 조정 가능)으로 검사를 시행하여 연속적으로 **3회 이상 음성**인 경우 격리를 해제한다. 원래 분리되던 부위의 검체 채취가 어려운 경우(뇌척수액, 늑막액, 복수액 등)와 혈액에서 분리된 경우에는 보균 검사만 한다.

② 3개월 이내 과거 입원에서 균이 분리되어 선제 격리된 환자는 감시배양에서 2~3회 음성(1~2일 간격)이면 격리를 해제한다.

(4) 환자 퇴원

① 환자 시 **접촉주의 지침**에 대한 교육을 시행한다.

② 다른 의료시설로 전원할 경우에는 전원 대상 시설에 다제내성균에 관한 정보를 제공한다.

(5) 격리 환자의 이동

① 환자의 검사나 병실 밖 이동은 최소한으로 제한한다.

② 이동이 불가피한 경우 환자는 환자복을 교환하거나 덧가운을 착용한다.

③ 삽관이 있는 경우 삽관기구를 고정하고, 깨끗이 정돈해서 분비물로 오염되지 않도록 한다.

④ 개방창상은 드레싱으로 덮어 분비물이 새지 않도록 한다.

⑤ 검사나 재활치료 등의 환자 이송 부서에 미리 알린다.

⑥ 휠체어, 이동카트, 보행기 등의 이송용구는 사용 후 바로 소독한다.

⑦ 이송 요원은 환자와 접촉 전후 반드시 손위생을 한다.

⑧ 환자를 이송용구로 옮길 경우 이송용구에 환자를 옮긴 다음 이동 전 이송용구 손잡이를 소독하고 손위생을 한다.

5) 손위생

① 환자와 접촉하기 전후에 **손위생**을 시행한다.

② 눈에 띄는 오염이 없으면 물 없이 하는 손소독을 시행한다.
③ 혈액, 체액, 분비물에 손이 오염된 경우에는 물과 항균비누를 이용해 손을 씻는다.

6) 개인보호구

(1) 장갑

① 환자 접촉 전 손위생 후 일회용 장갑을 착용한다.
② 환자 접촉행위 종료 후 장갑을 벗고 손위생을 수행한다.

(2) 가운(또는 일회용 앞치마)

다음의 상황에서는 가운이나 일회용 앞치마를 사용한다.

① 환자, 환자 주위 환경, 환자 물품과 직접 접촉 시
② 드레싱으로 덮이지 않은 큰 **개방창상**이 있는 경우
③ 설사, 실금, 회장루(ileostomy), 결장루(colostomy)가 있는 경우
④ 분비물이나 배설물이 다량으로 있는 경우
⑤ 환자와 장시간 밀접한 접촉을 하여야 하는 경우
⑥ 보호자가 격리병실에 상주하는 경우

(3) 마스크

① 상시 착용할 필요는 없고 호흡기 분비물이 튈 가능성이 있는 창상세척, 흡인, 기관삽관 등에 착용한다.

7) 물품 및 환경 관리

(1) 재사용 의료기구 관리

① 사용한 의료기구는 주변 환경을 오염시키지 않는 방법으로 수거하고 소독한다.
② 혈압계, 체온계 등의 의료용품은 최대한 환자 **전용**으로 사용하고, 공용할 경우에는 다른 환자에게 사용하기 전에 소독한다.

(2) 의료폐기물 관리

① 격리실에 **의료폐기물함**을 두고 의료폐기물(일회용 장갑, 거즈, 비닐가운, 알코올솜, 수액세트 등)을 함께 수거한다.
② 폐기물 박스 외에 병실에 의료폐기물이 적재되어 있지 않도록 주의한다.

(3) 리넨 관리

① 리넨이나 가운은 주변 환경을 오염시키지 않도록 사용 후 오염 세탁물함에 분리하여 수거한다.
② 리넨을 이동하고 세탁하는 과정에서 주변 환경을 오염시키지 않도록 주의한다.
③ 리넨 취급자는 마스크와 장갑을 착용한다. 필요하면 가운이나 일회용 앞치마를 착용한다.

(4) 환경 관리

① 환자가 자주 접촉하는 침상, 상두대, 의료기기 등의 주변 환경 표면과 병실바닥을 소독제로 닦는다.
② 환자 퇴원 후에는 환경 표면 전반을 소독한다.

표 6-4 다제내성균별 감염관리

	VRSA	VRE	MRSA	MRPA/MRAB	CRE
병실 사용	1인실 격리	격리실 또는 코호트	코호트 권장	코호트 권장	코호트 권장
물품준비	개별 의료기구*	개별 의료기구	개별 의료기구 권장	개별 의료기구 권장	개별 의료기구 권장
손위생	환자나 물품 및 환경 접촉 전후에 손위생 시행				
장갑	항상 착용	항상 착용	착용 권장, 오염 우려 시에는 반드시 착용	착용 권장, 오염 우려 시에는 반드시 착용	착용 권장, 오염 우려 시에는 반드시 착용
가운 (일회용 앞치마)	항상 착용	항상 착용	착용 권장, 오염 우려 시에는 반드시 착용	착용 권장, 오염 우려 시에는 반드시 착용	착용 권장, 오염 우려 시에는 반드시 착용
환자 이동	덧가운 또는 새 환의 이송용구 소독	덧가운 또는 새 환의 이송용구 소독	오염 우려의 창상은 드레싱 유지, 이송용구 소독	오염 우려의 창상은 드레싱 유지, 이송용구 소독	오염 우려의 창상은 드레싱 유지, 이송용구 소독
환경 관리	병실 표면, 반복 사용 기구/물품은 매일 소독, 퇴원 시 환경 표면 전반 소독	병실 표면, 반복 사용 기구/물품은 매일 소독, 퇴원 시 환경 표면 전반 소독	병실 표면, 반복 사용 기구/물품은 매일 소독, 퇴원 시 환경 표면 전반 소독	병실 표면, 반복 사용기구/물품은 매일 소독, 퇴원 시 환경 표면, 공조기/필터 표면 포함 소독	병실 표면, 반복 사용 기구/물품은 매일 소독, 퇴원 시 환경 표면 전반 소독
격리 해제	원래 분리된 감염부위(검체채취가 어렵거나 혈액분리인 경우는 보균 검사 결과로 판단)와 보균 검사에서 3일~1주 간격으로 검사하여 연속 3회 이상 음성 ※ 항생제를 수주간 사용하지 않은 경우 검사간격과 횟수 조정 가능				

* 혈압계/청진기, 체온계, 대소변기, 지혈대, 기타 개별 사용 가능 물품

Chapter

7

바이러스성 질환

학습목표

① 주요 바이러스성 질환의 병원체, 증상, 진단, 치료, 예방에 대해 설명할 수 있다.
② 바이러스성 간염의 병원체를 열거하고 그 특성을 설명할 수 있다.
③ 바이러스성 위창자염을 일으키는 바이러스의 종류를 열거할 수 있다.
④ 주요 바이러스성 위창자염의 예방법을 설명할 수 있다.

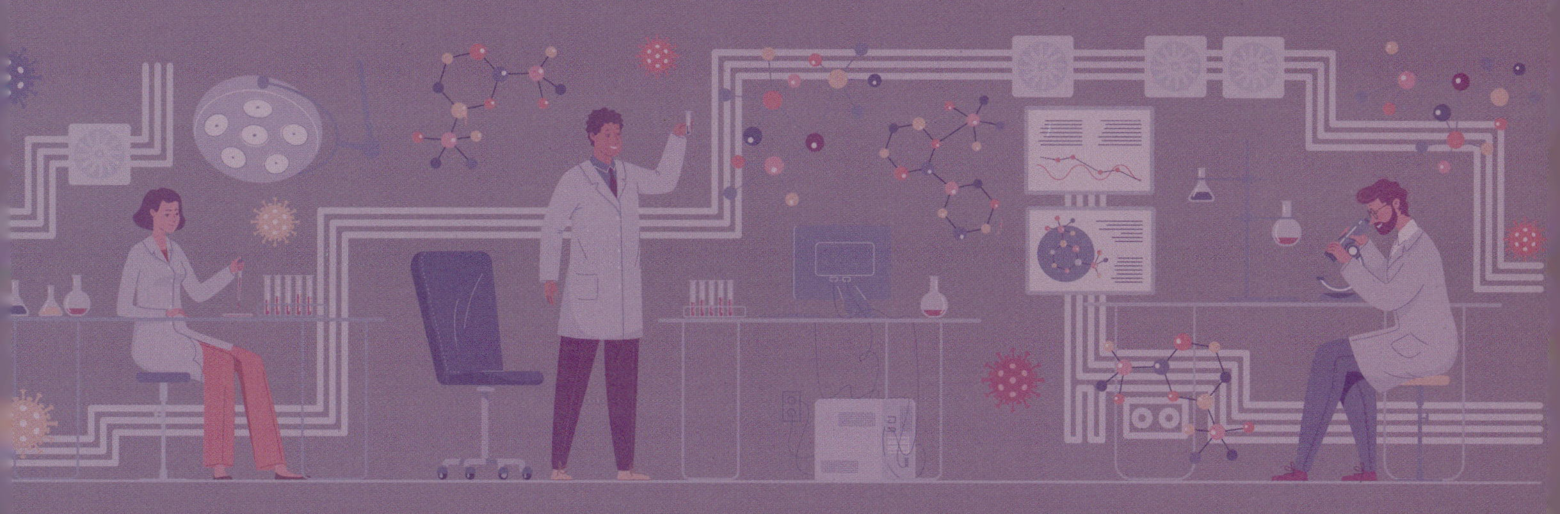

핵심용어해설

- **공기감염**(aerial infection) : 감염자에게서 방출된 비말은 짧은 시간에 비말핵이 된 후 부유 비말핵으로서 확산된다. 이 부유 비말핵을 흡입함으로써 일어나는 감염을 말한다.
- **대증치료**(symptomatic treatment) : 어떤 질환의 환자를 치료함에 있어 원인을 제거하기 위한 직접적인 치료법과는 달리 증상을 완화하기 위해 시행하는 치료법을 말한다. 따라서 질병의 원인이 제거되지 않는 한 그 효과는 일시적이지만, 대증치료 도중 자연스럽게 질병의 원인이 제거 또는 소실되는 경우가 종종 있다.
- **무증상감염**(불현성 감염, inapparent infection) : 일과성으로 병원성 미생물이 조직 내에서 증식하더라도 생체방어기전이 빠르게 작동하여 제거됨으로써 증상이 나타나지 않는 감염 양식을 말한다.
- **불연속변이**(항원대변이, 항원변위, antigenic shift) : 서로 다른 종류의 바이러스 유전자가 서로 혼합되어 새로운 형태의 아형이 되어 항원 유전자가 불연속적으로 급격하게 변화하는 과정으로, 인플루엔자바이러스에서 자주 관찰된다.
- **비말감염**(droplet infection) : 병원성 미생물을 함유한 비말이 비감염자의 얼굴 등에 부착된 후 이것이 코안, 입안의 점막이나 결막을 통해 침입하여 감염이 성립되는 전파양식이다.
- **비말핵**(droplet) : 기침, 재채기, 대화 시 방출되는 호흡기 유래 비말(droplet)이 건조되어 5μm 이하의 크기가 된 입자를 말한다. 부유 비말핵을 통해 공기감염이 일어난다.
- **수직감염**(vertical infection) : 모체에 감염되어 있던 병원체가 임신, 분만, 수유 시 태아나 신생아에게 직접 감염이 확산되는 것으로, 태반경유감염(경태반감염, diaplacental infection), 산도감염(birthcanal infection), 모유감염(breastfeeding infection)이 있다.
- **약독 생백신**(live attenuated vaccine) : 병원체의 변이주를 사용하여 독력을 저하시킨 백신을 말한다.
- **연속변이**(항원소변이, 항원변이, antigenic drift) : 바이러스의 항원 유전자에 돌연변이가 축적되어 항원이 점진적으로 변하는 과정을 말한다.
- **잠복감염**(latent infection) : 무증상감염 후 숙주의 감염 세포 내에서 휴면상태가 되어 면역계통에 인식되지 않고 숙주 내에 장기간 존재하는 감염 양식이다. 결핵균이나 수두대상포진바이러스에 의한 감염을 예로 들 수 있다.
- **접촉감염**(contact infection) : 병원성 미생물과 접촉하여 일어나는 감염을 말한다. 감염자와 직접 접촉함으로써 병원성 미생물이 전파되는 직접접촉감염과 병원성 미생물에 오염된 감염자의 손, 물건, 환경 표면 등을 통해 병원성 미생물이 다른 사람에게 전파되는 간접접촉감염이 있다.

Ⅰ 주요 바이러스성 질환

1. 인플루엔자(influenza)

감기 증상을 일으키는 여러 바이러스 가운데 인플루엔자바이러스가 원인이 되어 발생하는 급성 호흡기 질환으로, 법정감염병의 제4급 감염병으로 분류된다. 주로 겨울철에 유행하며, 유행성 감기 또는 독감(flu)이라고도 부른다. 우리나라를 포함한 북반구에서는 주로 11월부터 4월 사이에 유행한다. 약 10~40년을 주기로 대유행을 일으키며 2~3년을 주기로 소유행을 일으키기도 한다.

1) 병원체의 특성

인플루엔자바이러스(influenza virus)는 RNA 바이러스로 오르토믹소바이러스과(*Orthomyxoviridae*)에 속한다. 8개의 절편으로 구성되며 다형성 구형 모양으로 지름은 80~120nm이다. 외피에는 **적혈구응집소**(hemagglutinin, HA)와 **뉴라민분해효소**(neuraminidase, NA)라는 2종류의 당단백질이 돌기구조물을 형성한다(그림 7-1). 바이러스입자의 주요한 내부 단백질인 핵단백질(mucleoprotein)과 기질단백질(matrix protein)의 항원성 차이에 따라 A형, B형, C형으로 분류되며, A형과 B형이 주로 사람에게 질병을 일으킨다.

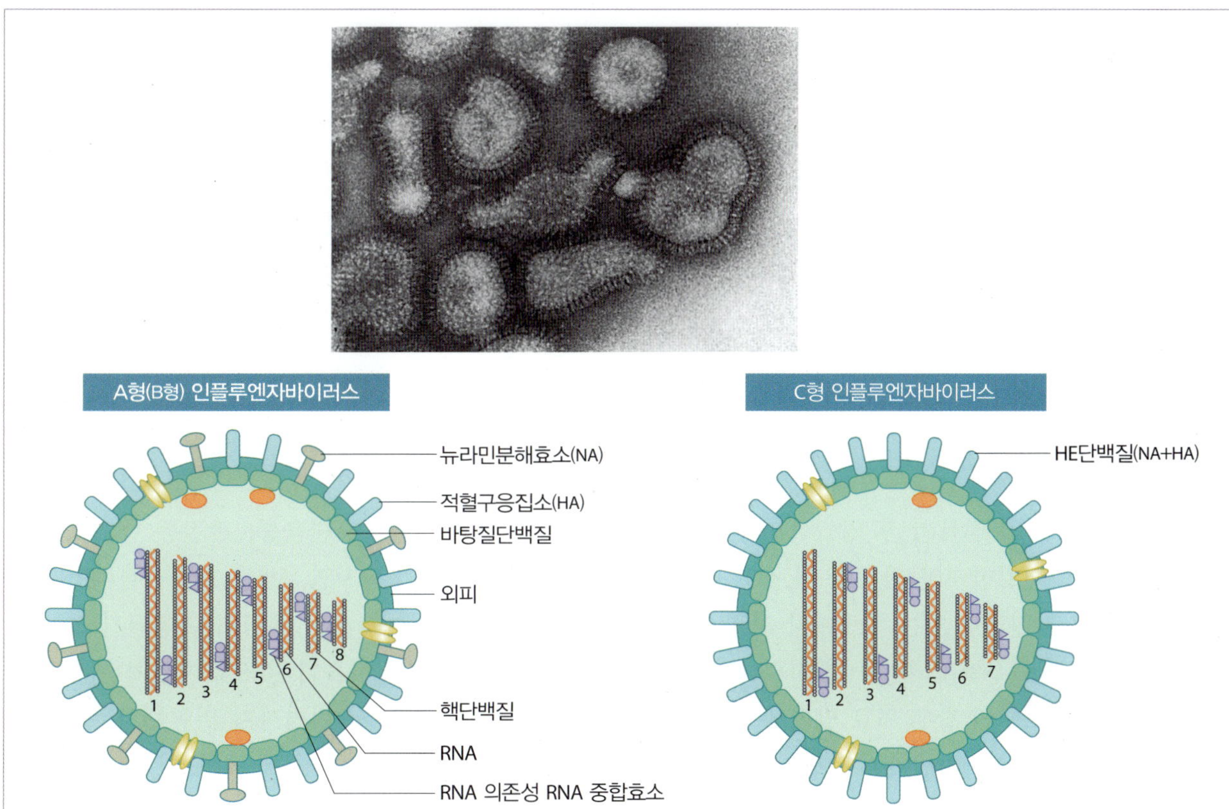

그림 7-1 인플루엔자의 전미현미경상과 구조

advance

▶ 인플루엔자바이러스의 항원변이

A형 인플루엔자바이러스가 매년 유행을 일으키는 것은 바이러스의 표면단백질인 HA나 NA의 항원성이 변화하기 때문에 이전에 유행한 바이러스주에 대한 항체를 가지고 있어도 결국은 바이러스를 중화할 수 없어서이다. A형 바이러스의 항원변이에는 **불연속변이**와 **연속변이**의 두 가지 기전이 있다.

1. 불연속변이(항원대변이, 항원변위, antigenic shift)

항원성의 차이에 따라 A형 인플루엔자바이러스의 HA는 18아형(H1~H18)으로, NA는 11아형(N1~N11)으로 나뉜다. 지금까지 유행하던 바이러스와는 다른 HA 아형 또는 NA 아형을 가진 바이러스가 출현하는 것을 **불연속변이**라고 한다. 불연속변이에서는 서로 다른 종류의 바이러스 유전자가 서로 혼합되어 새로운 형태의 아형이 되어 항원 유전자가 불연속적으로 급격하게 변화한다. 1918~1919년의 스페인독감(H1N1 아형), 1957년의 아시아독감(H2N2 아형), 1968년의 홍콩독감(H3N2 아형)은 불연속변이에 의해 출현한 신형 바이러스이다. 불연속변이에 의해 발생한 새로운 아형의 A형 인플루엔자바이러스는 연속변이에 의해 HA이나 NA의 항원성을 계속해서 바꿈으로써 인간 세계에 유행하며 존속해왔다.

2. 연속변이(항원소변이, 항원변이, antigenic drift)

HA, NA 위의 아미노산변이에 의해 항원성이 점진적으로 변화하는 것을 연속변이라고 한다. HA의 항원영역에 점돌연변이가 일어나 중화항원결정기를 부호화하는 아미노산이 변이하면 항원성이 다른 바이러스(항원변이주)가 출현한다. 이 변화한 항원결정기에는 체내에 있는 이전 유행주에 대한 항체는 결합할 수 없어 바이러스 증식을 억제하지 못하며, 이 항원변이주는 새로운 유행 원인주가 된다. 매년 발생하는 A형 인플루엔자의 유행은 동일 아형 내의 연속변이주에 따른다.

2) 감염경로

인플루엔자 환자가 기침이나 재채기를 할 때 분비되는 호흡기 비말을 통하여 사람에게서 사람으로 전파된다. 기관지내시경, 객담 배출, 기관삽관 및 발관, 생검, 심폐소생술 등의 상황이나 환기가 잘 안 되는 밀집된 공간에서는 **공기감염**도 가능하다. 건조한 환경에서 1~2일 정도 생존 가능하기 때문에 인플루엔자바이러스에 오염된 물건이나 환경을 만지고 나서 눈, 코, 입 등을 만지는 경우 **접촉감염**이 발생할 수도 있다.

동물에서 사람으로의 감염은 흔하지 않으나 감염된 동물의 분비물에 직접 닿거나 간접적으로 사람이 접촉했을 때 감염이 가능하다.

3) 임상증상

1~4일(평균 2일)의 잠복기 후 갑작스러운 발열(38~40℃)로 발병하여 두통, 근육통, 관절통 등의 전신증상을 동반한다. 건강한 사람인 경우에는 3~4일에 증상이 호전되어 회복되지만, 만성 호흡기질환이나 심장질환 등의 기저질환이 있는 사람이나 고령자 등의 고위험군과 영유아에게서는 폐렴이 합병되기도 한다. 영유아의 경우 인플루엔자뇌병증 합병 사례가 있는데, 갑자기 발병하여 치사율이 30%에 이르며 예후도 나쁘다. 소아나 청소년의 경우 치료 말기에 갑자기 심한 구토와 혼수에 빠져서 생명까지 위험해지는 라이증후군(Reye's syndrome)을 합병하기도 한다.

MEMO

라이증후군(Reye's syndrome)

바이러스 감염에서 회복된 직후에 갑자기 뇌와 간에 병변이 생기면서 여러 증상이 발생하는 질환이다. 정확한 원인은 알려지지 않았지만, 대부분 바이러스 감염, 특히 인플루엔자나 수두와 관련하여 미토콘드리아의 기능손상으로 발생한다고 보고 있다. 소아 사례의 약 90%는 살리실산유도체(salicylates)인 아스피린의 사용과 관련 있다. 증상으로는 구토, 성격 변화, 혼돈, 발작, 의식상실 등이 나타난다.

4) 진단

감염 초기의 코안 흡인액이나 코안이나 인두 도말액을 동물세포나 발육달걀에 접종하여 분리한다. 감염 초기의 이들 검체로부터 바이러스항원을 검출하는 신속진단키트는 항인플루엔자제 투여를 결정하는 조기 진단에 도움이 된다. 바이러스 유전체는 상기 검체의 RT-PCR법으로 검출한다. 혈청학적 진단은 급성기와 회복기의 페어혈청을 이용하여 4배 이상의 바이러스항체가 상승을 적혈구응집억제검사나 보체결합시험에서 확인한다.

5) 치료

대증치료가 주요 치료법으로, **안정**을 취하면서 **충분한 수분**을 섭취하고 해열진통제, 진해거담제 등의 복용으로 증상을 경감시킨다. 증상이 심하거나 심각한 합병증이 우려되는 경우에는 항바이러스제인 오셀타미비르(oseltamivir), 자나미비르(zanamivir) 등을 사용하며, 항바이러스제의 부작용도 있으므로 투여 후 모니터가 필요하다.

6) 예방

매년 인플루엔자가 유행하기 전인 9~11월 중에 인플루엔자 백신의 접종이 필요하다. 접종 후 예방 가능한 항체를 형성하는 데 약 2주 정도가 소요된다. 백신은 불활성화(사균)된 균주를 정제하여 제조한다. 보통 2개의 각각 다른 아형의 A형과 1개의 B형이 균주로 이용되는데 이것을 3가백신이라 하고, 여기에 B형이 1개 더 추가된 것을 4가백신이라 한다. 또한 대중이 많이 모이는 공공장소를 피하는 것이 감염 기회를 줄이는 데 효과적이다.

Summary

인플루엔자

병원체	인플루엔자바이러스(influenza virus)
감염경로	호흡기 비말을 통하여 사람에게서 사람으로 전파
잠복기	1～4일(평균 2일)
임상증상	갑작스러운 발열(38～40℃)로 발병하여 두통, 근육통, 관절통 등의 전신증상을 동반
진단	코안 흡인액이나 코안이나 인두 도말액을 동물세포나 발육달걀에 접종하여 분리, 신속진단키트로 항원검사, PCR법으로 유전자검사, 혈청학적 진단 등을 시행
치료	안정을 취하면서 충분한 수분을 섭취하고 해열진통제, 진해거담제 등의 복용으로 증상을 경감, 증상이 심하거나 심각한 합병증이 우려되는 경우 항바이러스제인 오셀타미비르(oseltamivir), 자나미비르(zanamivir) 등을 사용
예방	매년 9～11월 중에 인플루엔자 백신의 접종이 필요

2. 홍역(measles)

전염성이 강한 바이러스에 의하여 발생하는 급성 발열성 발진성 질환으로, 법정감염병의 제2급 감염병으로 분류된다. 백신의 도입으로 발생이 감소하였음에도 불구하고 여전히 많은 개발도상국과 아프리카 및 아시아 지역에서 흔하게 발생하여 매년 수천만 명의 영유아가 사망한다. 국내에서는 2006년 11월 국가홍역퇴치를 선언하였으나 재유행 가능성 때문에 해외유입 사례에 대한 지속적인 관리가 필요하다.

1) 병원체의 특성

홍역바이러스(measles virus)는 파라믹소바이러스과(*Paramyxoviridae*)에 속하는 음성 극성의 단일가닥 RNA 바이러스이며 외피를 가진다. 외피에는 세포에 흡착과 침입하는 데 필요한 2종류(HN단백질, F단백질)의 당단백질이 존재한다(그림 7-2). 단일 혈청형이며, 유전자형은 현재까지 8개(A~H), 아형은 24개가 알려져 있다.

2) 감염경로

홍역바이러스는 사람이 유일한 숙주이며 호흡기 분비물 등의 **비말핵**(droplet)을 통하여 호흡기로 감염된다. 주로 환자와 직접 접촉하거나 비인두 분비물에 오염된 물품을 매개로 전파되며 공기로 전파될 수 있다. 또한 홍역바이러스는 **태반을 통과**하므로 태아가 감염되어 선천성 홍역을 일으킬 수 있다.

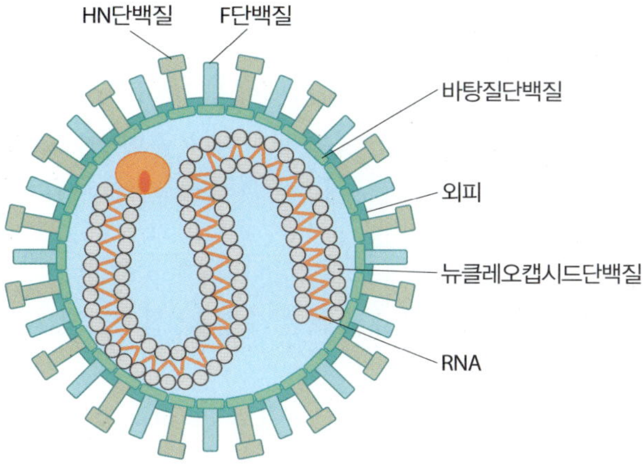

그림 7-2 홍역바이러스의 구조

3) 임상증상

전신감염을 일으키며 발병하기 때문에 잠복기는 길어서 7~21일(평균 10~12일)이다. 임상경과는 **전구기, 발진기, 회복기**로 나뉜다. 전구기(3~5일 간)는 전염력이 강한 시기로, 발열, 기침, 콧물, 결막염, 특징적인 입안 내 병변인 **코플릭반점**(Koplik's spot; 1~2mm 크기의 회백색 반점) 등이 나타난다(그림 7-3). 발진기는 전반적인 증상이 가장 심한 시기로, 열이 일단 내려간 후 다시 상승하여 특유의 빨간 발진(**비수포성**)이 얼굴이나 목에 출현하고 하행성으로 온몸에 퍼진다. 발진 출현 후 3~4일이 지나면 회복기에 들어가며 전신상태는 점차 호전된다.

홍역 환자는 일과성의 면역억제 상태가 되기 때문에 세균성 폐렴, 가운데귀염(중이염), 후두기관기관지염(크룹, croup) 등의 이차감염을 높은 빈도로 합병한다. 또 1,000명에 1명 정도의 빈도로 홍역뇌염(치사율 약 15%)을 합병한다. 지연성 바이러스 감염병으로서 홍역 발병 후 6~10년이 지나 발병하는 아급성 경화범뇌염(subacute sclerosing panencephalitis, SSPE)이 발병자 10만 명에 1명의 빈도로 나타난다. 발병하면 진행성으로 뇌의 기능이 침범되며 수년 이내에 사망한다.

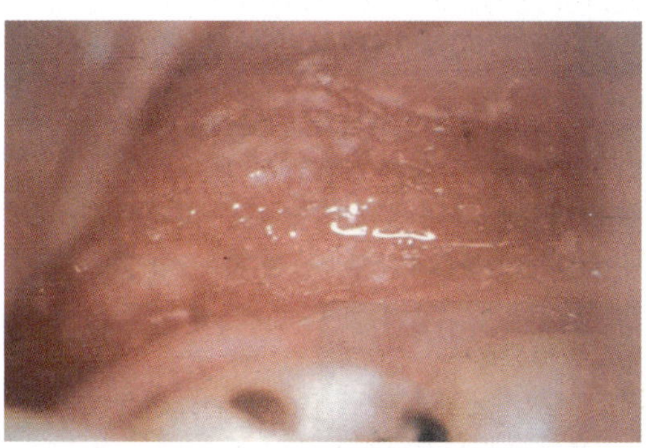

그림 7-3 홍역 환자의 입안 내 코플릭반점

4) 진단

입안 · 입인두 · 코인두의 도말물, 혈액, 소변 등의 검체에서 바이러스를 분리하거나 항체검출검사를 통해 혈청에서 항체를 검출한다. 항체가 측정에는 효소항체법이나 중화법이 사용된다.

5) 치료

대증적인 방법으로 치료한다. 안정을 취하면서 충분한 수분을 섭취하고 해열진통제 등의 복용으로 증상을 경감시킨다.

발진이 생기기 4일 전부터 발진이 생긴 후 4일까지 전염될 수 있으며, 환자에게 발열이나 호흡기 증상이 있을 때 전염력이 가장 높다(그림 7-4). 따라서 발진 발생 후 **4일**까지 환자를 격리하고 표준주의와 공기주의에 따라 엄격하게 감염관리를 한다. 다만, 면역저하자의 경우는 의료진 판단 하에 격리기간을 확대할 수 있다.

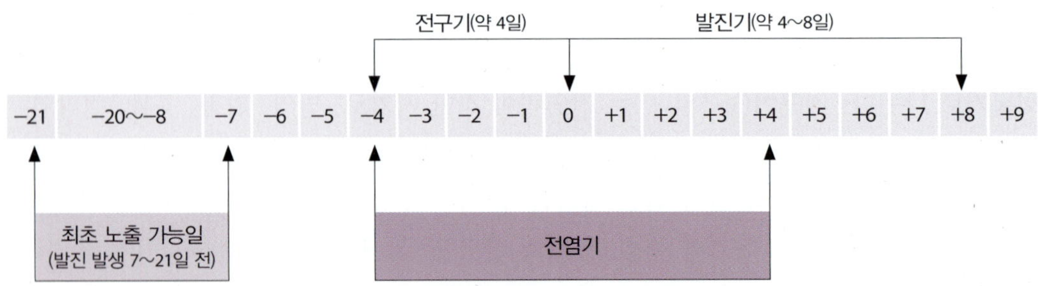

그림 7-4 홍역바이러스의 전파기간

6) 예방

바이러스는 단일 혈청형으로 예방에 **약독 생백신**이 효과적이다. 현재 홍역 · 볼거리 · 풍진(MMR) 혼합백신을 소아는 생후 12~15개월과 만 4~6세에 2회 접종하고, 성인은 면역의 증거가 없는 1968년 1월 1일 이후 출생자에게 적어도 1회 접종한다.

MEMO

● 백신접종 권장군

① 홍역 환자를 진료할 가능성이 있는 의료인 등의 의료기관 종사자
② 홍역 유행지역 여행자
③ 면역저하 환자를 돌보는 가족
④ 홍역 환자에게 노출된 경우(72시간 내에 투여)

Summary

홍역

병원체	홍역바이러스(measles virus)
감염경로	주로 비말핵(droplet)을 통하여 호흡기로 감염
잠복기	7~21일(평균 10~12일)
임상증상	• 전구기 : 발열, 기침, 콧물, 결막염, 특징적인 입안 내 병변인 코플릭반점(Koplik's spot) 등이 나타남 • 발진기 : 열은 일단 내려간 후 다시 상승하여 특유의 빨간 발진(비수포성)이 얼굴이나 목에 출현하고 하행성으로 온몸에 퍼짐 • 회복기 : 발진 출현 후 3~4일이 지나면 전신상태는 점차 호전
진단	입안 · 입인두 · 코인두의 도말물, 혈액, 소변 등의 검체에서 바이러스를 분리하거나 항체검출 검사를 통해 혈청에서 항체를 검출
치료	안정을 취하면서 충분한 수분을 섭취하고 해열진통제 등의 복용으로 증상을 경감
예방	홍역 · 볼거리 · 풍진(MMR) 혼합백신을 소아는 생후 12~15개월과 만 4~6세에 2회 접종, 성인은 면역의 증거가 없는 1968년 1월 1일 이후 출생자에게 적어도 1회 접종

3. 풍진(german measles)

호흡기를 통하여 전파되어 발생하는 급성 발열성 질환으로, 법정감염병의 제2급 감염병으로 분류된다. 전 세계에서 산발적으로 발생되고 있다. 이른 봄부터 6월까지 환자가 많이 발생하고 특히 임산부가 임신 초기에 이환되면 태아에게 기형을 유발하므로 각별한 주의가 필요하다.

1) 병원체의 특성

풍진바이러스(rubella virus)는 마토나바이러스과(*Matonaviridae*) 루비바이러스속(*Rubivirus*)에 속하는 양성 극성 단일가닥의 RNA 바이러스이다. 외피를 가지고 크기는 60~70nm이며, 뉴클레오캡시드는 정이십면체이다. 단일 혈청형이며, 바이러스 E1 단백질의 염기서열에 따라 현재 13개의 유전자형이 있다(그림 7-5).

2) 감염경로

다양한 포유동물 세포에서 증식 가능하지만, **사람**이 **유일한 숙주**이다. 감염된 사람의 호흡기 분비물로부터 배출된 **비말**을 통하여 사람 간에 전파되며, 환자의 호흡기 분비물과 직접 접촉 또는 수직감염으로 전파될 수 있다.

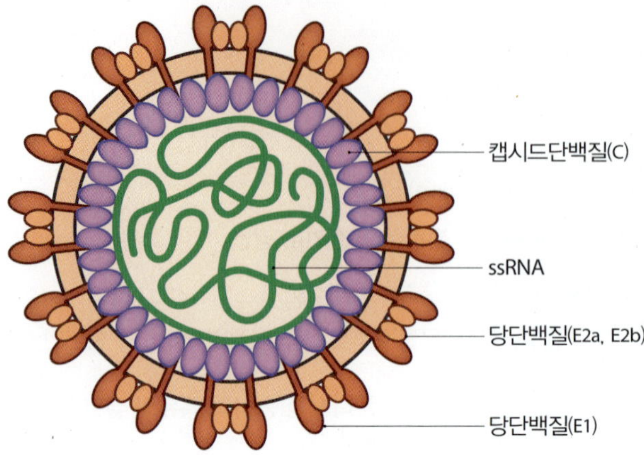

그림 7-5 풍진바이러스의 구조

3) 임상증상

잠복기간은 14~21일로, 바이러스는 국소 림프절에서 증식하여 온몸으로 확산되며 상기도에서 바이러스가 배출된다. 발진 전후 1주일에 바이러스 배출이 확인되며, 해열기부터 바이러스 배출량은 급격히 감소한다. '3일 홍역'이라고도 하는데 3일 정도면 증상이 가벼워지며 예후가 좋다. 경도에서 중등도의 발열, 홍반상 발진, 뒤귓바퀴림프절(후이개림프절) 종창을 특징으로 하며 인두통, 결막염, 관절통도 나타난다. 무증상 감염도 적지 않다. 발진은 얼굴에서 몸통, 팔다리로 확대되며 수일 내에 호전된다. 드물게 뇌염이 발병하기도 한다.

소아의 감염병은 경미하지만, 성인이 풍진바이러스에 감염되면 더 심각한 증상이 나타난다. 그 이유는 바이러스 감염에 의해 세포면역과 과민반응 등 면역생리학적 반응이 발생하기 때문이다. 임산부가 풍진바이러스에 감염되면 태아의 유산, 사산이나 출산한 아기의 선천성 기형을 일으키는 **선천풍진증후군**(congenital rubella syndrome, CRS)의 발병 위험이 상당히 높아진다.

MEMO

선천풍진증후군(congenital rubella syndrome, CRS)

임산부가 임신 12주 이내(특히 임신 2개월 이내)에 감염되면 수직감염으로 태아에게 감염되어 각종 선천이상을 일으킨다. 눈, 청각, 심혈관계통에 높은 확률로 이상이 나타나며, 백내장, 녹내장, 사이막결손, 동맥관열림, 허파동맥협착, 속귀난청, 혈소판감소자색반병, 간지라비대, 신체발달지연, 작은머리증(소두증) 등이 확인된다. 임신 4개월에 감염되면 주로 청각장애만 동반되고, 임신 5개월 이후에 감염되어 태어난 출생아에게 이상이 확인되는 경우는 적다.

4) 진단

적혈구응집억제검사(HI법)나 ELISA법 등의 혈청학적 진단이 일반적으로 시행되며, 급성 풍진 감염 시 혈청의 풍진 항체(IgM) 농도 증가로 진단이 가능하다. 코 · 인후 도말액, 혈액, 소변, 뇌척수액 등의 검체를 이용하여 배양세포에 의한 바이러스 분리와 RT-PCR법에 의한 바이러스 유전자의 검출도 유용하다.

5) 치료

특별한 치료법은 없으며 환자의 대다수가 자연 치유되므로 **대증치료**로 충분한 경우가 많다. 발진 발생 후 7일까지는 환자를 격리하고 표준주의와 공기주의에 따라 엄격하게 감염관리를 한다. 이때 임산부와의 접촉을 금한다.

advance

▶ 임산부가 풍진에 노출된 경우

풍진에 대한 면역 상태가 불확실한 상태에서 임신 초기에 풍진에 노출된 경우 즉시 풍진 항체 검사(IgG와 IgM)를 실시한다. 이때 풍진 특이 **IgG만 양성**이면 임신을 계속 지속할 수 있다.
풍진 특이 IgM과 IgG가 모두 음성이면 2~3주 후 **두 번째 검사**를 실시하며, 두 번째 검사에서도 음성으로 판정되면 노출 후 6주에 세 번째 검사를 실시한다. 두 번째와 세 번째 검사가 모두 음성인 경우에는 감염을 배제한다.
임산부가 임상적으로 증상을 나타내거나, 풍진 특이 IgM 항체가 양성이거나, IgG가 첫 번째 검사에서 음성이었으나 두 번째 또는 세 번째 검사에서 양성으로 판정되면 임산부가 최근에 감염되었음을 시사한다. 이때는 감염 시기에 따른 **태아감염** 및 **기형이 동반될 위험성**을 설명하고 임신중절 등 치료에 대한 상담한다. 만약 임신중절이 어려운 경우 노출된 지 **72시간 이내**이면 근육용 면역글로불린(0.55ml/kg)의 투여를 고려할 수 있으나 효과는 불확실하며 면역글로불린 투여로 풍진 감염 여부를 판정하는 데 혼란을 가져올 수 있다는 점을 고려하여 투여 여부를 신중하게 결정하여야 한다.

6) 예방

약독 생백신의 접종으로 예방이 가능하다. 우리나라에서는 풍진의 유행을 막고 선천풍진증후군의 발생을 근절하기 위해 홍역, 풍진, 볼거리에 대한 예방접종인 MMR 백신을 2회(12~15개월, 만 4~6세) 접종한다.

MEMO

● **백신접종 권장군**

① 풍진 환자를 진료할 가능성이 있는 의료인
② 풍진 유행지역 여행자
③ 면역저하 환자를 돌보는 가족
④ 가임기 여성
⑤ 임산부와 접촉할 가능성이 있는 의료기관 종사자

Summary

풍진

병원체	풍진바이러스(rubella virus)
감염경로	비말감염, 접촉감염, 수직감염
잠복기	14~21일
임상증상	경도에서 중등도의 발열, 홍반상 발진, 뒤귓바퀴림프절(후이개림프절) 종창을 특징으로 하며 인두통, 결막염, 관절통도 나타남. 발진은 얼굴에서 몸통, 팔다리로 확대되며 수일 내에 호전
진단	배양세포에 의한 바이러스 분리, RT-PCR법에 의한 바이러스 유전자의 검출, 적혈구응집억제 검사(HI법)나 ELISA법 등의 혈청학적 진단
치료	증상에 대한 대증치료
예방	MMR 백신을 2회(12~15개월, 만 4~6세) 접종

4. 수두(chickenpox, varicella)

소아에게서 발생하는 급성 발진성 질환으로, 법정감염병의 제2급 감염병으로 분류된다. 감염 아동의 약 80%는 발병하는 증상감염률이 높은 질환이다. 첫 감염 후 바이러스는 전신의 감각신경절에 잠복감염해 있다가 오랜 시간이 지난 후 면역력이 저하되었을 때 약 7명에 1명의 비율로 대상포진(herpes zoster, shingles)을 일으킨다.

우리나라의 경우 2005년 국가예방접종 대상으로 지정되었으며 주로 어린이집, 초등학교 등의 집단시설에서 환자 발생 및 집단사례 발생이 지속되고 있다.

1) 병원체의 특성

수두대상포진바이러스(varicella-zoster virus, VZV)는 헤르페스바이러스과(*Herpesviridae*) 바리셀로바이러스속(*Varicellovirus*)에 속하는 이중가닥 DNA 바이러스이다. 외피(envelope)에 싸인 정이십면체의 뉴클레오캡시드(nucleocapsid)를 가진 바이러스로, 바이러스입자의 바깥지름이 150~200nm에 이르는 큰 바이러스이다(그림 7-6). 가장 중요한 특징은 **잠복감염**(latent infection)을 일으키는 것이다.

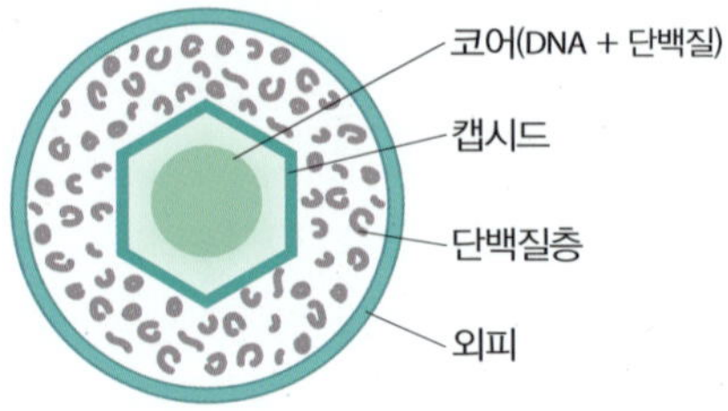

그림 7-6 수두대상포진바이러스의 구조

2) 감염경로

수두대상포진바이러스는 **사람**에 의해서만 전파되며 동물이나 곤충 등 다른 알려진 매개체가 없다. 수두에 감염된 환자의 **호흡기 분비물**을 직접 접촉하거나 공기를 통하여 사람에게서 사람에게로 전파되며 발진 초기에는 발진의 괴사딱지(가피)에서 전파된다. 상기도 점막이나 결막을 통해 감염되며, 수두에 감수성이 있는 사람은 가족 내 수두 환자에게 접촉한 경우 수두 발생률은 90%이다.

3) 임상증상

잠복기는 10~21일(평균 14~16일)이다. 임상경과는 **전구기**, **발진기**, **회복기**로 나뉜다. 전구기는 발진 발생 1~2일 전에 발생할 수 있으며 권태감과 미열이 나타난다. 발진기에는 발진이 주로 몸통, 두피, 얼굴에 발생하며 소양감을 동반하고, 24시간 내에 반점, 구진, 수포, 농포, 가피의 순으로 빠르게 진행되며 동시에 여러 모양의 발진이 관찰된다. 회복기에는 모든 병변에 가피가 형성되며 회복된다.

각 단계의 피진이 한꺼번에 섞여 있는 것이 수두의 특징이며(그림 7-7), 모든 피진이 괴사딱지로 바뀔 때까지 감염원이 된다. 일반적으로 1주일 정도면 치유되지만, 성인이나 면역결핍환자는 중증화하므로 주의가 필요하다. 바이러스는 온몸의 감각신경절에 잠복감염해 있다가 면역력이 저하되면 대상포진을 발병한다(그림 7-8). 합병증으로 발진 부위의 이차 세균감염, 폐렴, 뇌염, 라이증후군 등이 발생할 수 있다.

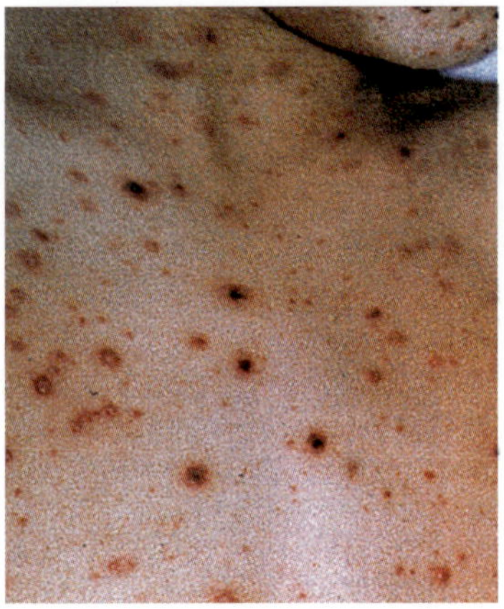

그림 7-7 수두 환자의 피진

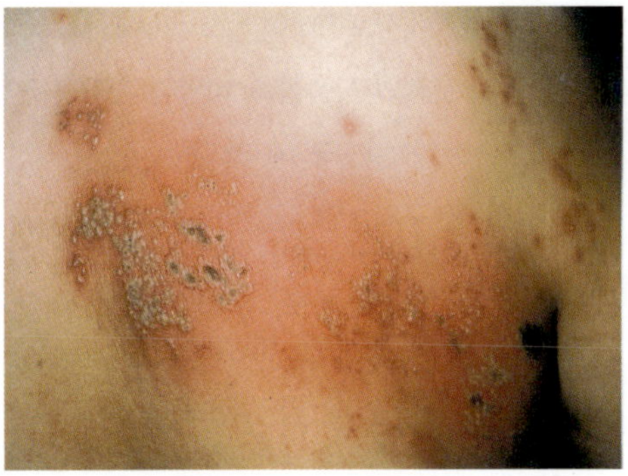

그림 7-8 대상포진의 피부병소(등~옆구리)

4) 진단

수포액, 가피, 입인두 · 코인두 도말, 뇌척수액 등의 검체에서 수두대상포진바이러스를 분리하여 진단한다. 혈청학적 검사로 회복기 혈청의 항체가가 급성기보다 4배 이상 증가하는 것을 확인하거나 특이 IgM 항체를 검출한다. PCR법으로 검체에서 특이 유전자를 검출한다.

5) 치료

면역기능이 정상인 12세 이하 소아는 대증치료를 하고, 13세 이상 청소년, 성인, 면역저하자는 아시클로버(acyclovir) 등의 항바이러스제를 투여한다.

모든 피부 병변에서 **가피**가 생길 때까지 수두 환자는 격리하여 관리한다(발진 발생 후 최소 **5일간**). 다만, 예방접종을 한 사람에게서 발생하여 가피가 생기지 않은 경우에는 24시간 동안 새로운 피부 병변이 생기지 않을 때까지 격리한다. 이때 표준주의, 공기주의, 접촉주의에 따라 엄격하게 감염관리를 한다.

6) 예방

수두백신(생백신)에 의한 예방이 효과적이다. 우리나라에서는 생후 12~15개월에 수두백신 1회를 접종하고 있으며, 비용 부담만 없다면 4~6세에 추가접종을 할 수도 있다. 감수성이 높은 면역력 저하자나 임산부는 수두 환자와 접촉하지 않도록 주의한다. 의료기관 종사자 중 면역이 없는 경우에는 바이러스 노출 후 3일(최대 5일) 이내에 백신을 접종하고 수두 환자와 처음 접촉일 이후 8일째부터 마지막 접촉일 이후 21일째까지 업무에서 배제한다.

Summary

수두

병원체	수두대상포진바이러스(varicella–zoster virus, VZV)
감염경로	수포액의 직접접촉, 비말감염, 공기감염
잠복기	10~21일(평균 14~16일)
임상증상	• 전구기 : 권태감, 미열이 나타남 • 발진기 : 발진이 주로 몸통, 두피, 얼굴에 발생하며 소양감을 동반하고, 24시간 내에 반점, 구진, 수포, 농포, 가피의 순으로 빠르게 진행되며 동시에 여러 모양의 발진이 관찰 • 회복기 : 모든 병변에 가피가 형성되며 회복
진단	수포액, 가피, 입인두 · 코인두 도말, 뇌척수액 등의 검체에서 바이러스를 분리, 혈청학적 검사에서 항체가를 확인하거나 특이 IgM 항체를 검출, PCR법으로 검체에서 특이 유전자를 검출
치료	면역기능이 정상인 12세 이하 소아는 대증치료를 하고, 13세 이상 청소년, 성인, 면역저하자는 아시클로버(acyclovir) 등의 항바이러스제 투여
예방	생후 12~15개월에 수두백신 1회 접종

5. 유행귀밑샘염(유행성 이하선염, 볼거리, epidemic parotitis)

양쪽 귀 앞에 있는 귀밑샘(이하선)에 부종을 일으키는 바이러스성 질환으로, 법정감염병의 제2급 감염병으로 분류된다. 주로 10세 미만 연령에서 늦겨울과 봄에 많이 발생한다. 보통 소아는 가벼운 증상을 나타내지만, 성인은 **심한 합병증**을 동반할 수 있다. 전염력은 인플루엔자나 풍진과 비슷한 정도이며 홍역이나 수두보다는 낮다. 예방접종이 보편화되면서 발생 빈도가 급격히 감소하였다.

1) 병원체의 특성

멈프스바이러스(mumps virus)는 파라믹소바이러스과(*Paramyxoviridae*) 루불라바이러스속(*Rubulavirus*)에 속하는 음성 극성의 단일가닥 RNA 바이러스이며 외피를 가진다. 단일 혈청형이며, 유전자형은 현재까지 12개(A~D, F~L, N)가 알려졌다.

2) 감염경로

주로 감염자의 호흡기 분비물에 의한 비말감염과 접촉감염에 의해 전파되어 전신감염을 일으킨다.

3) 임상증상

잠복기는 12~25일(평균 16~18일)이며, 발열과 한쪽 또는 양쪽 침샘(주로 귀밑샘, 그 밖에 턱밑샘, 혀밑샘)의 부기와 압통, 삼킴통증으로 발병한다. 무증상감염이 30% 정도 관찰된다. 보통 1~3일째 가장 심한 증상을 나타내다가 3~7일 이내에 호전된다.

가장 많은 합병증은 무균수막염이며, 콕사키바이러스, 에코바이러스와 함께 바이러스성 수막염의 3대 원인 중 하나이다. 예후는 좋다. 드물게 후유증으로서 편측성 난청을 일으키기도 한다. 사춘기 이후의 남성이 감염되면 20~30%에서 고환염을 발병하는데, 대부분은 편측성이며 불임이 되는 경우는 드물다. 그 밖에 난소염, 췌장염 등이 합병된다.

4) 진단

임상증상으로 진단은 가능하다. 침, 볼점막 · 입인두 · 코인두 도말, 혈액, 소변, 뇌척수액에서 바이러스를 분리하는 것이 직접적인 진단법이지만 시간을 요하기 때문에, 보통은 급성기와 회복기 혈청의 IgG 항체가 상승이나 높은 IgM 항체가를 확인한다. RT-PCR법으로 바이러스 유전체를 검출하는 방법도 유용하다.

5) 치료

특별한 치료법은 없으며 환자의 대다수가 자연 치유되므로 **대증치료**로 충분하다. 유행귀밑샘염 발생 후 5일까지 환자를 격리하고 표준주의와 비말주의에 따라 엄격하게 감염관리를 한다.

6) 예방

바이러스는 단일 혈청형으로 약독 생백신으로 예방이 가능하다. 우리나라에서는 1980년부터 MMR 혼합백신이 도입되어, MMR 백신을 2회(12~15개월, 만 4~6세) 접종한다. 이 백신은 임산부, 면역체계를 억제하는 특정 약물을 사용하는 환자, 기저질환자에게는 권장하지 않는다.

Summary

유행귀밑샘염

병원체	멈프스바이러스(mumps virus)
감염경로	감염자의 호흡기 분비물에 의한 비말감염과 접촉감염
잠복기	12~25일(평균 16~18일)
임상증상	발열과 한쪽 또는 양쪽 침샘(주로 귀밑샘, 그 밖에 턱밑샘, 혀밑샘)의 부기와 압통, 삼킴통증으로 발병, 보통 1~3일째 가장 심한 증상을 나타내다가 3~7일 이내에 호전
진단	침, 볼점막 · 입인두 · 코인두 도말, 혈액, 소변, 뇌척수액에서 바이러스 분리, 급성기와 회복기 혈청의 IgG 항체가 상승이나 높은 IgM 항체가 확인, RT-PCR법으로 바이러스 유전체 검출
치료	대증치료
예방	MMR 백신을 2회(12~15개월, 만 4~6세) 접종

6. 감염홍반(erythema infectiosum)

바이러스에 의한 감염성 질환으로, 발진이 손바닥으로 뺨을 때려서 생긴 변화와 비슷하다고 하여 '뺨 맞은 볼(slapped cheek)'이라고도 한다. 주로 겨울철과 봄철에 2~15세 정도의 영유아나 소아에게서 자주 발생한다.

1) 병원체의 특성

사람파르보바이러스 B19(human parvovirus B19)는 파르보바이러스과(*Parvoviridae*) 에리트로바이러스속(*Erythrovirus*)에 속하는 단일가닥 DNA 바이러스로, 외피를 갖지 않는다. 지름 18~26nm인 소형의 정이십면체이며, 바이러스 유전체를 캡시드단백질이 감싸는 구조이다(그림 7-9). 바이러스 DNA는 음성 극성이지만, 전체 약 50%의 입자는 양성 극성도 가진다.

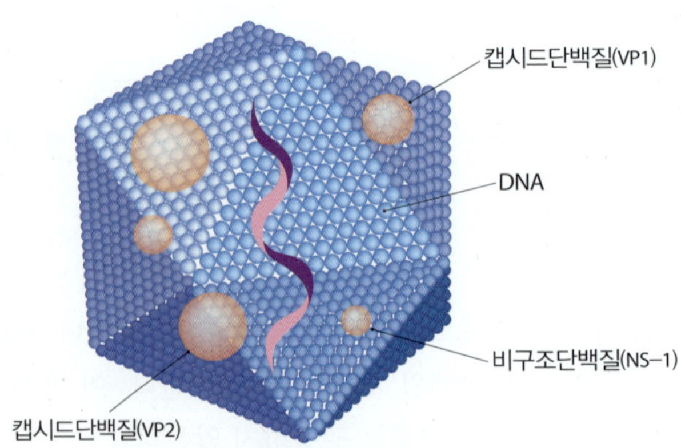

그림 7-9 파르보바이러스 B19의 구조

2) 감염경로

감염된 사람이 기침이나 재채기를 할 때 공기 중으로 흩날린 **비말**을 통해 전파된다. 또한 혈액이나 오염된 혈액 제품을 통해 전파되며 감염된 임산부는 **태반**을 통해 태아에게 바이러스를 전파할 수 있다.

3) 임상증상

5~16일 정도의 잠복기 후에 바이러스는 적혈구에 감염되어 감염홍반 등을 일으키는데 미성숙 적혈구계통의 세포를 표적으로 하며, 감염 후 이 세포를 용해시킨다. 이러한 세포 파괴와 감염에 대한 면역반응의 결과로 인해 특징적인 증상인 발진과 빈혈 및 관절통이 나타난다.

성인에서는 손발의 부종, 통증, 강직을 동반한 관절염이 발생하지만 저절로 호전된다. 5~15세의 소아에게 급성 발진의 형태로 나타난다. 양쪽 볼의 나비 모양 발진은 마치 사과처럼 빨개지는 것을 특징으로 하며(그림 7-10), 전형적인 예에서는 팔다리와 몸통에 레이스(그물) 유사 발진이 출현한다. 또 적혈구 파괴로 인해 선천성 용혈병 환자에게서는 심각한 빈혈(골수무형성위기, aplastic crisis)을 일으킨다. 임산부에게 감염된 경우에는 태반을 통해 태아가 감염되며 조혈에 장애가 생겨 태아부종, 유산, 사산을 일으키기도 한다.

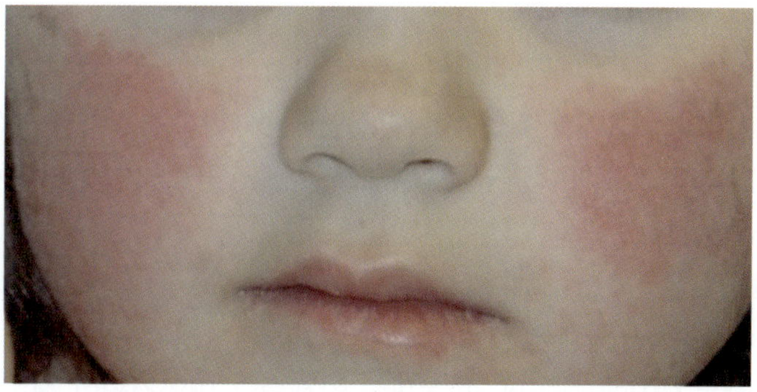

그림 7-10 감염성 홍반 환자의 나비 모양 발진

4) 진단

PCR법을 이용하여 바이러스 유전자를 검출하거나 ELISA법을 이용하여 특이 **IgM 항체**를 검출함으로써 진단할 수 있다. 최근에는 혈청, 뇌척수액, 양수액, 태아 혈액 등의 임상 검체에서 바이러스 핵산을 검출하는 방법이 추천된다. 태아의 간세포 또는 골수세포 내 배양에 의한 검출도 가능하다.

5) 치료

특별한 치료법은 없고 나타나는 증상에 따라 치료한다. 충분한 수분 섭취와 휴식이 필요하다. 중증의 만성 감염에는 정맥 내 면역글로불린을 대량 투여하여 바이러스를 중화시키거나 태아 감염이 의심될 경우에는 **특이 면역글로불린** 투여나 정맥 내 **수혈**을 시도한다.

Summary

감염홍반

병원체	사람파르보바이러스 B19(human parvovirus B19)
감염경로	비말감염, 접촉감염, 수직감염
잠복기	5~16일
임상증상	• 성인 : 손발의 부종, 통증, 강직을 동반한 관절염이 발생하지만 저절로 호전 • 소아(5~15세) : 양쪽 볼의 나비 모양 발진은 마치 사과처럼 빨개지는 것을 특징으로 하며, 전형적인 예에서는 팔다리와 몸통에 레이스(그물) 유사 발진이 출현
진단	PCR법으로 유전자 검출, ELISA법으로 특이 IgM 항체 검출, 검체에서 바이러스 핵산 검출
치료	특별한 치료법은 없고 나타나는 증상에 따라 치료

7. 후천면역결핍증후군(acquired immunodeficiency syndrome, AIDS)

혈액과 체액에 의해 바이러스가 전파되어 발병하는 감염성 질환으로, 법정감염병의 제3급 감염병으로 분류된다. 사람면역결핍바이러스(HIV)가 원인 바이러스인데, HIV에 감염되면 인체의 면역세포가 이 바이러스에 의해 파괴되어 면역력이 떨어지고 세균, 바이러스, 진균, 원충, 기생충 등에 의한 각종 감염성 질환과 악성종양이 발생하여 사망에 이르게 된다.

흔히 HIV 감염과 AIDS를 혼동하는데 HIV 감염자가 모두 AIDS 환자는 아니다. **HIV 감염자**는 체내에 HIV를 보유한 사람을 일컫는 말로 넓게는 병원체 보유자, 양성 판정자, AIDS 환자를 모두 포함하는 개념이다. 이에 비해 **AIDS 환자**는 HIV에 감염된 후 질병이 진행되고 **면역결핍**이 심해져 **기회감염** 또는 **악성종양** 등 합병증이 생긴 환자를 말한다. 그러나 AIDS 환자나 증상이 없는 HIV 감염자는 모두 다른 사람에게 HIV를 전파시킬 수 있다.

1) 병원체의 특성

사람면역결핍바이러스(human immunodeficiency virus, HIV)는 레트로바이러스과(*Retroviridae*) 렌티바이러스속(*Lentivirus*)에 속하는 RNA 바이러스이다. 외피단백질 gp120과 gp41로 구성된 외부돌기들이 표면에 있고, 외피 안쪽은 기질단백질 p17로 덮여 있으며 코어단백질 p24가 뉴클레오캡시드를 형성하고 있다(그림 7-11). 바이러스입자의 핵심부에는 역전사효소, 유전자삽입효소, 단백질분해효소 등의 바이러스 효소가 바이러스 유전체와 연합되어 있다.

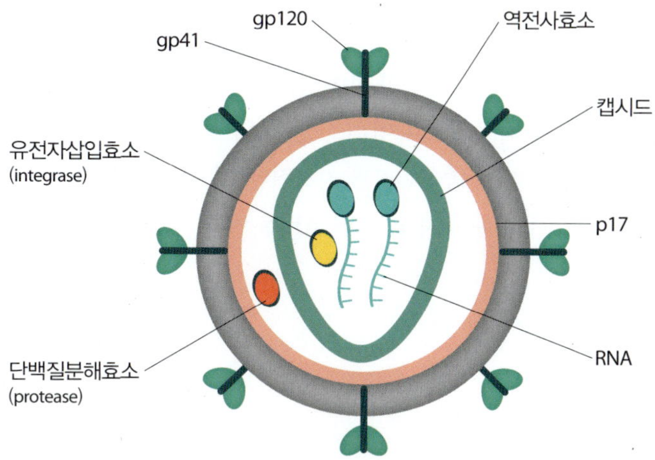

그림 7-11 사람면역결핍바이러스의 구조

2) 감염경로

HIV 감염이 성립하려면 바이러스가 직접 혈액 안으로 들어가야 한다. 따라서 감염자와의 **성행위**, 오염된 **혈액**이나 혈액제제 노출, 모자간 **수직감염** 등이 감염경로가 되며, 오염된 **주삿바늘**의 공동 사용 및 의료인의 직업적인 노출 등을 통해서도 감염이 전파된다.

3) 임상증상

잠복기는 6개월~7년(평균 2년) 정도로 추정되는데 언제부터 감염이 가능한지는 아직 불확실하다. 치료를 받지 않은 HIV 감염자의 자연 경과를 단계별로 나누어보면 크게 급성 감염기, 무증상기, AIDS 발병기의 세 단계로 나눌 수 있다.

(1) 급성 감염기

감염 후 2~4주일 이내에 약 절반의 감염자에게서 비특이적 급성 증상(인플루엔자 유사 증상)이 나타나고 6~8주 후에 항HIV항체가 검출된다. 항체가 검출되기까지의 시기를 **잠복기**라고 하며 수혈 등의 안전관리상 주의가 필요하다(그림 7-12).

(2) 무증상기

항HIV 숙주면역이 확립되면 바이러스의 증식과 면역반응이 대항하여 만성 감염 상태가 성립한다. 이 상태의 감염자는 무증상으로(**무증상보균자**, asymptomatic carrier, AC) 평균 10년 정도 지속된다. 바이러스 유전체의 변이로 면역에서 벗어나는 HIV가 축적되어 바이러스 증식이 우위 상태가 계속되면 $CD4^+$ T세포는 서서히 감소한다.

(3) AIDS 발병기

$CD4^+$ T세포 수가 200개/μL 이하가 되면 림프절종창, 체중감소, 발열, 만성 설사 상태를 거쳐 폐포자충 폐렴, 칸디다증 등의 각종 진균증, 헤르페스바이러스군 감염 등의 기회감염이나 EB바이러스, 사람헤르페스바이러스 8(HHV-8) 감염에 유래하는 종양(AIDS 지표질환)이 발생한다(그림 7-12). 이 상태가 후천면역결핍증후군(AIDS)이다. 항HIV요법이 시행되지 않으면 AIDS 발병 후 사망까지의 기간은 약 2년 정도이다.

advance

▶ 사람면역결핍바이러스(HIV)의 증식과정 (그림 1)

❶ 레트로바이러스의 당단백질(glycoprotein)이 숙주 세포의 수용체단백질과 결합한다(gp120, gp41 CD4 수용체, CCR5 또는 CXCR4 보조수용체).
❷ 역전사효소에 의해 RNA로부터 단일가닥(ss) DNA가 만들어진다. 이때 RNA는 분해된다.
❸ 합성된 DNA의 단일가닥에 상보적인 DNA 사슬을 만들어 RNA를 대체하여 이중나선이 된다.
❹ 만들어진 DNA가 핵 속으로 들어간다.
❺ 숙주 세포의 핵 속으로 들어간 후 염색체 속의 DNA로 삽입되어 프로바이러스가 된다(integrase 작용).
❻ 프로바이러스 DNA에 의해 전사된 mRNA는 리보솜과 결합하여 필요한 단백질 합성을 지시한다(바이러스 구성요소).
❼ 단백질 합성을 모두 완료한 mRNA는 리보솜과의 결합을 풀고 만들어진 단백질을 결합한다.
❽ 단백질을 잘라서 각각의 기능을 할 수 있는 독립된 단백질로 만든다(protease 작용).
❾ 완성된 바이러스는 세포막을 뚫고 빠져 나온다. 이때 바이러스의 외벽에 세포막과 반응하는 수용체단백질을 결합하여 나온다.

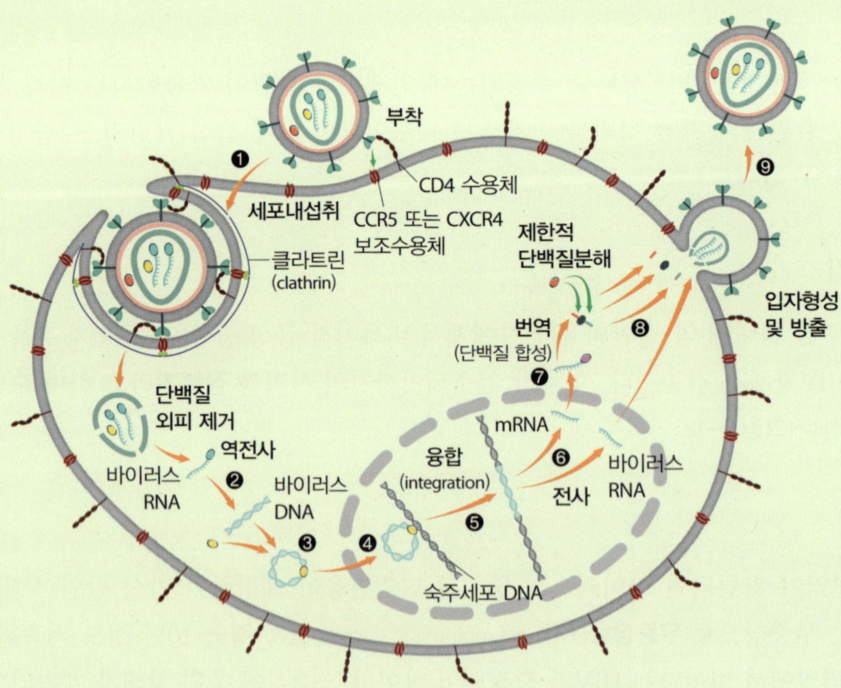

그림 1 사람면역결핍바이러스(HIV)의 증식과정

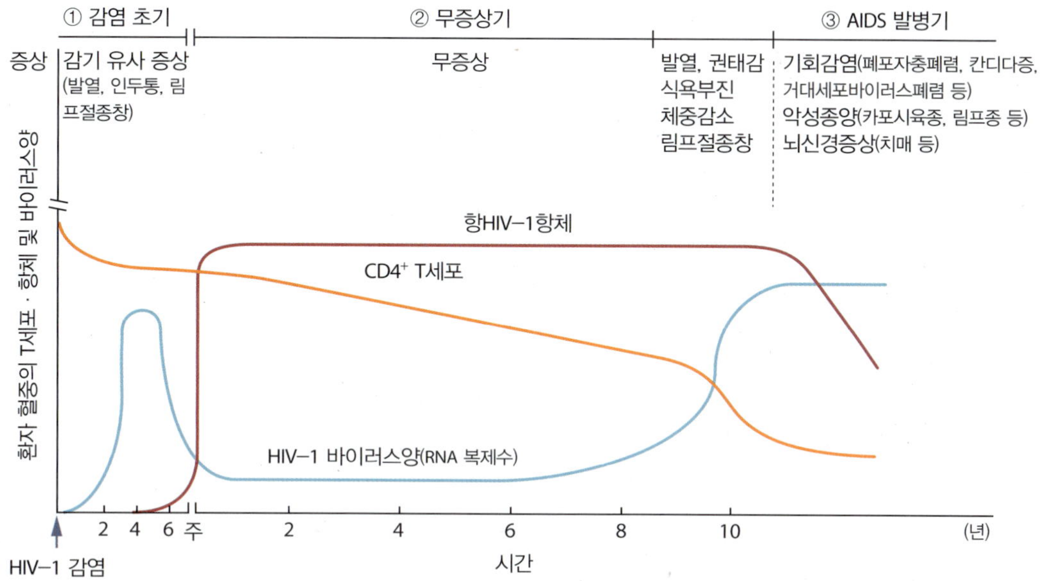

그림 7-12 HIV 감염에서 AIDS 발병까지의 경과

4) 진단

체내 HIV 바이러스 자체를 검출하는 직접 검사법과 HIV 감염으로 인해 체내에서 만들어지는 HIV에 대한 항체를 검출하는 방법이 있다. HIV를 직접 검출하는 검사법에는 **항원검사법**, **핵산검사법**, **바이러스 배양법**이 있다. HIV의 항체를 검출하는 방법에는 **효소면역시험법**(EIA), **입자응고법**, **웨스턴블롯**(WB), **간접형광항체법**이 있다.

현재까지 HIV 감염을 확인하는 가장 좋은 검사 방법은 HIV에 대한 항체를 검출하는 방법이다. HIV 감염의 진단은 한 번의 검사로 결정할 수 없으며, 선별검사와 확진검사의 과정을 거쳐야 한다. 우리나라에서는 일반적으로 **효소면역시험법**(EIA)을 1차 선별검사로 시행하며 선별검사에서 양성인 경우에 한해 **웨스턴블롯**을 이용한 확진검사를 시행한다.

5) 치료

HIV는 감염 세포의 유전체에 삽입되어 잠복하기 때문에 근치는 어렵고 HIV의 증식을 억제하여 AIDS의 발병을 예방하는 것이 HIV 감염 치료의 주요 목적이다. HIV는 돌연변이율이 높고 약제내성 바이러스가 출현하기 쉬워 표적이 다른 여러 항HIV제를 3~4제 투여하는 **칵테일요법**(highly active antiretroviral treatment, HAART)이 시행된다.

현재 승인된 항HIV제에는 ①핵산 계열 역전사효소억제제(NRTI), ②비핵산 계열 역전사효소억제제(NNRTI), ③단백질분해효소억제제(PI), ④인테그라아제억제제(INSTI), ⑤침입억제제의 5종류가 있다(표 7-1). 칵테일요법으로 AIDS로 인한 사망률은 격감하였으나 약물의 장기 투여에 따른 지질대사이상이나 동맥경화성 질환 등의 부작용이 문제가 되고 있다.

표 7-1 항HIV제의 종류

기전	종류
핵산 계열 역전사효소억제제(NRTI)	지도부딘(zidovudine, AZT), 다다노신(didanosine, ddI), 라미부딘(lamivudine, 3TC), 아비카빌(abacavir, ABC), 테노포비르(tenofovir, TDF), 엠트리시타빈(emtricitabine, FTC)
비핵산 계열 역전사효소억제제(NNRTI)	네비라핀(nevirapine, NVP), 에파피렌즈(efavirenz, EFV), 릴피비린(rilpivirine, RPV)
단백질분해효소억제제(PI)	사퀴나비르(saquinavir, SQV), 인디나빌(indinavir, IDV), 넬피나비르(nelfinavir, NFV), 아타자나비르(atazanavir, ATV), 포삼프레나비르(fosamprenavir, FAPV), 다루나비르(darunavir, DRV)
인테그라아제억제제(INSTI)	랄테그라비르(raltegravir, RGV)
침입억제제	마라비록(maraviroc, MRV)

6) 예방

HIV는 돌연변이를 일으키기 쉬워 아직 효과적인 백신은 없다.

환자의 혈액, 분비물 등에 오염된 모든 것은 철저히 소독하고 병원에서 인체침습검사, 치료 등을 할 때는 엄격한 무균술을 시행한다. 또한 수혈에 쓰이는 혈액은 채취 전에 철저하게 검사한다. AIDS 환자, 남성 동성연애자, 마약중독자와의 성행위를 피하여야 하며, 콘돔을 올바르게 사용하여야 한다(처음부터 사용하고 사정 시 사용은 금지). 또한 주삿바늘 찔림사고를 예방하는 것이 직업적인 노출에 의한 HIV 감염 예방에 매우 중요하다.

Summary

후천면역결핍증후군

병원체	사람면역결핍바이러스(human immunodeficiency virus, HIV)
감염경로	감염자와의 성행위, 오염된 혈액이나 혈액제제 노출, 모자간 수직감염 등이 있으며, 오염된 주삿바늘의 공동 사용 및 의료인의 직업적인 노출 등을 통해서도 감염 전파
잠복기	6개월~7년(평균 2년)
임상증상	급성 감염기(노출행위 후 1개월 내외 독감 증상) → 무증상기[평균 10년 정도의 무증상(면역수치 감소)] → AIDS 발병기(지속적 설사, 체중급감, 발열 등의 상태를 거쳐 기회감염이나 종양 등의 AIDS 지표질환이 발병)로 진행
진단	효소항체법 등의 선별검사에서 HIV 항체가 양성이고 웨스턴블롯법, 형광항체법 등의 확인검사 또는 ELISA, RT-PCR법 등에서 항원이 검출되면 HIV 감염으로 진단
치료	여러 항HIV제를 3~4제 투여하는 칵테일요법(HAART) 시행
예방	환자의 혈액, 분비물 등에 오염된 모든 것은 철저히 소독, 병원에서 인체침습검사, 치료 시에는 엄격한 무균술을 시행, 수혈에 쓰이는 혈액은 채취 전에 철저한 검사, AIDS 환자, 남성 동성연애자, 마약중독자와의 성행위를 금하고 의료인의 주삿바늘 찔림사고 예방

8. 코로나바이러스감염증-19(coronavirus disease 2019, COVID-19)

2019년 12월 중국 우한의 수산물도매시장에서 처음 발생한 이후 중국 전역과 전 세계로 확산된 새로운 유형의 코로나바이러스가 일으키는 감염성 호흡기 질환으로, 법정감염병의 제2급 감염병으로 분류된다[「질병관리청장이 지정하는 감염병의 종류」 고시의 개정(2022.6. 시행)으로 새롭게 지정]. 코로나바이러스감염증-19 유행 초기의 환자 대부분이 수산물도매시장과 관련이 있는 것으로 보고되었기 때문에 시장에서 판매하는 동물이 병원소나 매개체로 의심된다. 일부 연구에 따르면 박쥐 코로나바이러스와 기원이 알려지지 않은 코로나바이러스 사이의 재조합에서 유래하였을 것으로 추측되나 아직 확인되지 않았다.

1) 병원체의 특성

SARS 코로나바이러스 2(severe acute respiratory syndrome coronavirus 2, SARS-CoV-2)는 코로나바이러스과(*Coronaviridae*) 베타코로나바이러스속(*Betacoronavirus*)에 속하는 양성 극성의 단일가닥 RNA 바이러스로, 외피를 가진다. 바이러스입자는 지름이 대략 80~120nm이며, 입자 표면에는 돌기단백질이 돌출되어 있고 그 끝은 화분 모양이다(**그림 7-13**). 이 바이러스의 명칭은 돌기단백질이 입자를 감싸는 모습이 태양의 코로나(corona)와 비슷한 것에서 유래한다. 사람을 감염시키는 것으로 알려진 **7번째 코로나바이러스**로, 사스 코로나바이러스(SARS-CoV)나 메르스 코로나바이러스(MERS-CoV)와는 다른 바이러스로 밝혀졌다.

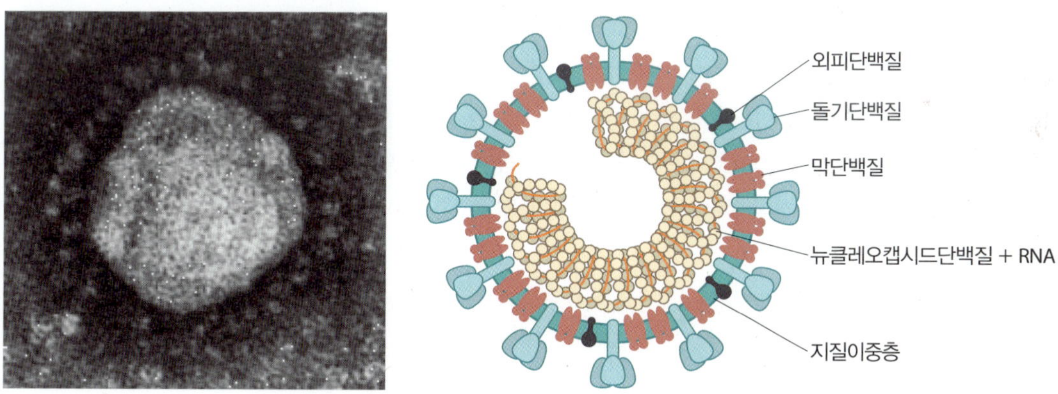

그림 7-13 코로나바이러스의 전자현미경상과 구조

2) 감염경로

호흡기나 눈, 코, 입의 점막을 통해 감염자의 비말이 침투될 때 감염된다. 오염된 표면을 만진 후 점막을 통한 감염도 가능하다. 다만, 의료기관에서 시행되는 기관지내시경, 객담 배출, 기관삽관, 심폐소생술, 흡인기 등의 에어로졸 생성 시술로 인한 공기 전파 가능성이 있다.

3) 임상증상

약 2~14일(추정)의 잠복기를 거친 뒤 발열(37.5℃ 이상), 기침, 호흡곤란 등의 호흡기 증상, 폐렴이 주증상으로 나타나지만 그 밖에 두통, 인후통, 후각 · 미각소실, 객혈과 오심, 설사 등도 나타날 수 있다. 무증상감염 사례 빈도도 높게 나오고 있다. 고령자, 면역기능이 저하된 환자, 기저질환을 가진 환자가 주로 중증화되며 사망을 초래한다.

4) 진단

입인두 · 코인두 도말, 코인두 흡인물, 가래, 기관지폐포세정액 등의 검체에서 실시간 RT-PCR법으로 바이러스 유전자를 검출하여 진단을 내린다.

5) 치료

현재 효과적인 치료제는 없으며 환자의 증상에 따른 해열제, 진해제, 수액 공급 등의 대증치료가 이루어진다. 중증 경과에 따라 산소 공급, 기계호흡이나 체외막산소공급(ECMO) 등을 처치하기도 한다. **항바이러스제 치료**(고위험과 기저질환자에게 팍스로비드와 라게브리오 경구 투여) 이외에도 대증치료, 합병증에 대한 치료도 중요하다.

현재 확진자는 감염전파를 방지하기 위해 검체채취일로부터 7일까지는 격리하여야 하며, 표준주의, 비말주의, 접촉주의에 따라 엄격하게 감염관리를 한다.

6) 예방

백신을 접종하고, 흐르는 물에 30초 이상 손위생을 꼼꼼히 하며 외출하거나 의료기관에 들를 때 마스크를 착용하는 등 예방수칙을 지켜야 한다. 또한 사람이 많은 곳은 피하고 물을 충분히 마시도록 한다.

Summary

코로나바이러스감염증-19

병원체	SARS 코로나바이러스 2(severe acute respiratory syndrome coronavirus 2, SARS-CoV-2)
감염경로	호흡기나 눈, 코, 입의 점막을 통해 감염자의 비말이 침투될 때 감염
잠복기	2~14일(추정)
임상증상	발열(37.5℃ 이상), 기침, 호흡곤란 등의 호흡기 증상, 폐렴, 두통, 인후통, 후각 · 미각소실, 객혈과 오심, 설사 등이 나타남
진단	입인두 · 코인두 도말, 코인두 흡인물, 가래, 기관지폐포세정액 등의 검체에서 실시간 RT-PCR 법으로 바이러스 유전자 검출
치료	환자의 증상에 따른 해열제, 진해제, 수액 공급 등의 대증치료, 고위험과 기저질환자에게 팍스로비드와 라게브리오 등의 항바이러스제를 경구 투여
예방	백신 접종, 손위생이나 마스크 착용 등 개인위생 철저, 사람 많은 곳을 피하고 물을 충분히 섭취

II 바이러스성 간염

1. B형 간염(hepatitis B)

B형 간염바이러스에 감염되어 발생하는 간의 염증성 질환으로, 법정감염병의 제3급 감염병으로 분류된다. 국내 간염 중 가장 많은 비중을 차지하는 B형 간염은 만성 환자가 40만 명에 달한다. 전체 인구의 **3% 정도가 B형 간염바이러스를 보유**하고 있으며, 매년 약 2만 명이 간질환으로 사망하는데 그중 절반 이상이 만성 B형 간염이 원인이다. 특히 사회활동이 가장 활발한 40~50대 남성들의 주요 사망원인으로도 꼽힌다. 국내에서는 만성 B형 간염이 간세포암 원인의 약 72.3%를 차지한다.

국내 만성 B형 간염 환자의 특징으로는 대부분 **수직감염**으로 감염 기간이 길고 감염된 B형 간염바이러스(HBV)가 모두 유전자 C형이라는 점이다. 유전자 C형은 간경변이나 간암 발생 위험이 다른 유전자형보다 높다. 다행히 우리나라는 1995년부터 신생아 예방접종사업이 시작되어 20세 미만 청소년층의 HBV 유병률은 0.1% 이내로 현저히 감소하였지만, 이 혜택을 받지 못한 40대 이상의 연령층은 여전히 4% 이상의 높은 B형 간염 유병률을 보이고 있다.

1) 병원체의 특성

B형 간염바이러스(hepatitis B virus)는 헤파드나바이러스과(*Hepadnaviridae*) 오르토헤파드나바이러스속(*Orthohepadnavirus*)으로 분류되는 DNA 바이러스이다.

지름 42~47nm로 외피를 가진 감염성 입자(**Dane 입자**) 외에 외피단백질만으로 구성되는 지름 20~22nm의 소형 **공 모양 입자**와 길이가 불균일한 **관 모양 입자**가 존재한다. 소형 공 모양 입자와 관 모양 입자는 **HBs항원**으로 이루어진다. B형 간염바이러스(HBV) 감염자의 혈중에서는 감염성 입자와 비교하여 소형 공 모양 입자와 관 모양 입자가 압도적으로 많이 확인된다. 외피는 비이온성 표면활성제에 가용성이어서 감염성 입자를 처리하면 코어입자(뉴클레오캡시드)가 노출된다. 코어입자는 **HBc항원**으로 구성되며 그 안에는 불완전 이중가닥(ds) 환형 DNA의 HBV 유전체와 중합효소가 들어 있다. 그 밖에 B형 간염 환자의 혈중에는 HBc항원이 프로세스되어 만들어지는 가용성 단백질인 **HBe항원**도 존재한다(그림 7-14).

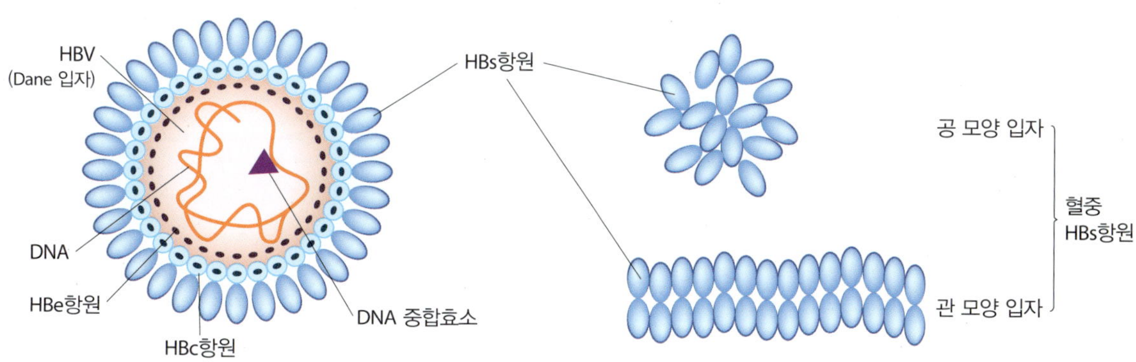

그림 7-14 B형 간염바이러스의 구조

2) 감염경로

수직감염이 대부분을 차지하며, 그 밖에도 B형 간염 환자와의 **성접촉**, **비위생적인 시술**(문신, 침, 피어싱 등), **B형 간염 환자와의 면도기**, **칫솔 공유**로 감염된다.

3) 임상증상

잠복기는 1~6개월로, 감염력을 가지는 기간은 급성 증상을 보일 때뿐만 아니라 만성 간염 상태에서도 지속되며 건강보균자도 감염력을 가진다. 식욕부진, 복부불편감, 오심과 구토, 심한 피로감 등의 비특이적 증상으로 시작되어 황달도 나타나는데, 거의 증상이 없는 사람에서부터 치사율이 높은 감염성 간염 환자에 이르기까지 임상증상이 다양하다.

보통 2~4개월 이내에 치유되지만(급성 감염), 급성 B형 간염의 1% 정도가 **전격간염**(fulminant hepatitis)을 일으킨다(그림 7-15). 또한 임상증상 및 간기능검사 이상이 6개월 이상 지속되고 HBsAg 양성을 보이는 경우 만성 간염으로 진행된다. 일부 환자의 경우 오랜 기간 만성 간염을 거쳐 간경변(liver cirrhosis)으로 진행되고 나아가 간암을 발병한다(그림 7-16).

4) 진단

혈청 중 HBs항원, HBc항원, HBe항원과 그에 대한 항체를 검출함으로써 지속감염(HBV 보균자)인지 비지속감염인지를 구별하고 그 경과와 예후를 추측할 수 있다(표 7-2). **정량 PCR법**에 의한 HBV DNA의 검출은 바이러스 유무 진단이나 항바이러스요법의 효과판정 등에 효과적이다.

5) 치료

대증치료가 중심이며, 만성 B형 간염 치료에는 핵산 **아날로그제제**나 **인터페론**이 투여된다.

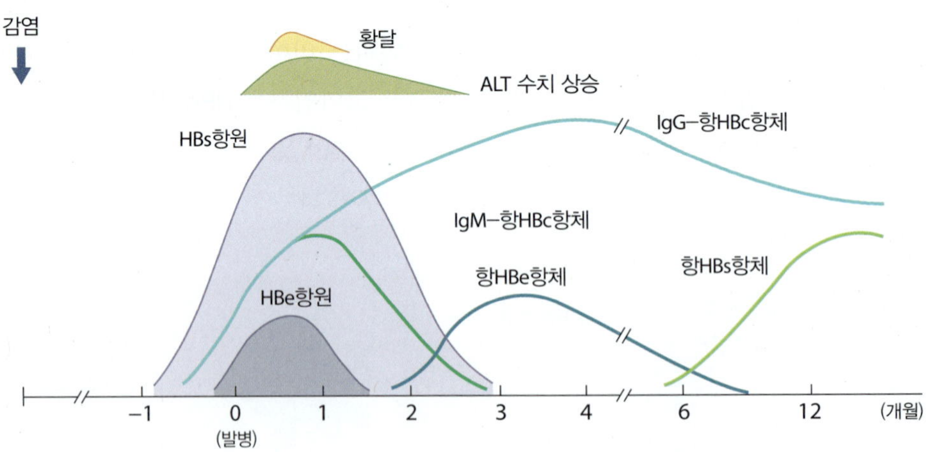

그림 7-15 급성 B형 간염의 경과

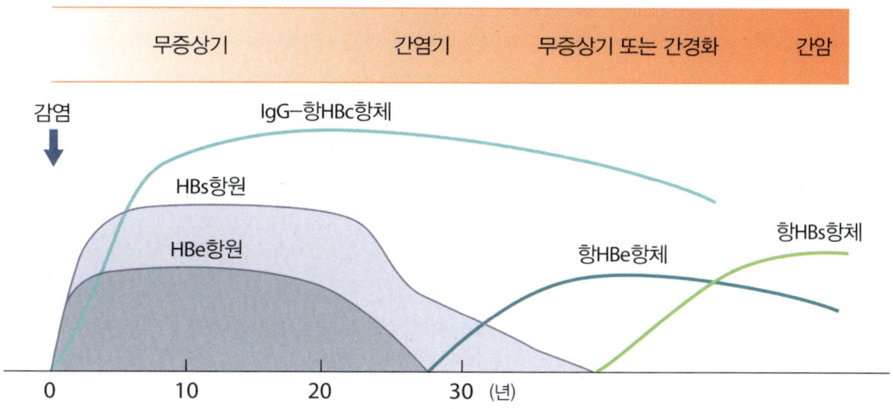

그림 7–16 HBV 지속감염의 경과

표 7–2 B형 간염 판정을 위한 혈청학적 표지자

혈청학적 표시자	정의
HBs항원	• B형 간염에 대한 일반적인 표지자 • 급성 간염에서 가장 처음 출현 • 6개월 이상 지속되는 경우 만성 B형 간염을 의미함
IgM–항HBc항체	• 급성 B형 간염의 진단 표지자 • 6개월 이내 사라짐 • 만성 B형 간염 환자 중 급성 악화가 되면 낮은 역가로 검출됨
항ABs항체	• B형 간염이 회복되거나 백신에 의한 면역 형성 • 예방접종으로 면역 형성 이후 유일하게 검출
HBe항원	• B형 간염바이러스의 활발한 증식과 높은 전파 위험
항HBe항체	• B형 간염 전파가 낮아진 상태
IgG–항HBc항체	• B형 간염의 과거 감염력 확인

6) 예방

수혈 받는 혈액을 채혈 시부터 철저한 방법으로 검사하고 관리하며 병원에서 침습적 시술을 시행할 경우에는 무균술을 엄격하게 적용한다.

간염 예방접종의 우선순위가 가장 높은 집단은 간염 항원을 가진 모체에서 출생한 신생아이다. 모체가 양성인 경우 영아가 출산 전후에 감염될 가능성은 80~90%에 이르므로 가임 여성은 출산 전에 검사를 통하여 치료를 받아야 한다. 모자감염의 예방으로 HBs항원 양성 모친에게서 태어난 신생아에게 생후 즉시 항HBs 사람면역글로불린(HBIG)을 투여하고 그 후 **B형 간염백신**을 접종한다. 또 의료종사자 등의 감염 **고위험군**에게도 B형 간염백신을 접종한다. 0세 아동을 대상으로 백신의 국가예방접종이 시행되고 있다.

Summary

B형 간염

병원체	B형 간염바이러스(hepatitis B virus)
감염경로	수직감염이 대부분, 접촉감염
잠복기	1~6개월
임상증상	식욕부진, 복부불편감, 오심과 구토, 심한 피로감 등의 비특이적 증상으로 시작되어 황달도 나타나는데, 거의 증상이 없는 사람에서부터 치사율이 높은 감염성 간염 환자에 이르기까지 다양
진단	혈청 중 HBs항원, HBc항원, HBe항원과 그에 대한 항체 검출
치료	대증치료가 중심이며, 만성 B형 간염 치료에는 핵산 아날로그제제나 인터페론이 투여
예방	B형 간염백신 접종

2. C형 간염(hepatitis C)

C형 간염바이러스에 감염되어 발생하는 간의 염증성 질환으로, 법정감염병의 제3급 감염병으로 분류된다. 전 세계에 약 1억 5,000만 명의 C형 간염바이러스(HCV) 보유자가 있다. 만성 C형 간염 환자 중에서 20년 이내에 간경변에 이를 위험은 15~30%이며, 연간 약 50만 명이 C형 간염 관련 질환으로 사망하였다. 급성 환자의 80~90%가 만성화된다.

1) 병원체의 특성

C형 간염바이러스(hepatitis C virus, HCV)는 플라비바이러스과(*Flaviviridae*) 헤파시바이러스속(*Hepacivirus*)으로 분류된다. 양성 극성의 단일가닥 RNA 바이러스로, 외피를 가지며 지름 55~65nm의 공 모양 입자이다(그림 7-17). HCV는 바이러스 돌연변이 등으로 **유전적 다양성**(quasi-species)이 큰 것이 특징이다. 또한 감염 시 숙주의 면역체계를 빠져나가 특이 중화항체가 형성되지 않으며 유전적 변이가 심해 예방을 위한 백신이나 공통 진단 항원을 제작하기 어렵다.

2) 감염경로

주로 혈액을 통해 감염된다. 예전에는 수혈을 통한 감염이 많았으나 수혈용 혈액의 항체·유전자 선별검사가 확립되면서 현재는 수혈 후 C형 간염의 발생은 거의 찾아볼 수 없게 되었다. 모자감염이나 성행위를 통한 감염도 일어날 수 있으나 HBV와 비교하여 발생빈도는 상당히 낮다. 그 밖에 주사기 돌려쓰기나 오염된 의료기구로부터의 감염 가능성도 있다.

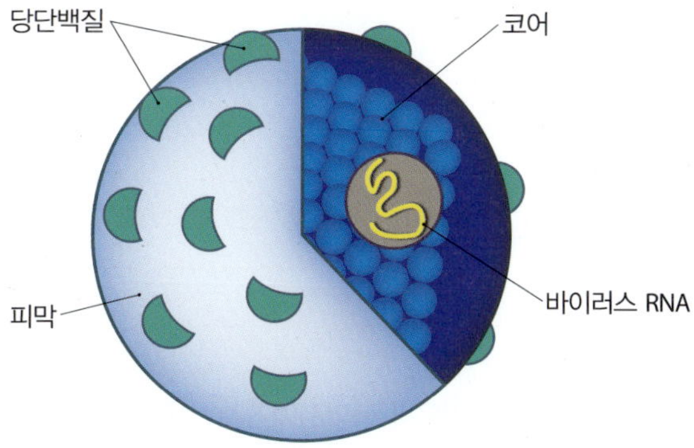

그림 7-17 C형 간염바이러스의 구조

3) 임상증상

잠복기는 2주~6개월(평균 6~10주)이다. 감염 초기 80%는 증상이 없으나 나머지에게서 발열, 전신권태감, 식욕저하, 오심, 구토, 복통, 황달 등의 증상을 보인다. B형 간염과 달리 면역력이 확립된 성인이 감염된 경우에도 대부분은 만성 감염으로 진행된다. 통계학적으로 만성 간염의 60~70%는 만성 뇌병증으로 진행되며 5~20%는 간경변으로 사망한다.

4) 진단

HCV는 지속감염 사례가 많아 보통 바이러스와 항체가 혈중에 동시에 존재한다. 혈청에서 항HCV항체나 항HCV코어단백질항체가 검출되거나 RT-PCR법으로 혈중 또는 간조직에서 HCV RNA가 검출되면 진단을 내린다.

5) 치료

치료에는 인터페론(interferon)과 리바비린(ribavirin)의 병용요법이 시행된다. 그 밖에도 인터페론과 병용이 필요 없는 소포스부비르(sofosbuvir), 레디파스비르(ledipasvir) 등의 치료제가 있다. HCV는 돌연변이가 잘 발생하여 여러 기전의 약물을 함께 사용한다.

6) 예방

C형 간염은 A형 간염이나 B형 간염과 달리 현재 예방백신이 없기 때문에 감염 위험을 피하고 줄여 예방하는 데 중점을 두어야 한다. 따라서 C형 간염자는 헌혈이나 장기기증을 하면 안 된다. 또한 주사기는 반드시 일회용을 사용하고, 성관계 시에는 콘돔을 사용한다. 침을 맞거나 문신과 피어싱을 할 때도 반드시 소독된 도구를 사용하도록 하고, 그 밖에 면도기, 칫솔, 손톱깎이 등 혈액에 오염될 수 있는 모든 물건이 간염을 전파시킬 가능성이 있음을 알아야 한다.

Summary

C형 간염

병원체	C형 간염바이러스(hepatitis C virus, HCV)
감염경로	혈액을 통해 감염
잠복기	2주~6개월(평균 6~10주)
임상증상	감염 초기 80%는 증상이 없으나 나머지에게서 발열, 전신권태감, 식욕저하, 오심, 구토, 복통, 황달 등의 증상을 보임, 대부분 만성 감염으로 진행
진단	혈청에서 항HCV항체나 항HCV코어단백질항체 검출, RT-PCR법으로 혈중 또는 간조직에서 HCV RNA 검출
치료	인터페론(interferon)과 리바비린(ribavirin)의 병용요법
예방	예방백신이 없기 때문에 감염 위험을 피하고 줄여 예방하는 데 중점

III 바이러스성 위창자염

1. 노로바이러스 감염증(norovirus gastroenteritis)

노로바이러스에 의한 유행성 바이러스성 위창자염으로, 법정감염병의 제4급 감염병으로 분류된다. 나이와 관계없이 감염되며, 전 세계에 걸쳐 산발적으로 감염이 발생하고 있다. 우리나라에서는 겨울철에서 초봄(11월부터 다음해 4월)까지 주로 발생한다. 소량의 바이러스만으로도 감염될 수 있을 정도로 전염성이 높으며 전염성은 증상이 발현되는 시기에 가장 강하고 회복 후 3일에서 길게는 2주까지 유지된다. 요양원, 캠프, 군대, 지역 사회에서 발생하는 비세균성 위장염의 경우 노로바이러스에 의한 감염을 의심해 보아야 한다.

1) 병원체의 특성

노로바이러스(norovirus)는 칼리시바이러스과(*Caliciviridae*)에 속하는 RNA 바이러스로, 입자 크기 27~40nm인 공 모양의 정이십면체이다. 바이러스입자는 안정적이어서 60℃에서 30분 동안 가열하여도 감염성이 유지되고 일반 수돗물의 염소 농도에서도 불활성화되지 않을 정도로 환경에 대한 저항성이 강하다.

2) 감염경로

바이러스 감염 환자의 분변이나 구토물에 오염된 손이나 환경에 접촉하거나 바이러스에 오염된 물 또는 식품(굴, 조개류 등)을 섭취하여 감염된다.

3) 임상증상

보통 24~48시간의 잠복기를 거쳐 구토, 메스꺼움, 오한, 복통, 설사 등의 증상이 나타난다. 근육통, 권태, 두통, 발열 등을 유발하기도 하는데, 소아는 구토가 흔하고, 성인은 설사가 흔하다. 설사는 물처럼 묽지만 혈액이 섞이거나 점액이 보이지는 않는다. 심하면 탈수나 심한 복통으로 진행되기도 한다.

4) 진단

환자의 토사물이나 분변 등의 검체로 중합효소연쇄반응(PCR법)을 시행하여 노로바이러스에 특이적인 바이러스 핵산을 검출하거나 효소면역법(ELISA)으로 바이러스 유사입자를 검출하여 확인한다. 최근에는 전자현미경이나 면역전자현미경을 이용한 방법도 사용하고 있다.

5) 치료

특별한 치료 없이 저절로 회복되기 때문에 노로바이러스에 특수한 항바이러스제는 없으며, 항생제 치료가 필요하지 않다. 대증치료가 중심이며, 탈수를 동반할 경우에는 수분 보충, 점적 수액을 투여한다. 합병의 위험이 높은 경우(노인, 임산부, 당뇨, 면역억제상태, 심한 복통, 일주일 이상 지속되는 증상)에는 입원 치료를 고려한다.

6) 예방

손위생을 철저히 하고, 굴 등 조개류의 생식에 주의하며, 환자의 구토물, 분변 및 그 오염물의 소독을 엄격하게 하는 방법이 최선이다. 소독제로는 차아염소산나트륨이 효과적이다.

advance

▶ 노로바이러스 감염증에 대한 의료관련감염 대책

노로바이러스는 오염된 음식물(식중독), 오염된 손(직접 · 간접접촉감염), 환자의 구토물이나 배설물에서 발생한 에어로졸을 통해 전파된다. 이러한 특징에 근거하여 노로바이러스 감염증에 대한 주요 의료관련감염 대책은 다음과 같다.

① 노로바이러스 감염증 환자(노출 가능성이 있는 환자 포함)를 1인실에서 관리하거나 집단격리한다. 격리해제까지의 기간은 증상 회복 후 7~14일을 기준으로 한다.
② 식당이나 대기실 등 공용공간의 감염병 환자 사용을 정지한다. 재활훈련 등도 가능한 한 연기한다.
③ 감염병 환자가 입원해 있는 병동의 환자, 의료종사자, 면회자는 흐르는 물에 비누로 손 씻기를 하도록 한다(환자나 면회자에게 설명). 손을 씻은 후 사용하는 수건을 공용으로 하지 않는다.

advance

▶ **노로바이러스 감염증에 대한 의료관련감염 대책** (계속)

④ 구토물이나 배설물의 처리는 장갑, 외과용 마스크, 비침습성 가운을 착용하고 구토물이나 배설물이 흩날리지 않도록 주의하면서 0.1% 차아염소산나트륨액을 이용하여 닦아낸다.
⑤ 감염병 환자의 손이 빈번하게 접촉하는 표면은 0.02% 차아염소산나트륨액으로 자주 닦아 소독한다.
⑥ 구토물이나 배설물로 오염된 의류나 리넨 등은 열탕소독(85℃에서 1분간 이상)으로 처리한다.

Summary

노로바이러스 감염증

병원체	노로바이러스(norovirus)
감염경로	분변-입안경로
잠복기	12~48시간
임상증상	구토, 메스꺼움, 오한, 복통, 설사 등의 증상이 나타남, 소아는 구토가 흔하고, 성인은 설사가 흔함
진단	검체(대변, 직장도말물, 구토물)에서 특이 유전자 검출
치료	대증치료가 중심이며, 탈수를 동반할 경우 수분 보충, 점적 수액 투여
예방	손 씻기 철저, 굴 등 조개류의 생식 주의, 환자의 구토물, 분변 및 그 오염물의 소독을 엄격

2. 그룹 A형 로타바이러스 감염증(rotavial gastroenteritis)

주로 6~24개월 된 영유아에게 감염되어 설사의 원인이 되는 급성 위창자염으로, 법정감염병의 제4급 감염병으로 분류된다. 로타바이러스에 의한 감염은 출생 직후부터 발생하는데, 생후 6개월부터 발병빈도가 높다. **가성콜레라**라고도 한다.

미국의 경우 그룹 A형 로타바이러스 감염 환자가 영유아 설사 환자 중 약 5~10%를 차지하며, 증상이 심한 설사 환자에서는 30~50%의 높은 비율로 보고되고 있다. 열대지역에서는 계절에 관계없이 연중 발생하고, 온대지역에서는 1~4월의 겨울철에 집중해서 발생한다.

1) 병원체의 특성

로타바이러스(rotavirus)는 레오바이러스과(*Reoviridae*)에 속하는 이중가닥 RNA 바이러스로, 지름이 60~80nm인 정이십면체 구조이며 코어, 속층, 바깥층의 3층으로 구성되고 외피를 갖지 않는다(그림 7-18). 항원성에 따라 A~F의 6개 형으로 나뉘는데, A형, B형, C형 로타바이러스가 분변-입안경로로 사람에게 감염되어 설사를 유발한다.

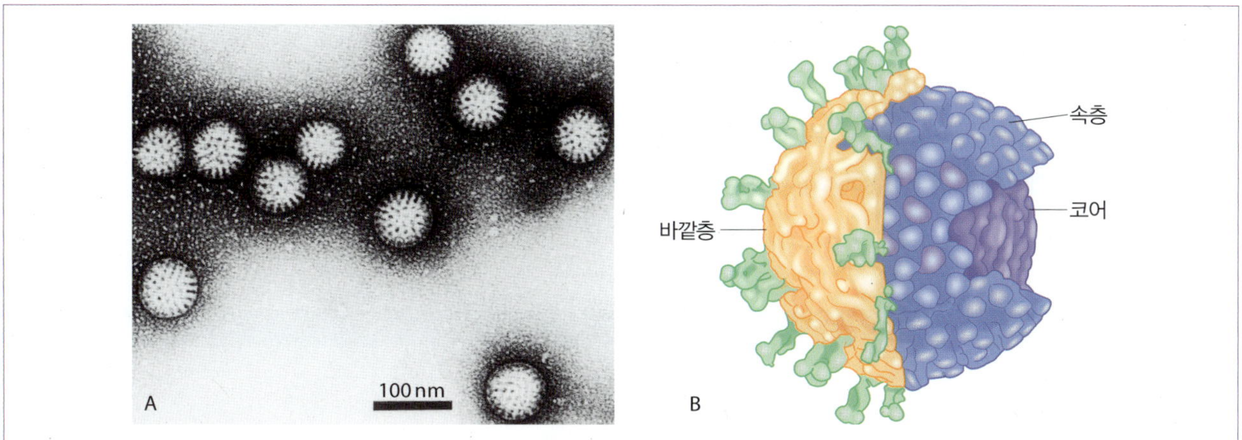

그림 7-18 로타바이러스의 전자현미경상과 구조

2) 감염경로

주로 오염된 물이나 식품, 환자 간 접촉을 통해 전파되며, 바이러스 입자 100개 미만의 적은 양으로도 사람에게 감염을 일으킬 수 있어 어린이집이나 병원과 같이 **집단생활**을 하는 곳에서는 환자 발생이 일어나기 쉽다.

3) 임상증상

잠복기는 약 2일이며, 설사는 약 4~5일 지속하고 대변 중에 다량의 바이러스(1g 중 10^{10} 입자)를 배출한다(임상증상이 나타나기 전부터 증상이 없어진 후 10일까지). 감염에 의해 융모상피가 파괴되어 작은창자의 흡수를 방해함으로써 설사를 일으키게 된다.

사람에 따라 무증상에서 발열, 구토, 설사, 복통, 탈수 등과 같은 증상이 다양하게 나타난다. 전체 환자의 약 50~60%는 발열, 구토, 설사의 증상이 모두 나타나고, 30% 정도는 39℃ 이상의 고열이 나기도 한다. 발열과 구토는 보통 2일이 지나면 호전되지만, 설사는 5~7일간 지속된다. 설사 증상이 있는 환자에게 수액처치 등 적절한 치료가 이루어지지 않으면 심각한 탈수로 사망에 이르기도 한다.

4) 진단

대변, 곧창자 도말 등의 검체를 채취하여 라텍스응집반응, 효소항체법, 면역크로마토그래피법 등 신속진단을 일반적으로 시행한다. 전자현미경의 관찰이나 RT-PCR법도 유용하다.

5) 치료

로타바이러스에 대한 항바이러스제는 없고 구토와 설사에 따른 탈수 개선과 전해질 균형의 보정이 치료의 중심이다. 지사제의 사용은 삼가고 항생제나 창자운동억제제도 사용하지 않아야 한다.

6) 예방

로타바이러스는 환경에서의 생존력이 강해 감염 예방을 위한 효과적인 예방법은 없으며 대변-입안경로로 전파되므로 **청결한 환경 유지** 및 **위생관리**가 최우선이다.

현재 우리나라에서는 **로타텍**(Rotateq)과 **로타릭스**(Rotarix)라는 두 가지 경구용 생백신의 자율적 접종이 이루어지고 있다.

MEMO

● 로타바이러스 감염증의 일반적인 예방법

① 가을이나 겨울에 로타바이러스 감염증이 많이 발생하므로 이 시기에는 사람들이 많은 곳은 피한다.
② 아이를 돌보는 사람은 기저귀를 교환 후 반드시 손을 깨끗하게 씻는다.
③ 장난감 등의 아이 용품은 청결하게 유지한다.
④ 집안 청결과 환기에 신경을 쓴다.
⑤ 첫 증상은 감기와 비슷하므로 기침과 열 등의 가벼운 감기 증상이 나타날 경우 소아과를 방문하여 정확한 진단을 받는 것이 좋다.
⑥ 로타바이러스 백신을 접종한다. 예방접종은 생후 6주부터 가능하며 8개월 이내에 3차 접종을 한다.

Summary

로타바이러스 감염증

병원체	로타바이러스(rotavirus)
감염경로	접촉감염
잠복기	약 2일
임상증상	사람에 따라 무증상에서 발열, 구토, 설사, 복통, 탈수 등과 같은 증상이 다양하게 나타남
진단	대변, 곧창자 도말 등의 검체를 채취하여 라텍스응집반응, 효소항체법, 면역크로마토그래피법 등 신속진단을 시행
치료	구토와 설사에 따른 탈수 개선과 전해질 균형의 보정이 치료의 중심
예방	경구용 생백신의 자율적 접종, 청결한 환경 유지 및 위생관리

3. 장내 아데노바이러스 감염증(adenoviral gastroenteritis)

아데노바이러스 감염에 의한 급성 위창자염으로, 법정감염병의 제4급 감염병으로 분류된다. 주로 3살 미만의 소아, 면역억제환자, 골수 이식을 받은 환자에게서 질병을 일으킨다.

여름철 고여 있는 물속에는 수인성 질병을 일으키는 세균과 바이러스가 서식하는데, 물놀이를 다녀온 아이가 설사, 구토, 발열 등의 증상에 시달리면 아데노바이러스 감염증을 의심하여야 한다. 아데노바이러스는 잠복기가 8~10일이기 때문에 물놀이와 연관이 있다고 생각하지 못할 수 있으나 감염된 환자의 분변이나 구토물을 통해 감염되며 바이러스에 오염된 물이나 식품을 섭취하였을 때 감염이 일어날 수 있다. 우리나라에서는 2018년 질병관리청에서 시행한 인터넷 감시에서 장내 아데노바이러스의 검출률이 2% 미만으로 나타났다. 또한 봄이나 가을철에 상대적으로 낮은 비율로 나타난다.

1) 병원체의 특성

아데노바이러스(adenovirus)는 아데노바이러스과(*Adenoviridae*)에 속하는 이중가닥 DNA 바이러스로, 정이십면체의 뉴클레오캡시드로 구성되며 외피를 갖지 않는다(그림 7-19). 적혈구응집능력이나 유전자의 상동성 등에 따라 6그룹(A~F)의 70혈청형으로 분류되며, 매년 새로운 혈청형이 보고되고 있다. 이 중 F그룹에 해당하는 40형, 41형만 위창자염을 일으키며 창자점막 손상으로 인한 흡수장애로 증상이 발현된다.

아데노바이러스에는 지질이중층으로 구성된 외피가 없기 때문에 지질에 작용하는 소독제는 효과가 없다. 또 불활성화되기 어려워 환경 속에서 1주일 이상 감염성을 유지한다. 위산에도 저항성이 있어 경구감염되면 바이러스가 창자에 도달한다.

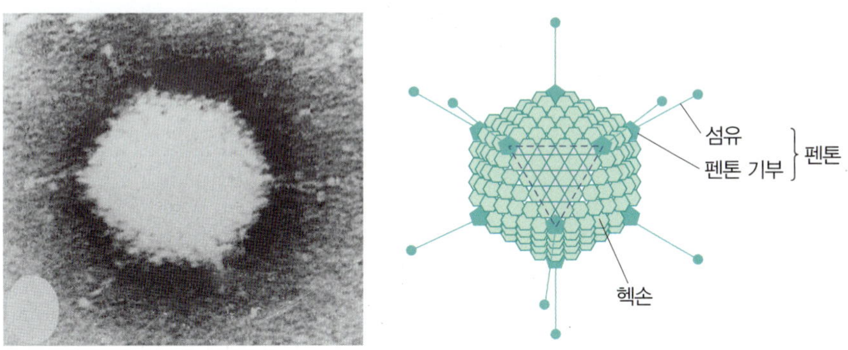

그림 7-19 아데노바이러스의 전자현미경상과 구조

2) 감염경로

감염된 환자의 분변이나 구토물을 통해 감염되며, 바이러스에 오염된 물이나 식품을 섭취하였을 때 감염이 일어날 수 있다.

3) 임상증상

8~10일의 잠복기 후 묽은 설사가 8~12일간 지속되며 미열, 탈수, 호흡기 증상이 동반되기도 한다. 물만 마셔도 구토하는 양상을 보인다.

4) 진단

대변, 곧창자 도말 등의 검체에서 EIA나 PCR법으로 특이 항원을 검출하거나 특이 유전자를 검출함으로써 진단한다.

5) 치료

특별한 치료법은 없고 증상에 따른 대증치료가 중심이다. 구토나 설사가 주증상이므로 쉽게 탈수에 빠질 수 있으므로 경구 또는 정맥으로 수분과 전해질을 보충한다. 특히 아이들은 우유를 마시면 작은창자 내벽의 융모막 손상으로 인해 소화가 어려울 수 있으며 구토가 심하면 밀가루 음식도 피하여야 한다.

6) 예방

감염을 막기 위해서는 손 씻기 등의 개인위생을 철저히 하고, 물과 음식은 열을 가해 조리하는 한편, 물놀이를 다녀온 뒤 감염자 접촉이 의심되면 옷을 염소 계열 표백제로 소독하는 것이 중요하다.

Summary

아데노바이러스 감염증

병원체	아데노바이러스(adenovirus)
감염경로	분변-입안경로
잠복기	8~10일
임상증상	묽은 설사가 8~12일간 지속되며 미열, 탈수, 호흡기 증상이 동반
진단	대변, 곧창자 도말 등의 검체에서 EIA나 PCR법으로 특이 항원을 검출하거나 특이 유전자를 검출
치료	특별한 치료법은 없고 증상에 따른 대증치료가 중심
예방	손씻기 등의 개인위생 철저, 안전한 음식 섭취

Chapter

8

항미생물제와 예방접종

학습목표

① 항균제의 특성, 종류, 작용기전을 설명할 수 있다.
② 항균제의 대표적인 부작용과 항균제 내성기전을 설명할 수 있다.
③ 주요 항바이러스제의 종류와 특징을 설명할 수 있다.
④ 예방접종의 정의와 그 실시기준을 설명할 수 있다.

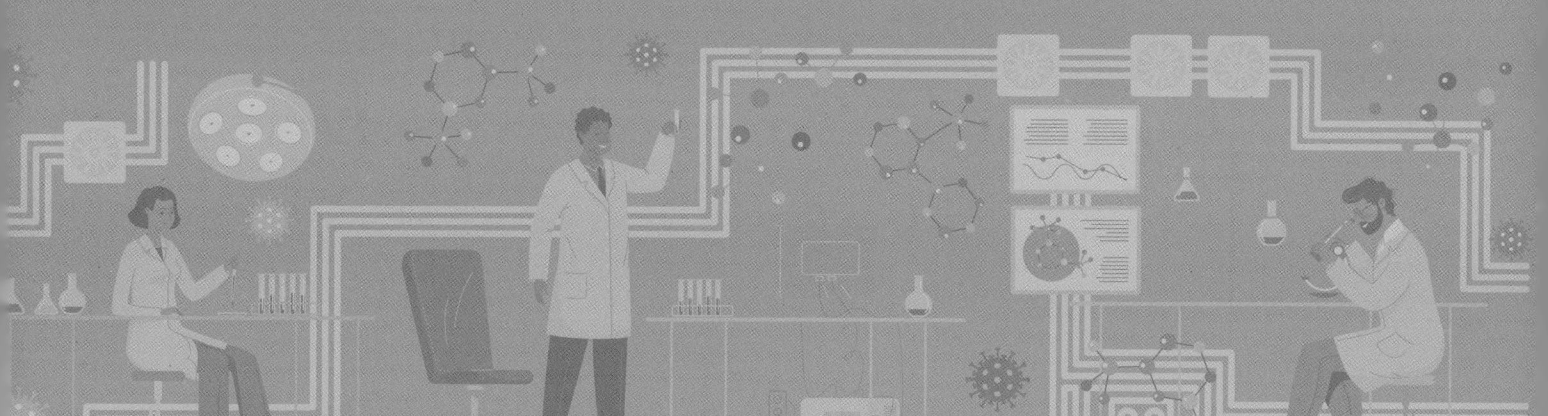

핵심용어해설

- **교차내성**(cross tolerance) : 하나의 약물에 대해 내성을 나타내는 세균이 다른 약물에도 내성을 나타내는 것을 말한다.
- **균교대현상**(microbial substitution) : 항균스펙트럼이 넓은 항균제를 사용하면 병원균이 아닌 감수성 균도 사멸되어 정상세균무리의 균형이 파괴됨에 따라 그 항균제에 내성을 가지는 세균이 비정상적으로 증식하는 현상을 말한다.
- **기회감염**(opportunistic infection) : 신체나 생활환경에 상주하는 평소 무해한 균이 숙주의 감염방어력이 떨어졌을 때 증식해서 유해한 작용을 나타내는 것을 말한다.
- **내성**(tolerance) : 항균제를 연속 사용하면 항균작용이 감소되는 성질을 말한다.
- **살균작용**(bacteriocidal action) : 약물을 투여하면 세균이 사멸되는 작용을 말한다. 이 작용을 가진 페니실린, 스트렙토마이신 등의 항균제는 세포벽이나 세포막에 장애를 일으킨다.
- **선택독성**(selective toxicity) : 치료에 이용하는 화학물질은 인체에는 유해한 작용을 나타내지 않고 미생물에만 억제적으로 작용을 나타내는 특성을 말한다.
- **아나필락시스**(anaphylaxis) : 특정 물질에 대해 인체에서 과민반응을 일으키는 것으로, 항원항체반응이 원인이 되어 급격하게 발생하는 전신발작증상이다.
- **예방접종**(vaccination) : 약독화한 균체나 성분을 주사하여 인공적으로 면역을 인체에 형성하는 것을 말한다.
- **장기쏠림성**(장기주성, organotaxis) : 어떤 물질이나 세포가 특정한 장기로 이동하려는 현상을 말한다.
- **정균작용**(bacteriostasis) : 약물을 투여하는 동안만 세균의 증식을 억제하는 작용이다. 약물의 사용을 멈추면 다시 세균이 증식하기 시작한다. 정균작용이 있는 약물에는 설파제, 클로람페니콜 계열, 테트라사이클린 계열의 항균제 등이 있다.
- **항균스펙트럼**(antimicrobial spectrum) : 각 항균제가 효과를 나타내는 병원체의 범위를 말한다.
- **항미생물제**(antimicrobial agent) : 인체에 대하여 독성을 별로 나타내지 않으면서 병원성 미생물의 생활력이나 증식을 억제하는 약물로, 유효성을 나타내는 미생물의 종류에 따라 항균제, 항바이러스제, 항진균제, 항원충제로 분류된다.

I 항균제

독일의 세균학자인 에를리히(Ehrlich)는 화학물질로 병원성 미생물 감염병이나 암 등의 질병을 치유하는 것을 **화학요법**(chemotherapy)이라고 정의하였다. 화학요법에 사용되는 물질을 **화학요법제**(chemotherapeutic agent)라고 한다. 화학요법제는 에를리히가 합성한 파동편모충증(trypanosomiasis)에 유효한 **트리판레드**(trypan red)가 최초이다. 그 후 아톡실(atoxyl)이나 살바르산(salvarsan), 프론토실(prontosil) 등의 합성 항미생물제가 개발되었다. 그리고 1929년 플레밍(Fleming)이 **페니실린**(penicillin)을 발견한 이후 이 분야는 비약적으로 발전하였다.

화학요법제 중에서 항미생물 활성을 가진 물질을 **항미생물제**(antimicrobial agent)라고 하며, 그중에서도 특히 다른 미생물에서 유래하는 물질을 **항생제**(antibiotic)라고 한다. 최근에는 그 효과를 높이기 위해 항생제에 대해 다양한 화학적 변형이 이루어져 반합성 항균제로서 사용된다.

1. 항균제의 특성

1) 선택독성(selective toxicity)

항균제는 세균에 대해 특이적으로 효과를 발휘할 필요가 있다. 즉, 숙주인 사람에게는 영향이 없고 대상 세균에 대해서만 효과를 발휘할 수 있는 것이 좋다. 이를 **선택독성**이라고 한다. 선택독성을 높이려면 세균과 사람의 세포에서 차이점을 표적으로 할 필요가 있다. 예를 들어 세균에만 있는 세포벽의 펩티도글리칸이나 세균과 사람의 세포에서 구조가 다른 리보솜을 표적으로 한다.

2) 정균작용(bacteriostasis)과 살균작용(bacteriocidal action) (그림 8-1)

약물을 투여하는 동안만 세균의 증식을 억제하는 작용을 **정균작용**이라고 한다. 따라서 약물의 사용을 멈추면 다시 세균이 증식하기 시작한다. 정균작용이 있는 약물에는 설파제, 클로람페니콜 계열, 테트라사이클린 계열의 항균제 등이 있다.

약물을 투여하면 세균이 사멸되는 작용을 **살균작용**이라고 한다. 살균작용을 가진 페니실린, 스트렙토마이신 등의 항균제는 세포벽이나 세포막에 장애를 일으킨다. 다만, 살균작용이 있는 약물도 농도가 낮으면 정균작용을 나타낸다.

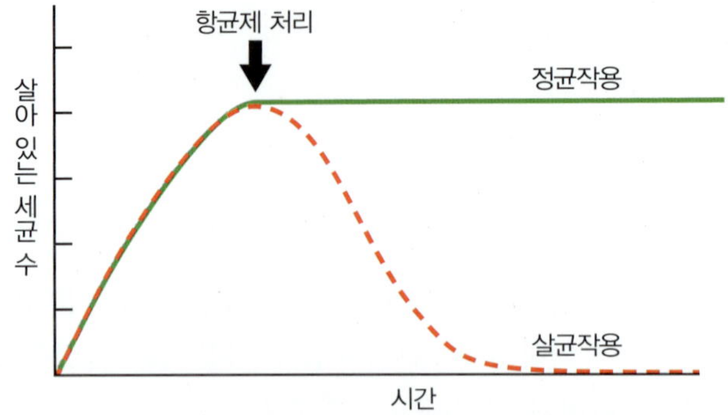

그림 8-1 항균제의 정균작용과 살균작용

3) 항균스펙트럼(antimicrobial spectrum)

병원성 세균에 대한 항균제의 감수성은 일률적이지 않다. 이처럼 각 항균제가 효과를 나타내는 세균의 범위를 항균스펙트럼이라고 한다(표 8-1). 특정 세균에만 항균 효과를 나타내는 협역 항균제와 여러 세균에 항균 효과를 나타내는 광역 항균제가 있다.

항균스펙트럼은 감염병 치료에 이용하는 약물선택의 지표로서 중요하다. 광역 항균제를 계속 투여하면 감염병의 원인이 되는 세균뿐만 아니라 정상균무리에도 영향을 미쳐 체내에서 균이 증식하거나 그 항균제에 내성을 나타내는 균이 증식하게 된다. 그 결과 부작용이 나타나는 경우가 많다.

표 8-1 항균스펙트럼

<table>
<tr><th colspan="4">원핵생물</th><th colspan="2">진핵생물</th><th rowspan="2">바이러스</th></tr>
<tr><th>항산균</th><th>그람음성균</th><th>그람양성균</th><th>클라미디아, 리케차</th><th>원충</th><th>진균</th></tr>
<tr><td>이소니아지드(isoniazid)</td><td></td><td></td><td></td><td></td><td></td><td>아리돈(arildone)</td></tr>
<tr><td></td><td>폴리믹신(polymyxin)</td><td></td><td></td><td colspan="2">아졸(azoles)</td><td>리바비린(ribavirin)</td></tr>
<tr><td></td><td colspan="2">페니실린(penicillin)</td><td></td><td></td><td></td><td>아시클로버(acyclovir)</td></tr>
<tr><td colspan="2">스트렙토마이신(streptomycin)</td><td></td><td></td><td></td><td></td><td></td></tr>
<tr><td></td><td colspan="3">에리트로마이신(erythromycin)</td><td></td><td></td><td></td></tr>
<tr><td></td><td colspan="3">테트라사이클린(tetracycline)</td><td></td><td></td><td></td></tr>
<tr><td></td><td colspan="4">설폰아마이드(sulfonamides)</td><td></td><td></td></tr>
</table>

4) 장기쏠림성(장기주성, organotaxis)

항균제는 특정 장기에 모이기 쉬운 성질인 **장기쏠림성**이 있기 때문에 감염 부위에 따라 항균제를 구분하여 사용한다(표 8-2).

표 8-2 주요 항균제의 장기쏠림성

장기	주요 질환	항균제
허파	상기도 · 호흡계통 감염병 (주로 그람음성균)	• 페니실린(penicillin) 계열 • 세팔로스포린(cephalosporin) 계열 • 마크롤라이드(macrolide) 계열 • 테트라사이클린(tetracycline) 계열
간 · 쓸개즙	간 · 쓸개길계통 감염병 (그람음성균, 특히 대장균)	• 페니실린 계열[암피실린(ampicillin), 피페라실린(piperacillin)] • 세팔로스포린 계열[세파졸린(cefazolin), 세프메타졸(cefmetazole), 세포티암(cefotiam)] • 뉴퀴놀론(new quinolone) 계열
콩팥	콩팥 · 요로 감염병 (그람음성균, 대장균, 클레브시엘라, 변형균)	• 아미노글리코시드 계열[토브라마이신(tobramycin)] • 페니실린 계열[암피실린(ampicillin), 피페라실린(piperacillin)] • 세팔로스포린 계열(세파졸린, 세프메타졸, 세포티암) • 뉴퀴놀론 계열

2. 항균제의 종류

항균제는 작용부위에 따라 ①**세포벽**에 작용하는 약물, ②**세포막**에 작용하는 약물, ③**핵산합성**에 작용하는 약물, ④**단백질합성**에 작용하는 약물, ⑤**엽산 대사억제**에 작용하는 약물로 나눌 수 있다(그림 8-2).

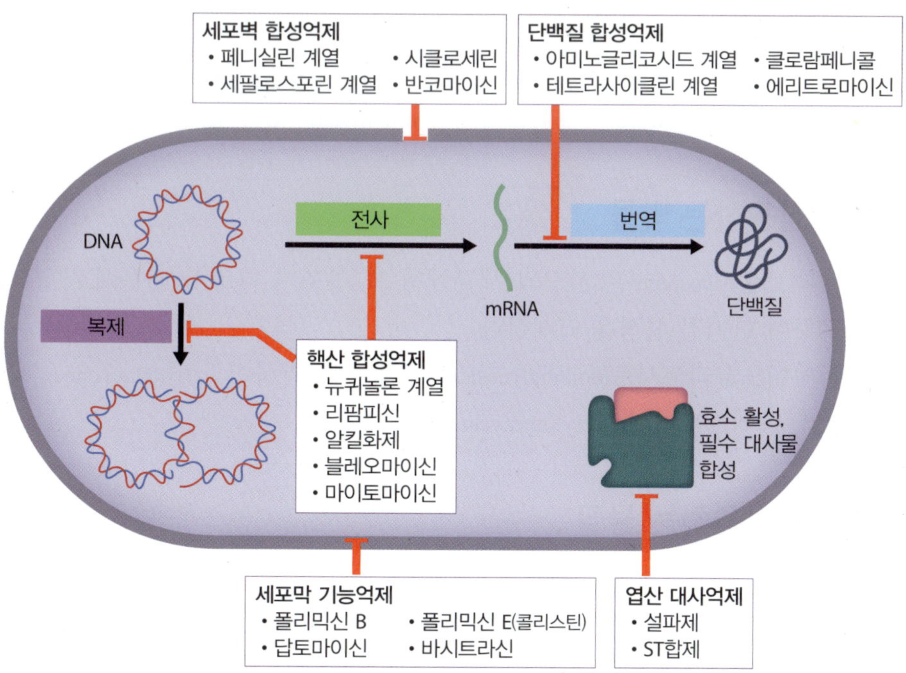

그림 8-2 항균제의 작용부위

1) 세포벽에 작용하는 약물

세균이 생존하는 데는 세포벽의 역할이 중요하다. 세균 세포벽의 펩티도글리칸(peptidoglycan)은 사람 세포에는 존재하지 않는 구조이기 때문에 이 펩티도글리칸의 생합성 과정을 억제하는 항균제는 세균에 대해 높은 선택독성을 나타낸다. β-락탐 계열 항균제(페니실린 계열, 세팔로스포린 계열 등)가 세포벽을 형성하는 효소에 결합함으로써 세포벽은 불완전해져서 세균을 사멸시킨다.

대표적인 약물에는 페니실린(penicillin) 계열, 세팔로스포린(cephalosporin) 계열, 시클로세린(cycloserine) 등이 있다.

2) 세포막에 작용하는 약물

세균의 세포막은 생명유지에 필요한 물질의 투과를 지배하는데, 세포막에 작용하여 구멍을 형성함으로써 막투과성을 바꾸어 세포 안의 각종 이온, 아미노산, 단백질 등을 세포 밖으로 누출시키는 작용을 한다. 이 계통의 약물은 숙주세포의 세포막에도 작용하기 때문에 선택독성이 낮아 부작용에 유의하여야 한다.

대표적인 약물에는 폴리믹신 B(polymyxin B)와 폴리믹신 E(콜리스틴), 답토마이신(daptomycin), 바시트라신(bacitracin) 등이 있다.

3) 핵산 합성에 작용하는 약물

핵산의 합성과 대사를 억제하고 유전정보의 발현을 억제한다.

대표적인 약물에는 뉴퀴놀론(new quinolone) 계열(피리돈카르본산 계열), 리팜피신(rifampicin), 알킬화제(alkylating agent), 블레오마이신(bleomycin), 마이토마이신(mitomycin) 등이 있다.

4) 단백질 합성에 작용하는 약물

단백질을 합성하는 리보솜(ribosome)은 사람과 세균에서 그 구조가 다르기 때문에 세균의 리보솜(70S)에 대해 선택적으로 작용하여 단백질 합성을 억제한다.

대표적인 약물에는 아미노글리코시드(aminoglycoside) 계열, 테트라사이클린(tetracycline) 계열, 클로람페니콜(chloramphenicol) 계열, 에리트로마이신(erythromycin) 등이 있다.

5) 엽산 대사억제에 작용하는 물질

세균은 핵산이나 단백질 합성에 필요한 엽산을 공급하는 대사경로를 가지는데, 이 엽산의 합성을 억제하여 항균작용을 나타낸다.

대표적인 약물에는 설파제(설폰아미드제, sulfonamide), ST합제(sulfamethoxazole-trimethoprim) 등이 있다.

3. 항균제 부작용

항균제가 아무리 선택독성이 강하다고는 해도 화합물인 이상 체내 농도가 일정 이상 도달하면 인체에 바람직하지 않은 부작용을 일으키는 경우가 많다(표 8-3). 대표적인 부작용에는 장기장애, 균교대현상, 약물알레르기 등이 있다.

표 8-3 주요 항균제의 부작용

항균제	주요 부작용
페니실린 계열, 세팔로스포린 계열	아나필락시스 유사반응(쇼크)
마크롤라이드 계열, 테트라사이클린 계열	간기능장애
아미노글리코시드 계열, 폴리펩티드 계열, 세팔로스포린 계열	콩팥기능장애
클로람페니콜	혈액장애
아미노배당체 계열	제8뇌신경장애(난청, 귀울림, 감각이상)
폴리펩티드 계열	신경 · 근육차단(호흡억제)
세팔로스포린 계열 일부 [라타목세프(latamoxef), 세프부페라존(cefbuperazone)]	디설피람 작용(술과 함께 복용하지 않도록 주의)
린코마이신, 암피실린, 제3세대 세팔로스포린 계열	거짓막창자염[창자 내에 비정상적으로 증식한 무산소성균의 일종인 클로스트리듐 디피실(*Clostridium difficile*)이 생산하는 독소의 영향]
광역 스펙트럼의 항생물질 (테트라사이클린, 암피실린, 세팔로스포린 계열)	장내세균 억제에 의한 비타민 K 결핍(간에서 혈액응고인자의 생산이 저하되어 출혈경향이 나타남)

1) 장기장애

아미노글리코시드 계열 항균제인 스트렙토마이신에 의한 청각신경장애, 클로람페니콜에 의한 재생불량빈혈, 과립백혈구감소증, 에리트로마이신과 리팜피신에 의한 간장애 등이 대표적이다.

2) 균교대현상(microbial substitution)

항균스펙트럼이 넓은 항균제를 사용하면 병원균이 아닌 감수성 균도 사멸되어 정상균무리의 균형이 파괴되고 그 항균제에 내성을 가지는 세균이 비정상적으로 증식하는데, 이를 **균교대현상**이라고 한다. 내성 포도알균(포도구균)에 의한 창자염이나 진균, 녹농균, 세라티아에 의한 감염병 등이 있다.

3) 약물알레르기(drug allergy)

페니실린 계열, 세팔로스포린 계열 항균제에 의한 아나필락시스(anaphylaxis) 등이 있다. 항균제 투여가 원인으로 발진이 나타나는 경우가 자주 있다.

4. 항균제 내성

항균제에 사멸되거나 증식이 억제되는 균주는 해당 약제에 감수성이 있다고 표현하고, 효과가 미치지 않은 균주는 해당 약제에 저항성, 비감수성(insusceptibility), 내성(tolerance)이 있다고 표현한다. 균주 중에는 약제가 개발되기 이전부터 내성이 있는 즉, **자연내성**(natural tolerance)을 가지는 경우도 있다. 해당 약제에 원래 감수성이 있던 균주가 감수성을 상실하게 되는 것을 **약제내성**(drug tolerance)이 생겼다고 하며, 하나의 약제에 내성을 나타내는 균이 다른 약제에도 내성을 나타내는 것을 **교차내성**(cross tolerance)이라고 한다.

의료기관에서는 약제내성균이 전파되는 것을 최대한 억제하여야 하며 이는 감염관리분야에서 중요한 활동 중 하나이다. 의료기관 내의 약제내성균 관리를 위하여 **손위생**, **안전주사실무지침 준수** 등 모든 환자를 대상으로 하는 감염관리 원칙인 **표준주의**와 함께 **접촉주의**를 수행하여야 한다.

세균이 항균제에 내성을 획득하는 기전은 크게 ①항균제 불활성화, ②표적 변화, ③대체효소 생산, ④투과성 저하, ⑤항균제 배출의 5종류로 나뉜다(그림 8-3, 표 8-4).

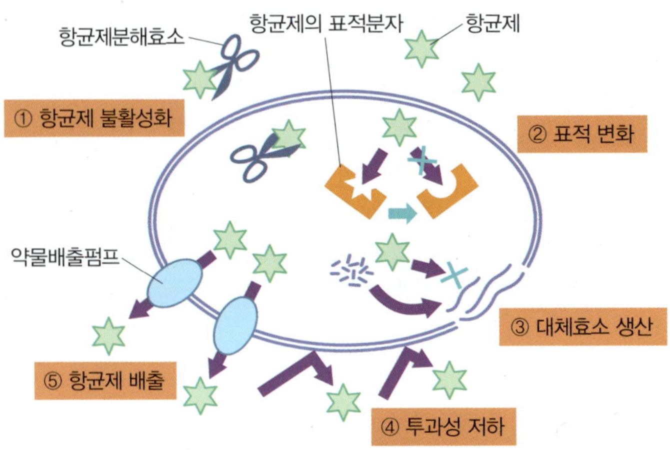

그림 8-3 항균제 내성기전

표 8-4 항균제 내성기전

종류	작용
항균제 불활성화	항균제를 분해 또는 화학적 변형을 통해 불활성화함으로써 항균제에 내성을 획득하는 기전이다. β-락탐아제(β-lactamase)는 β-락탐 계열 약물의 β-락탐고리를 가수분해하여 파열함으로써 불활성화한다.
표적 변화	세균이 가진 항균제의 작용부위가 변화(변이)하여 항균제가 작용할 수 없게 되는 기전이다. 예를 들어 리팜피신의 표적은 RNA 중합효소인데, RNA 중합효소의 β 서브유닛에 변이가 일어남으로써 리팜피신과의 친화성이 변하면 내성화한다.
대체효소 생산	*mecA* 유전자는 PBP2a(페니실린 결합단백질 2a, PBP2′라고도 함)라는 단백질을 부호화한다. PBP2a는 β-락탐 계열 약물과의 친화성이 낮아 β-락탐 계열 약물에 의한 억제를 받지 않는다. MRSA는 *SCCmec*라는 *mecA* 유전자를 포함하는 유전자 카세트를 획득함으로써 β-락탐 계열 약물에 내성화한다.
투과성 저하	그람음성균의 바깥막에는 저분자화합물을 투과시키기 위한 구멍이 있다. 구멍은 구멍단백질(porin)에 의해 형성된다. 폐렴막대균이나 녹농균과 같은 그람음성균에서는 이 구멍단백질의 수를 감소 또는 결손시킴으로써 카바페넴 계열 약물에 내성화한다.
항균제 배출	항균제가 작용하려면 표적분자가 존재하는 장소에서 그 항균제가 유효농도로 존재하여야 한다. 그런데 세균의 세포막에 존재하는 약제배출펌프는 세균세포 내의 항균제를 세포 밖으로 능동적으로 배출하여 세포 내 농도를 저하시킴으로써 해당 항균제에 내성화한다.

II 항바이러스제

세균과 달리 바이러스는 숙주세포의 생존기전을 이용해서 증식하기 때문에 약물을 이용하여 바이러스의 증식만 선택적으로 억제하는 항바이러스 화학요법은 상당히 어렵다고 여겨 왔다. 그러나 바이러스학이 발달함에 따라 각각의 바이러스는 자체에 특유한 단백질이나 효소를 가지고 있으며 이들 기능이나 성질이 숙주세포와 다른 경우가 있다는 사실이 밝혀졌다. 그래서 항바이러스제 대부분은 바이러스 유래 단백질이나 효소를 표적으로 함으로써 부작용(독성)의 출현을 피하고 높은 선택성을 확보하고 있다.

항바이러스 화학요법은 1950년대에 인터페론(IFN)의 항바이러스 효과가 보고된 것에서 시작된다. 그 후 헤르페스바이러스에 대한 아시클로버(acyclovir, ACV)나 사람면역결핍바이러스(HIV)에 대한 지도부딘(zidovudine, AZT) 등 선택성이 높은 약제가 개발되기에 이르러 항바이러스제의 개발연구는 가속화하였다. 현재는 헤르페스바이러스와 HIV뿐만 아니라 B형 및 C형 간염바이러스나 인플루엔자바이러스에 대해서도 화학요법이 치료의 중요한 위치를 차지하고 있다.

1. 항바이러스제의 종류

바이러스는 숙주인 사람의 세포 내 기생체로 숙주세포의 대사작용에 의존하여 증식하므로 바이러스의 증식을 억제하는 약제는 사람 세포에도 큰 영향을 미치게 되어 선택독성을 나타내기 어렵다. 대부분의 항바이러스제는 바이러스의 핵산 합성에 관여하는 바이러스 독자의 효소인 티미딘키나아제(thymidine kinase), DNA 중합효소(DNA polymerase), 역전사효소(reverse transcriptase)에 친화성을 갖는 뉴클레오시드(nucleoside) 유도체로 바이러스 복제에 중요한 바이러스 효소의 억제제이다. 그러므로 항바이러스제의 대상이 되는 바이러스는 아직까지는 상당히 심각하고 적절한 표적이 있어야만 한다.

현재 항바이러스제가 적용되는 질환에는 인플루엔자나 SARS 등의 급성 호흡기증후군, 바이러스성 설사 등의 소화기 감염병, 헤르페스뇌염 등의 바이러스성 중추신경질환, AIDS나 바이러스성 간염 등의 만성 바이러스 감염병, 안과, 피부과, 비뇨기과 영역의 피부 · 점막 바이러스 감염병, 거대세포바이러스 등에 의한 바이러스성 기회감염, 발암이나 종양형성과 관계가 있는 바이러스 감염병(엡스타인바바이러스, 사람헤르페스바이러스 8, 사람유두종바이러스 등), 바이러스성 출혈열 등의 열대 바이러스 감염병 등이 있다. 이들 질환 중에는 백신으로 발병 예방이 가능한 것도 있지만, 일반적으로 백신의 개발이 어렵거나 감염 후 급격히 진행되어 치사율이 높은 질환에 대해서는 항바이러스제의 사용이나 개발이 요구된다. 또 항바이러스제 대부분은 한정된 바이러스에만 유효성을 나타내기(항바이러스 범위가 좁음) 때문에 진단이 확립되어 있지 않으면 사용할 수 없고, 장기간에 걸쳐 연속 사용하는 경우에는 항균제와 마찬가지로 **약물내성 바이러스**의 출현이 문제가 된다.

주요 항바이러스제의 종류와 특징은 표 8-5와 같다.

표 8-5 주요 항바이러스제의 종류와 특징

종류	특징
아만타딘(amantadine)	인플루엔자 A형의 예방 및 치료, 파킨슨병 치료제로도 사용
이독수리딘(idoxuridine, IDU)	단순헤르페스바이러스에 의한 각막염에 점안제로 사용
비다라빈(vidarabine, Ara-A)	단순헤르페스바이러스, 헤르페스뇌염, 바이러스성 간염에 효과적
아시클로버(acyclovir, ACV)	헤르페스바이러스 감염병에 효과적
간시클로버(ganciclovir)	거대세포바이러스 감염병에 효과적
리바비린(ribavirin)	인플루엔자 등 각종 상기도 바이러스 감염병, C형 간염(인터페론과 병용)에 효과적
인터페론(interferon, IFN)	단순헤르페스바이러스, 바이러스성 사마귀, C형 간염에 효과적이며, α형, β형, γ형이 있음
오셀타미비어(oseltamivir; 내복) 자나미비어(zanamivir; 흡입)	인플루엔자 A형 및 B형에 효과적. 바이러스가 감염 세포 표면에서 유리되기 때문에 필요한 뉴라민분해효소(neuraminidase)를 억제하여 다른 세포로 감염되어 증식하는 것을 억제

2. 약물내성 바이러스

사람면역결핍바이러스(HIV)의 감염과 같이 항바이러스제를 장기간에 걸쳐 계속 사용하여야 하는 경우에는 약제의 표적이 되는 유전자에 변화가 생겨 **약물내성 바이러스**가 출현하는 빈도가 높아진다. 바이러스의 유전자에 변이가 발생하면 항바이러스제를 투여해도 바이러스가 제거되지 않고 살아남아 체내에서 증식하기 때문이다. 따라서 내성 바이러스의 출현으로 치료 효과가 소실 또는 감소된 경우에는 작용기전이 다른 약제의 사용을 검토할 필요가 있다.

III 예방접종

1. 예방접종의 정의

감염성 질환을 예방하기 위해 약독화한 균체나 성분을 주사하여 인공적으로 면역을 인체에 형성하는 것을 **예방접종**(vaccination)이라고 한다.

예방접종에 쓰이는 항원(antigen)에는 크게 세균성 항원과 바이러스성 항원이 있는데, 세균성 항원에는 사멸된 전체 세균(백일해백신 등), 병원체가 체외로 배출하는 독소를 멸독한 변성독소(디프테리아 · 파상풍백신 등), 독력을 약화시킨 생세균체(BCG 등) 등이 있고, 바이러스성 항원에는 생약독화한 것(소아마비백신)과 사멸된 것(인플루엔자백신) 등이 포함된다.

예방접종은 감염성 질환을 예방하는 가장 효과적인 수단이며, 감염병 발생과 사망률을 감소시켜준다. 질병에 대한 예방접종률은 한 국가와 지역단위의 건강관리 및 보건수준을 알 수 있다. 소아의 경우 태아기와 생후 6개월까지는 모체로부터 받은 면역이 있지만, 질병에 대한 감수성이 높은 시기이므로 특정 질병에 대한 예방접종이 반드시 필요하다. 우리나라의 영유아 예방접종률은 매우 높은데, 이는 국가에서 정한 필수예방접종의 중요성을 강조하는 보건교육의 효과이다.

성인의 예방접종은 소아 때 예방접종을 하였지만, 지속적인 예방 효과를 위해 추가접종이 필요한 경우와 소아 때보다는 성인에서 예방 효과가 더 큰 예방접종 및 특정 감염병 질환의 발생 위험이 높은 성인(의료인 포함)에게 필요한 예방접종을 포함한다.

2. 예방접종의 분류

1) 필수예방접종

우리나라는 「감염병의 예방 및 관리에 관한 법률」 제24조에 예방접종 대상 감염병 중 필수적으로 예방접종을 시행하여야 하는 감염병이 규정되어 있다.

대상 감염병에는 디프테리아, 폴리오, 백일해, 홍역, 파상풍, 결핵, B형 간염, 유행귀밑샘염(유행성 이하선염), 풍진, 수두, 일본뇌염, b형 헤모필루스인플루엔자 감염증, 폐렴알균 감염증, 인플루엔자, A형 간염, 사람유두종바이러스 감염증, 그 밖에 질병관리청장이 감염병의 예방을 위하여 필요하다고 인정하여 지정하는 감염병(장티푸스, 신증후군출혈열)이 있다(표 8-6, 8-7).

2) 국가예방접종

필수예방접종 중에서도 국가에서 비용을 지원하는 예방접종을 말하며, 보건소와 지정 의료기관에서 무료로 접종 가능하다.

국가예방접종 대상에는 결핵(BCG, 피내접종), B형 간염(HepB), 디프테리아/파상풍/백일해(DTaP), 파상풍/디프테리아(Td), 파상풍/디프테리아/백일해(Tdap), 폴리오(IPV), 디프테리아/파상풍/백일해/폴리오(DTaP-IPV), 디프테리아/파상풍/백일해/폴리오/b형 헤모필루스인플루엔자(DTaP-IPV/Hib), b형 헤모필루스인플루엔자(Hib), 폐렴알균(PCV, PPSV), 홍역/유행귀밑샘염/풍진(MMR), 수두(VAR), A형 간염(HeaA, 소아용), 일본뇌염(IJEV, 불활성화 백신), 일본뇌염(LJEV, 약독화 생백신), 사람유두종바이러스, 인플루엔자(IIV), 장티푸스(ViCPS, 고위험군 대상, 주사용), 신증후군출혈열(HFRS, 고위험군 대상)이 있다.

3) 기타 예방접종

예방접종 대상 감염병 및 지정감염병 이외의 감염병으로 민간 의료기관에서 접종 가능한 유료 예방접종을 말한다.

기타 예방접종 대상에는 결핵(BCG, 경피접종), 일본뇌염(LJEV, 키메라바이러스 생백신), 사람유두종바이러스(HPV9), 디프테리아/파상풍/백일해/폴리오/B형 간염/b형 헤모필루스인플루엔자(DTaP–IPV–HepB–Hib), 로타바이러스(RV), 수막알균(MCV4), 대상포진(HZV), A형 간염(HepA, 성인용), 장티푸스(ViCPS, 경구용)가 있다.

표 8–6 신생아 및 소아의 표준예방접종표

나이	종류	참고사항
0~4주	결핵(BCG 피내용)	생후 4주 이내 접종
0~6개월	B형 간염	3회 접종(0, 1, 6개월)
2~15개월	뇌수막염(Hib)	3회 접종(2, 4, 6개월), 추가접종(12~15개월)
2개월~만 6세	소아마비(폴리오)	3회 접종(2, 4, 6개월), 추가접종(만 4~6세)
2~59개월	폐렴알균(단백결합백신 10가, 3가)	3회 접종(2, 4, 6개월), 추가접종(12~15개월)
2개월~만 12세	디프테리아/파상풍/백일해 (DPT)	3회 접종(2, 4, 6개월), 추가접종(15~18개월, 만 4~6세, 만 11~12세)
2개월~만 6세	디프테리아/파상풍/백일해+폴리오(콤보백신)	3회 접종(2, 4, 6개월), 추가접종(만 4~6세)
12~15개월	수두	1회 접종(12~15개월), 추가접종(만 4~6세)
12~15개월	홍역/유행귀밑샘염/풍진(MMR)	1회 접종(12~15개월), 추가접종(만 4~6세)
12~35개월	일본뇌염(생백신)	1회 접종(12~24개월), 추가접종(12개월 후)
12개월~만 12세	일본뇌염(사백신)	3회 접종(12~36개월), 추가접종(만 6세, 12세)

[출처 : 질병관리청]

표 8–7 성인의 표준예방접종표

나이	종류	참고사항
19~39세	A형 간염	2회 접종(0, 6~12개월)
	B형 간염	항체 검사 결과가 음성이면 3회 접종(0, 1, 6개월)
40~49세	파상풍/디프테리아(Td백신)	10년마다 1회 접종, 처음 접종이면 3회 접종(0, 1, 6~12개월)
50~64세	인플루엔자	매년 10~11월에 1회
65세 이상	폐렴알균	1회

[출처 : 질병관리청]

3. 예방접종의 실시기준

예방접종은 보건의료기관의 주관 하에 보건의료기관 내에서 실시하되 감염병의 확산을 막기 위하여 필요한 경우에는 보건의료기관 이외의 장소에서도 실시할 수 있다. 예방접종에 대하여 적절한 교육과 훈련을 받은 능력을 갖춘 의료인이 접종하며, 의료인은 현재 권장되는 예방접종의 종류, 접종시기, 접종방법 및 접종하는 백신에 대하여 충분히 이해하고 숙지하여야 한다.

백신을 적정하게 사용하는 데 있어 백신을 **접종하는 시기**와 **접종간격**은 매우 중요하다(표 8–8).

표 8-8 예방접종 실시기준

① 추천되는 접종간격 이내 또는 추천되는 최소 연령 이전에 백신을 접종해서는 안 된다.
② 특수한 경우를 제외하고 모든 백신은 다른 백신과 동시접종이 가능하다.
③ 주사로 접종하는 생백신 및 비강 내 접종하는 약독화 생백신을 동시접종하지 않는 경우에는 최소 4주의 간격을 두고 접종한다.
④ 여러 번의 접종이 필요한 백신인 경우에는 접종간격이 미루어진다 해서 예방 효과가 감소하지는 않는다. 다만, 최소 접종간격 이내에 접종하면 항체 생성이 저하되어 예방 효과가 감소할 수 있다.
⑤ 주사용 생백신은 추천되는 연령의 초회 접종만으로도 대부분 충분한 면역력이 생기지만, 초회 접종에 반응하지 않는 일부 접종자에게 백신에 반응할 수 있는 기회를 한 번 더 주기 위해 부가적인 접종을 실시하기도 한다(예를 들어 홍역백신 접종자의 경우 95~98%가 첫 접종에 반응).
⑥ 불활성화 백신(파상풍, 디프테리아 등)은 추천되는 연령에 접종하는 첫 접종으로는 예방력이 생기지 않고(A형 간염 제외), 접종 수년 후에는 항체가가 예방력이 있는 수준 이하로 감소할 수 있어 주기적인 추가접종이 필요하다.

4. 예방접종의 금기사항과 주의사항

예방접종 금기사항은 해당 백신을 접종받을 경우 중증의 이상반응이 발생할 가능성이 높아서 백신을 투여하지 않아야 하는 상황을 의미한다. 이는 백신 자체가 문제가 아니라 백신을 접종받는 사람의 상태에 이상이 있기 때문이다.

또한 예방접종 주의사항은 이상반응의 빈도 또는 이상반응의 중등도가 증가하거나 면역반응이 감소할 수 있는 경우에 접종 연기를 고려하거나 접종 시 주의가 필요한 상황을 의미한다. 일반적으로 주의사항에 해당하는 상황에서는 백신 접종을 연기하지만, 백신 접종으로 질병을 예방하여 얻는 편익이 이상반응의 위험을 능가하는 경우에는 백신을 접종할 수도 있다(표 8-9).

표 8-9 예방접종의 금기사항과 주의사항

구분	내용
예방접종의 영구적인 금기사항	• 백신의 성분에 대해 또는 이전 백신 접종 후에 아나필락시스(anaphylaxis)와 같은 심한 알레르기반응이 있었던 경우에는 해당 백신 금기 • 백일해 또는 백일해 포함 백신 접종 후 7일 이내에 원인을 알 수 없는 뇌병증(encephalopathy)이 발생한 경우 백일해 또는 백일해 포함 백신 금기 • 중증복합면역결핍 또는 장중첩증의 병력이 있는 경우에는 로타바이러스 백신 금기
생백신의 일시적인 금기사항	• 임신 • 면역저하자
일시적인 주의사항	• 중등도 또는 심한 급성기 질환은 모든 백신의 접종 시 주의를 요함 • 최근에 항체 함유 혈액제제를 투여받은 경우에는 MMR과 수두 함유 백신 등 주사용 생백신의 접종 일정에 주의를 요함

5. 예방접종 후 이상반응

예방접종 후 발생하는 모든 원하지 않는 이상 증상 또는 질병으로, 실제 백신이나 예방접종 행위가 원인이 되어 발생한 반응과 우연한 시간적 일치로 인한 반응을 모두 포함한다. 대부분의 이상반응은 경미하지만, 대규모의 사람이 백신을 접종받기 때문에 드문 확률로 중증의 이상반응이 일어날 수도 있다(표 8-10).

표 8-10 백신별 발생 가능한 이상반응

백신 종류	흔한 이상반응	드문 이상반응
BCG	국소반응	화농성 림프절염, BCG 골염, 전신파종성 BCG 감염증
B형 간염	국소반응, 발열	아나필락시스
디프테리아/파상풍/백일해(DTaP)	국소반응, 발열, 두통, 무력감	지속적인 울음(3시간 이상), 경련, 저긴장성 저반응성 에피소드(HHE), 아나필락시스, 뇌병증, 상완신경염
폴리오	국소반응	-
Hib	국소반응, 발열	-
폐렴알균(단백결합)	국소반응, 발열, 근육통	-
폐렴알균(다당질)	국소반응, 발열	-
홍역/유행귀밑샘염/풍진(MMR)	국소반응, 발열, 두통, 발진, 관절통	열을 동반한 경련, 혈소판감소증, 아나필락시스, 뇌병증
수두	국소반응	열을 동반한 경련
일본뇌염(사백신)	국소반응, 발열, 근육통, 구토, 과민반응	신경계반응(뇌염, 뇌병증, 말초신경증)
일본뇌염(생백신)	국소반응, 발열, 발진	-
인플루엔자(사백신)	국소반응, 발열	아나필락시스, 길랑-바레증후군, 눈호흡증후군(oculo-respiratory syndrome)
인플루엔자(생백신)	발열, 인후통, 오한, 기침, 콧물	아나필락시스, 천명(쌕쌕거림, 6~11개월 소아)
장티푸스	국소반응	-
신증후군출혈열	국소반응, 발열, 권태감, 구역질	-
A형 간염	국소반응, 권태감, 피로	-
로타바이러스	보챔, 일시적 설사나 구토	-
사람유두종바이러스(HPV)	국소반응, 발열, 메스꺼움, 근육통	-
수막알균	국소반응, 무기력	아나필락시스, 길랑-바레증후군(단백결합백신 접종 후)
대상포진	국소반응	-

MEMO

예방접종 후 이상반응의 피해보상

예방접종 등에 따른 피해가 발생한 경우 역학조사 및 피해조사를 통해 예방접종의 실시기준 및 방법에 명시된 백신 및 접종대상자에 대해 국가에서 피해보상하고 있다.

① **국가 피해보상 범위** : 진료비, 정액간병비, 장애인이 된 경우 일시보상금, 사망한 경우 일시보상금 및 장제비
② **보상신청 유효기간** : 예방접종 후 이상반응이 발생한 날로부터 5년 이내
③ **보상신청 가능 최소 피해금액** : 진료비 중 본인부담금 30만 원 이상일 경우

advance

▶ 예방접종 대상 감염병 관리지침

급	감염병		잠복기	전염기	환자관리방법
1	디프테리아		1~10일 (평균 2~5일)	2~4주	• (격리) – 항생제 치료 종료 후 24시간 이상이 경과한 이후로 총 2회(24시간 이상의 간격) 채취한 비강과 인두부위의 검체에서 모두 균이 배양 음성일 때까지 – 배양이 어려울 경우 적절한 항생제 치료에 필요한 14일 기간 동안
2	백일해		4~21일 (평균 7~10일)	카타르기 시작~발작성 기침 시작 후 3주(또는 적절한 항생제 투여 시작 후 5일까지)	• (격리) – 항생제 치료 기간 5일까지 – 치료를 받지 않은 경우 기침이 멈출 때까지 최소한 3주 이상
3	파상풍		3~21일 (평균 8일)	사람 간 전파 없음	• 표준주의에 따라 관리 – (상처 치료 시 파상풍 예방) 백신 접종, 면역글로불린 투여 : 예방접종 여부와 상처 오염 정도에 따라 결정
2	홍역		7~21일 (평균 10~12일)	발진 4일 전부터 4일 후까지	• (격리) 발진 발생 후 4일까지
2	유행귀밑샘염		12~25일 (평균 16~18일)	귀밑샘염 발현 3일 전부터 5일 후까지	• (격리) 귀밑샘염 발생 후 5일까지
2	풍진	선천성	해당 없음	체액에 바이러스 배출되는 동안 전파가 가능	• (격리) 입원 시 적용 – 생후 1년까지, 선천백내장 수술의 경우 생후 3년까지 • 임산부와의 접촉 금지
		후천성	12~23일 (평균 14일)	발진 7일 전부터 7일 후까지	• (격리) 발진 발생 후 7일까지 • 임산부와의 접촉 금지

advance

▶ 예방접종 대상 감염병 관리지침 (계속)

급	감염병	잠복기	전염기	환자관리방법
2	폴리오	3~35일	증상 발생일 11일 이전부터 6주 이후까지	• (격리) 매주 채취한 대변 검체의 바이러스 분리 · 배양검사 결과가 2회 연속 음성일 때까지 • (감염관리) 최종 음성 판정 시 까지 대변, 체액 등 감염물에 대해 적절한 관리 시행
3	B형 간염	45~160일 (평균 120일)	HBs항원 양성인 사람의 경우 감염이 가능함	• 환자의 별도 격리 불필요 * 단, 혈액 및 체액 노출 예방을 위한 표준주의 준수 필요
3	일본뇌염	7~14일	사람 간 전파 없음	• 격리 필요 없음
2	수두	10~21일 (평균 14~16일)	발진 1~2일 전부터 모든 피부 병변에 가피가 생길 때까지	• (격리) – 모든 피부 병변에 가피가 생길 때까지(발진 발생 후 최소 5일간) – 단, 예방접종을 시행한 사람에게서 발생해 가피가 생기지 않은 경우 : 24시간 동안 새로운 피부 병변이 생기지 않을 때까지 – 수두에 걸린 엄마에게서 출생한 신생아가 입원 중인 경우 : 생후 21일 까지(면역글로불린 투여받았다면 생후 28일까지)
2	b형 헤모필루스 인플루엔자	명확하지 않음	호흡기 분비물에 균이 존재하는 동안 전파 가능	• (격리) 주사용 항생제 치료를 시작한 후 24시간까지 • (예방요법) 환자가 2세 미만이거나 가족 중에 감수성이 있는 접촉자가 있고 세포탁심(cefotaxime) 또는 세프트리악손(ceftriaxone) 이외의 약제로 치료한 경우에는 침습성 감염 치료 마지막에 예방요법을 시행
2	폐렴알균 감염증	명확하지 않음	호흡기 분비물에 균이 존재하는 동안 전파 가능	• 표준주의에 따라 관리 – 단, 입원실이나 병원에서 전파 증거가 있으면 비말주의 적용

[출처 : 2020 예방접종 대상 감염병 관리지침, 질병관리청]

Appendix

부록

4주기 급성기병원 인증기준

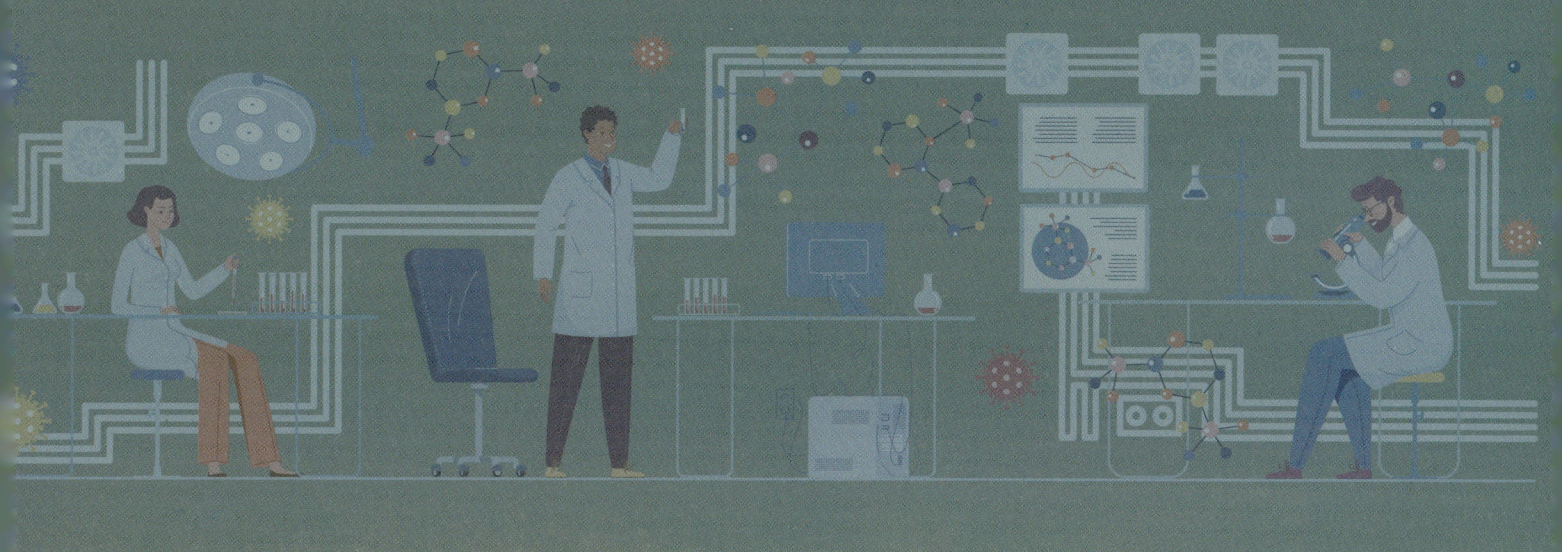

1. 감염관리 관련 기준

기준 8.1

의료기관 차원의 감염예방 및 관리체계를 운영한다.

조사 목적

의료기관의 의료관련 감염발생 위험을 감소시키기 위해 의료기관의 규모와 제공하는 서비스의 난이도에 적합한 감염예방 및 관리체계를 운영하고, 부서별로 적절한 감염관리를 수행한다. 또한 적절한 항생제 사용 및 내성균 환자 관리체계를 마련하고 운영한다.

조사항목

	조사항목	구분	상급	종합	병원	조사결과	
1	감염예방 및 관리에 대한 규정이 있다.	S	필수	필수	필수	□상 □중 □하	
2	의료기관 차원의 감염예방 및 관리를 위한 위원회를 운영한다.	P	필수	필수	필수	□상 □중 □하	
3	의료기관 차원의 감염예방 및 관리활동을 수행하는 부서 및 적격한 자가 있다.	S	필수	필수	필수	□상 □중 □하	
4	부서별 감염관리에 대한 규정이 있다.	S	정규	정규	정규	□상 □중 □하	□미해당
5	항생제 사용 관리체계를 갖추고 운영한다.	P	정규	정규		□상 □중 □하	
6	내성균 환자 관리체계를 갖추고 운영한다.	P	정규	정규		□상 □중 □하	

기준의 이해

※ (ME.4) 미해당 적용 대상 : 감염관리 대상 부서*를 모두 운영하지 않는 '병원'

* 중환자실, 응급실, 수술장, 시술장, 내시경실, 인공신장실, 재활치료실, 신생아실, 분만실, 치과외래

※ 조사대상 제외 : (ME.5–6) '병원'

1) [필수] 감염예방 및 관리에 대한 규정에는 다음의 내용을 포함한다.
   - ○ 감염관리위원회 활동
     - – 위원회 구성
     - – 위원회 역할 : 의료기관 감염관리활동의 기획, 통합, 조정, 지원
       - 병원감염에 대한 대책, 연간 감염예방계획의 수립 및 시행에 관한 사항
       - 감염관리요원의 선정 및 배치에 관한 사항
       - 감염병환자 등의 처리에 관한 사항
       - 병원의 전반적인 위생관리에 관한 사항
       - 병원감염관리에 관한 자체 규정의 제정 및 개정에 관한 사항
       - 그 밖에 병원감염관리에 관한 중요한 사항 등

- 위원회 운영
  - 정기적 : 적절한 주기는 의료기관에서 정하되, 연2회 이상 개최
  - 비정기적 : 필요 시
- 위원회 운영 결과 경영진 보고

○ 감염관리실의 활동
- 부서 역할
  - 병원감염의 발생 감시
  - 병원감염관리 실적의 분석 및 평가
  - 직원의 감염관리교육 및 감염과 관련된 직원의 건강관리에 관한 사항
  - 그 밖에 감염 관리에 필요한 사항
- 인력 배치 및 자격
  - 실무 수행에 적합한 경력 및 자격
  - 감염예방 및 관리활동을 위한 교육 · 훈련*

    * 예시 : 국내외 학회, 감염관리 연수과정, 정보와 데이터의 관리 · 분석 · 활용을 위한 훈련 등

○ 의료관련감염에 대한 대책, 연간계획 수립 · 시행 · 평가

○ 의료기관 내 · 외부 정보 공유

2) [필수] 규정에 따라 의료기관 차원의 감염예방 및 관리를 위한 위원회를 구성하고 운영한다.

3) [필수] 규정에 따라 의료관련감염 예방을 위하여 교육 및 전체적인 관리활동을 수행하는 부서를 두고, 적격한 자가 감염예방 및 관리활동을 수행한다.

4) 부서별 감염관리에 대한 규정에는 다음의 내용을 포함한다.

○ 대상 : 중환자실, 응급실, 수술장, 시술장*, 내시경실, 인공신장실, 재활치료실, 신생아실, 분만실, 치과외래

  * 시술 중증도, 빈도, 중증감염발생 빈도, 마취/진정 관련 위험도 등을 중심으로 수술장에 준하는 감염관리가 필요한 곳

○ 내용 : 환자관리, 환경관리, 기구 및 물품관리 등

5) 적절한 항생제 사용을 위한 관리체계에는 다음의 내용을 포함하고, 체계에 따라 운영한다.

○ 항생제 사용 관리 위원회 운영
- 위원회 구성
- 위원회 역할
- 위원회 운영 : 정기적, 비정기적(필요 시)
- 위원회 운영결과 경영진 보고

○ 항생제 사용지침*

  * 예시 : 제한 항생제, 예방적 항생제 등

  ※ 각 의료기관은 질병관리청(KDCA), 세계보건기구(WHO), 미국 질병예방통제센터(CDC) 및 공인된 감염관련 학회 등에서 제시하는 지침을 참고하여 의료기관의 상황에 적합한 지침을 마련한다.

6) 내성균 환자 관리체계에는 다음의 내용을 포함하고, 이에 따라 운영한다.

○ 감시활동* 및 신고, 중재

  * 예시 : 약제 내성 검사, 내성균 감시 등

○ 유행 발생 시 관리

○ 직원 간 공유

기준 8.2

감염예방 및 관리를 위한 프로그램을 운영한다.

조사 목적

의료기관은 의료관련 감염발생 위험을 감소시키기 위해 의료기관에 역학적으로 중요한 감염이슈를 확인하고, 감염 위험평가 결과에 따라 감염발생감시 우선관리 대상을 선정하여 감염발생 감시활동 계획 수립, 수행, 감염발생 감시 결과에 따른 개선활동을 수행한다.

조사항목

	조사항목	구분	상급	종합	병원	조사결과
1	감염발생 감시프로그램이 있다.	S	정규	정규	정규	□상 □중 □하
2	감염 위험평가를 수행한다.	P	정규	정규	정규	□상 □중 □하
3	감염발생 감시활동 계획을 수립하고 감시활동을 수행한다.	P	정규	정규	정규	□상 □중 □하
4	감시활동 결과에 따른 개선활동 계획을 수립하고 개선활동을 수행한다.	P	정규	정규	정규	□상 □중 □하
5	감염발생 감시활동과 개선활동 결과를 경영진에게 보고하고 관련 직원과 공유한다.	P	정규	정규	정규	□상 □중 □하

기준의 이해

1) 감염발생 감시프로그램에는 다음의 내용을 포함한다.
- ㅇ 감염발생 대상 파악
  - – 원내 감염감시 대상
    - * 예시 : 기도, 요도, 혈관 내 침습적 기구, 수술부위 등
  - – 유행 감염감시 대상
    - * 예시 : 역학적으로 중요한 질병과 미생물[로타바이러스(Rota virus), 호흡기 세포융합 바이러스(Respiratory syncytial virus), 결핵(Tuberculosis), 카바페넴 내성 장내세균(Carbapenem resistant enterobacteriaceae) 등], 지역사회에서 원내 유입된 감염병 등
  - ※ KONIS(Korean National Healthcare-associated Infection Surveillance System)의 감염감시체계 활용 권고
- ㅇ 평가도구를 활용하여 감염 위험평가(Risk Assessment) 수행
- ㅇ 감염 위험평가(Risk Assessment) 결과에 따라 감염발생감시 우선관리 대상 선정
- ㅇ 감염발생 감시활동 계획 수립 및 수행
  - – 선정된 감염발생 감시 대상에 대한 계획 수립
  - – 자료의 조사
  - – 자료 분석 및 해석
    - * 예시 : 도표, 조사대상 특성별 통계적 검증, 감염발생률 추이 비교 등
  - – 감시활동 결과 경영진 보고 및 관련 직원 공유

ㅇ 개선활동 계획 수립 및 수행
- 감염발생 감시 결과에 따른 개선활동 계획 수립
- 개선활동 수행 및 모니터링
- 개선활동 결과 경영진 보고 및 관련 직원 공유

2) 평가도구를 활용하여 감염 위험평가를 수행한다.

3) 감염 위험평가 결과에 따라 선정된 감염발생감시 우선관리 대상의 감염발생 감시활동 계획을 수립하고 감시활동을 수행한다.

4) 감염발생 감시활동 결과에 따른 개선활동 계획을 수립하고 개선활동을 수행한다.

5) 감염발생 감시활동과 개선활동 결과를 경영진에게 보고하고, 관련 직원과 공유한다.

기준 8.3

감염관리 관련 교육을 시행한다.

조사 목적

의료기관은 환자 및 보호자, 내원객 및 모든 직원을 의료관련감염으로부터 보호하기 위해 계획을 수립하여 감염관리 관련 교육을 시행한다.

조사항목

	조사항목	구분	상급	종합	병원	조사결과
1	감염관리 관련 교육계획이 있다.	S	정규	정규	정규	□상 □중 □하
2	감염관리 관련 교육을 시행한다.	P	필수	필수	필수	□상 □중 □하
3	상시출입자에 대한 감염관리 관련 교육 시행 여부를 확인한다.	P	정규	정규	정규	□상 □중 □하
4	환자, 보호자에게 감염관리 관련 교육 또는 정보를 제공한다.	P	정규	정규	정규	□상 □중 □하

기준의 이해

1) 감염관리 관련 교육계획은 다음의 내용을 포함하여 수립한다.
   - ○ 대상
     - – 교육 시행 : 경영진, 신규직원, 재직직원, 실습생
     - – 교육 시행 확인 : 상시출입자(위탁서비스 및 입점업체 직원 등)

     ※ 위탁서비스 업체 및 입점 업체 계약 시 의료기관에서 요구하는 감염관련 교육이수 요건을 충족할 것을 조항으로 넣고, 감염관련 교육을 지원할 수 있음
     - – 교육 또는 정보제공 : 환자, 보호자 등
   - ○ 교육 또는 정보제공 주체
   - ○ 교육 내용

     * 예시 : 감염병의 역학적 특성, 전파경로 등 예방에 관한 사항, 표준주의지침, 전파경로별 주의지침(손위생, 올바른 보호구 착용방법, 기침예절, 주사침 자상사고 예방방법 등) 등
   - ○ 연간 교육 일정, 필요시 예산

2) [필수] 계획에 따라 감염관리 관련 교육을 시행한다.

3) 계획에 따라 상시출입자에 대한 감염관리 관련 교육 시행 여부를 확인한다.

4) 계획에 따라 환자, 보호자에게 감염관리 관련 교육 또는 정보를 제공한다.

   * 예시 : 안내문 게시, 홈페이지 공지 등

기준 8.4

의료기구 관련 감염관리 활동을 수행한다.

조사 목적

의료기관은 의료기구와 관련된 감염발생의 위험을 예방하기 위해 의료기구와 관련된 적절한 감염관리 활동을 수행한다.

조사항목

	조사항목	구분	상급	종합	병원	조사결과
1	의료기구 관련 감염관리에 대한 규정이 있다.	S	정규	정규	정규	□상 □중 □하 □미해당
2	호흡기 치료기구 관련 감염관리를 수행한다.	P	정규	정규	정규	□상 □중 □하 □미해당
3	유치도뇨관 관련 감염관리를 수행한다.	P	정규	정규	정규	□상 □중 □하 □미해당
4	혈관 내 카테터 관련 감염관리를 수행한다.	P	정규	정규	정규	□상 □중 □하 □미해당

기준의 이해

※ 미해당 적용 대상

- (기준 8.4) 의료기구*를 사용하지 않는 '병원'
  * 호흡기 치료기구, 유치도뇨관, 혈관 내 카테터
- (ME.2) 호흡기 치료기구를 사용하지 않는 '병원'
- (ME.3) 유치도뇨관을 사용하지 않는 '병원'
- (ME.4) 혈관 내 카테터를 사용하지 않는 '병원'

1) 의료기구 관련 감염관리에 대한 규정에는 다음의 내용을 포함한다.

○ 호흡기 치료기구 관련 감염관리
- 장갑 착용 및 흡인 전 · 후 손위생
- 흡인 시 멸균 카테터 및 생리식염수 관리
- 기관절개관(tracheostomy tube) 관리 : 삽입 및 절개부위 확인 등
- 인공호흡기 관리 : 가습용 증류수의 멸균, 부속품 관리 등
- 기타 호흡기구 관리

○ 유치도뇨관 관련 감염관리
- 장갑 착용 및 처치 전 · 후 손위생
- 삽입 시 무균술 유지
- 유치도뇨관 및 소변백 관리
  - 소변백이 항상 방광보다 아래 위치
  - 유치도뇨관 및 소변백의 폐쇄상태 유지
- 소변 검체 채취방법 등

○ 혈관 내 카테터 관련 감염관리

- 장갑 착용 및 처치 전 · 후 손위생, 보호구 착용, 삽입 및 관리 시 무균술 유지
- 말초정맥관(peripheral venous catheter) 관리 : 삽입부위 확인, 삽입일시 기재 등
- 중심정맥관(central venous catheter) 관리 : 삽입부위 확인, 멸균드레싱 종류 및 교체 주기, 멸균 드레싱의 상태 기록 등
- 배꼽카테터(umbilical catheter) 관리 : 삽입부위 확인, 사용기간 등
- 동맥카테터(aterial catheter) 관리 : 삽입부위 확인, 멸균드레싱 종류 및 교체 주기, 멸균드레싱의 상태 기록 등

2) 규정에 따라 호흡기 치료기구 관련 감염 관리를 수행한다.

3) 규정에 따라 유치도뇨관 관련 감염 관리를 수행한다.

4) 규정에 따라 혈관 내 카테터 관련 감염관리를 수행한다.

기준 8.5

의료기구의 세척, 소독, 멸균과정과 세탁물을 적절히 관리한다.

조사 목적

의료기관은 의료관련 감염발생 위험을 최소화하기 위해 수술 및 시술기구의 세척, 소독, 멸균과정 및 세탁물을 적절하게 관리한다.

조사항목

	조사항목	구분	상급	종합	병원	조사결과	
1	의료기구의 세척, 소독, 멸균과정에 대한 규정이 있다.	S	정규	정규	정규	□상 □중 □하	
2	세척, 소독, 멸균 수행에 적절한 중앙공급실을 갖추고 관리한다.	P	정규	정규	정규	□상 □중 □하	□미해당
3	사용한 의료기구의 세척, 소독, 멸균을 수행한다.	P	정규	정규	정규	□상 □중 □하	
4	멸균기를 정기적으로 관리한다.	P	정규	정규	정규	□상 □중 □하	
5	멸균물품을 관리한다.	P	정규	정규	정규	□상 □중 □하	
6	세탁물 관리에 대한 규정이 있다.	S	정규	정규	정규	□상 □중 □하	
7	세탁물을 적절하게 관리한다.	P	정규	정규	정규	□상 □중 □하	

기준의 이해

※ (ME.2) 미해당 적용 대상 : 중앙공급실*을 운영하지 않는 '병원'

* 의료기관에서 규정한 '사용하는 기구와 물품의 재처리과정'을 주 업무로 하는 장소

1) 의료기구의 세척, 소독, 멸균과정에 대한 규정에는 다음의 내용을 포함한다.
- ㅇ 중앙공급실 환경관리
  - 대상 : 의료기관에서 사용하는 물품을 적절하게 멸균처리하고 멸균 또는 비멸균품과 장비를 통제, 처리, 공급하는 장소
  - 내용
    - 출입통제
    - 오염구역(반납 및 오염 제거 구역) 및 청결구역(준비 · 포장, 멸균 물품 보관 구역) 구회 구분(오염된 물품을 반납하는 창구과 멸균 및 소독이 완료된 물품의 불출창구 구분), 구획 구분에 따른 작업 동선 및 복장 관리
    - 환기시설 유지 및 관리
    - 환기, 온도, 습도 관리

○ 사용한 의료기구*의 세척, 소독, 멸균
  * 예시 : 내시경기구, 치과기구, 수술기구, 마취기구 등
  – 사용한 의료기구 수거방법
    • 수거 및 운반 시 청결 또는 멸균물품과 별도 분리
    • 오염기구 전용 용기와 멸균기구 전용 용기 구분 사용
    • 주변을 오염시키지 않는 방법으로 운반
  – 직원의 개인보호구* 착용
    * 예시 : 방수가운, 마스크, 장갑, 눈보호구, 신발 등
  – 세척, 기구 위험도(고위험, 준위험, 비위험)에 따른 소독 및 멸균 구분*
    * 예시
      ① 고위험 기구(수술기구, 심도관, 내시경 부속품 중 생검 겸자나 절단기 등) : 멸균, 화학멸균
      ② 준위험 기구(내시경류(위 · 기관지 · 대장 등), 호흡치료기구 및 마취기구, 후두경날 등) : 화학멸균, 높은 수준 소독
      ③ 비위험 기구(대소변기, 혈압측정기, 청진기 등) : 낮은 수준 소독
    • 세척 : 공간(중앙공급실) 또는 구역(중앙공급실 외) 분리, 방법
    • 소독 : 소독제 종류 및 선택, 희석(유효)농도, 희석액 교환, 방법(침적, 헹굼, 건조, 보관 등)
    • 멸균 : 고압증기멸균, Ethylene Oxide gas(EO gas) 멸균 등, 멸균기 내 물품의 모든 표면이 멸균되도록 포장하고, 여분의 공간을 만들고 적정량 적재

○ 멸균기 관리
  – 멸균기 관리를 위한 효과 측정 방법 및 주기 : 기계적/물리적 확인(Mechanical Indicator, MI), 화학적 표지자(Chemical Indicator, CI), 생물학적 표지자(Biological Indicator, BI)
  – 효과측정 판정결과에 따른 관리
    * 예시 : 물품 격리, 멸균기 가동 중단, 원인 조사, 재멸균, 물품 회수 등
  – 일상점검*, 정기점검 시행
    * 예시 : 멸균기 챔버 내 배수거름망(Chamber Drain Steiner)의 이물질 유무 확인 등

○ 멸균물품 관리
  – 멸균물품 보관 장소의 출입제한
  – 멸균물품 포장외부에 멸균 표시, 유효기간 표시 및 관리
  – 선입선출 관리
  – 사용부서에서 보관할 경우 : 불필요한 접촉 최소화(오염물품과 멸균물품을 구분하여 보관), 유효기관 관리, 과적금지

2) 규정에 따라 세척, 소독, 멸균 수행에 적절한 중앙공급실을 갖추고 관리한다.

3) 규정에 따라 사용한 의료기구의 세척, 소독 및 멸균을 수행한다.

4) 규정에 따라 멸균기를 정기적으로 관리한다.

5) 규정에 따라 멸균물품을 관리한다.

6) 세탁물 관리에 대한 규정에는 다음의 내용을 포함한다.
  ○ 세탁물 정의 : 의료기관세탁물, 오염세탁물, 기타세탁물, 일반세탁물
  ○ 세탁물 수집
    – 세탁물 수집 장소 : 다른 시설과 분리된 공간
    – 세탁물 분류방법 등에 대한 게시
    – 오염세탁물과 기타세탁물의 분리 수집
    – 수집 용기의 적합성 : 세탁과 소독이 쉬운 구조, 오염세탁물은 유색 용기 또는 오염세탁물 표식 등

○ 세탁물 보관
  – 세탁물 보관 장소 : 입원실 · 식당 · 휴게실 및 환자나 의료기관 종사자의 왕래가 빈번한 장소 등과 떨어진 구분된 장소
    • 오염세탁물의 보관 장소 : 오염세탁물 있음을 표시, 취급상 주의사항 게시, 관계자 외 출입금지, 주 2회 이상 소독
  – 세탁물 보관 방법
    • 위탁 처리하는 세탁물 : 수집자루 등 밀폐된 용기 보관
    • 세탁이 끝난 세탁물 : 세탁물 수집장소와 분리된 위생적인 장소에 종류별로 정리하여 보관
○ 세탁물 운반
  – 운반 용기 : 위생적인 수집자루 또는 운반 용기 사용, 오염세탁물과 기타세탁물은 분리하여 각각 별도의 용기에 넣어 운반, 주 1회 이상 소독
○ 세탁 금지 세탁물 처리 방법
○ 세탁물 처리 업무관련 직원 교육

7) 규정에 따라 세탁물을 적절하게 관리한다.

기준 8.6

환자치료영역의 청소 및 소독을 수행하고, 환경을 관리한다.

조사 목적

의료기관의 환경은 주요 의료관련감염 병원체들의 저장소가 될 수 있으며, 환경에 남아있는 미생물들은 의료관련감염의 중요한 원인이 된다. 따라서 청결한 환경의 유지는 감염관리에서 중요하고 기본적인 요소이며, 의료관련감염을 감소시키는데 필수적이다. 의료기관은 의료관련 감염발생을 예방하기 위해 환자치료영역의 청소 및 소독을 적절하게 수행하고, 환경을 관리한다.

조사항목

	조사항목	구분	상급	종합	병원	조사결과
1	환자치료영역의 환경관리에 대한 규정이 있다.	S	정규	정규	정규	□상 □중 □하
2	환자치료영역의 청소 및 소독을 수행한다.	P	정규	정규	정규	□상 □중 □하
3	환자치료영역의 물과 의료기관 내 음용수를 적절하게 관리한다.	P	정규	정규	정규	□상 □중 □하

기준의 이해

1) 환자치료영역의 환경관리에 대한 규정에는 다음의 내용을 포함한다.
  ○ 환자치료영역의 청소 및 소독
    – 청소 구역 : 병실, 환자 휴게실, 복도, 화장실 등 일상적인 환경
    – 소독 구역 : 침습적* 행위를 수행하는 구역, 소독이 필요한 환경
      * 수술실, 고위험시술실(심혈관조영실, 인터벤션시술실), 격리실(동종조혈모세포이식실, 격리 및 보호격리환자의 병실) 등으로 의료기관이 정함
    – 청소 및 소독 주기
      * 예시 : 개봉한 소독제는 오염되지 않도록 관리, 소독제 용기는 재사용하지 않으며, 만약 용기를 재사용하는 경우 세척 후 소독 혹은 멸균하여 사용, 희석한 소독제의 보관기준 및 사용방법에 대한 기준을 마련하여 오염을 예방 등
    – 청소용구 및 소독용구 관리
      * 예시 : 대걸레와 걸레는 사용 후 세탁하고 다시 사용하기 전에 건조 등
    – 직원의 개인보호구 착용
  ○ 환자 치료영역의 물관리
    – 재활치료실 수치료 구역 : 환자관리, 교체주기 등
    – 치과 유닛체어 : 수관 물 빼기, 수관소독, 미생물검사 등
    – 인공신장실 : RO(Reverse osmosis)수 관리 등
    – 음용수 관리 : 조리장 내 · 외 관리

2) 규정에 따라 환자치료영역의 청소 및 소독을 수행한다.

3) 규정에 따라 환자치료영역의 물과 의료기관 내 음용수를 적절하게 관리한다.

기준 8.7

급식서비스를 관리한다.

조사 목적

의료기관은 세균 증식 예방 및 음식과 식품의 안전한 제공을 통한 수인성 및 식품매개감염병 발생 위험의 감소를 위해 식재료, 조리기구 및 장비, 조리당 환경, 직원의 개인위생을 관리한다.

조사항목

	조사항목	구분	상급	종합	병원	조사결과
1	입원환자 급식서비스 관리에 대한 규정이 있다.	S	정규	정규	정규	□상 □중 □하 □미해당
2	식재료를 관리한다.	P	정규	정규	정규	□상 □중 □하 □미해당
3	조리기구 및 장비를 관리한다.	P	정규	정규	정규	□상 □중 □하 □미해당
4	조리장 환경을 관리한다.	P	정규	정규	정규	□상 □중 □하 □미해당
5	직원의 개인위생을 관리한다.	P	정규	정규	정규	□상 □중 □하 □미해당

기준의 이해

※ 미해당 적용 대상

– 의료기관 내에 조리장을 운영하지 않거나 타 의료기관의 조리장을 공동 이용하지 않고, 외부업체의 시설에서 조리한 환자식만 제공하는 위탁서비스를 운용하는 '종합병원', '병원'

1) 입원환자 급식서비스 관리에 대한 규정에는 다음의 내용을 포함한다.

○ 식재료 관리
  – 식재료 검수 : 검수일지 작성(수량, 규격, 품질, 위생상태, 유통기한 등)
  – 식재료 보관
    • 보관 장소 구분(실온, 냉장, 냉동 등), 종류별(육류, 어류, 채소류 등) 분리 보관
    • 보관 일자 및 내용 표시, 선입선출 관리
    • 보관 장소의 환경관리 : 온도 및 습도관리 등
  – 경관유동식 관리 : 완제품의 경우 제조사의 지침 참고 등(경관유동식 보관, 개봉식재 보관 등)

○ 조리기구 및 장비 관리
  – 식기 및 조리기구 관리
    • 식재료 종류별 조리기구 분리 사용*
      * 예시 : 칼, 도마 등 분리 사용, 한 도마를 사용해야 할 경우 식재료 종류별 작업순서 준수
    • 세척, 소독(감염병 환자* 식기 포함), 보관 등
  – 배식차 관리 : 청소, 온도관리, 정기적 점검 등
  – 식기세척기 관리 : 청소, (단계별) 온도 관리, 정기적 점검 등
  – 냉장고, 냉동고 관리 : 온도 관리, 내부 청소 등

○ 조리장 환경 관리
- 구역 구분
  - 오염구역 : 검수구역, 전처리구역, 식기세척구역
  - 청결구역 : 조리구역, 상차림구역
- 청소
- 음식물쓰레기 관리
- 구충, 구서 관리

○ 직원 개인위생 관리
- 복장준수 및 손위생
- 유증상* 직원의 관리

* 예시 : 설사, 고열, 구토 등

2) 규정에 따라 식재료를 관리한다.

3) 규정에 따라 조리기구 및 장비를 관리한다.

4) 규정에 따라 조리장 환경을 관리한다.

5) 규정에 따라 조리장 직원의 개인위생을 관리한다.

기준 8.8

감염성 질환자 및 면역저하 환자를 관리한다.

조사 목적

의료기관은 감염성 질환자나 감염이 의심되는 환자로부터 다른 환자나 직원이 감염되거나 미생물이 전파되는 것을 예방하고, 면역저하 환자의 감염발생 위험을 최소화하기 위해 감염성질환의 유입을 차단하고, 면역저하 환자를 보호한다.

조사항목

	조사항목	구분	상급	종합	병원	조사결과	
1	감염성질환 관리에 대한 규정이 있다.	S	정규	정규	정규	□상 □중 □하	
2	유행성 감염병 위기 상환 시 외래환자의 감염성 질환 관리 절차를 준수한다.	P	정규	정규	정규	□상 □중 □하	
3	응급실 내원 환자의 감염성질환 관리 절차를 준수한다.	P	정규	정규	정규	□상 □중 □하	□미해당
4	감염병 전파경로에 따른 절차를 준수하여 환자를 관리한다.	P	정규	정규	정규	□상 □중 □하	
5	음압격리병실을 갖추고 관리한다.	P	정규	정규	정규	□상 □중 □하	□미해당
6	보호격리에 대한 규정이 있다.	S	정규	정규	정규	□상 □중 □하	□미해당
7	보호격리가 필요한 환자를 관리한다.	P	정규	정규	정규	□상 □중 □하	□미해당

기준의 이해

※ 미해당 적용 대상
- (ME.3) 응급실을 운영하지 않는 '병원'
- (ME.5) 음압격리병실을 설치하지 않은 '종합병원', '병원'
  * 법적 설치 대상이나 설치하지 않거나, 법적 설치 대상이 아니나 설치한 의료기관은 조사대상임
- (ME.6–7) 보호격리가 필요한 환자를 진료하지 않는 '의료기관'

1) 감염성질환 관리에 대한 규정에는 다음의 내용을 포함한다.
  ○ 전파경로에 따라 격리가 필요한 감염병 대상
    – 공기주의
    – 비말주의
    – 접촉주의
  ○ 유행성 감염병 위기 상황 시 외래환자 감염성 질환 관리
    – 유행성 감염병에 대한 최신 정보 공유 절차 : 국가 및 관련 기관과의 정보 공유방법 마련 및 의료기관 내 정보 게시

- 의심환자 선별 : 역학적 연관성 및 감염 의심 증상 확인
- 감염전파 예방 수칙 준수 : 환자와 의료진 손위생, 전파경로에 따른 보호구(마스크 등) 착용 등
- 환자 이송방법 : 환자이송 시 환자와 이송직원의 보호구 착용 및 동선 통제 관리, 이송 도착 부서에 격리 정보제공 등
- 노출 관리
  - 환경 관리 : 환경 소독, 의료폐기물 및 세탁물 처리
  - 환자 담당 의료진 감염예방 및 관리(노출자 관리 등)

○ 응급실 내원 환자의 감염성질환 관리 절차
- 정보 안내
  - 대상 : 환자 및 보호자
  - 내용 : 진료 절차 및 주의사항(손위생 및 호흡기 예절) 등
  - 방법 : 홈페이지 또는 의료기관(응급실) 입구에 게시, 데스크 안내 등
- 응급실 진료 전 환자분류소에서의 관리

※ **환자분류소 설치 : 응급의료기관(필수), 응급의료시설(권고)**
  - 환자 진료 : 감염의심 증상 확인 및 감염 여부 평가, 감염의심 요인 확인 등
  - 환자 담당 의료진 감염예방 및 관리
  - 환자분류소를 거쳤음을 알 수 있는 표지방법
  - 보호자 명부 작성
- 감염전파 예방 수칙 준수 : 환자와 의료진 손위생, 전파경로에 따른 보호구(마스크 등) 착용 등
- 환자 이송방법 : 환자이송 시 환자와 이송직원의 보호구 착용 및 동선 통제 관리, 이송 도착 부서에 격리 정보제공 등
- 노출 관리
  - 구역 방역 : 환경 소독, 의료폐기물 및 세탁물 관리
  - 환자 담당 의료진 감염예방 및 관리(노출자 관리 등)
- 유행성 감염병에 대한 최신 정보 공유 절차 : 국가 및 관련 기관과의 정보 공유방법 마련 및 의료기관 내 정보 게시

○ 전파경로에 따른 격리 절차
- 격리병실 배치
- 격리병실 제공이 불가능한 경우 대응
  - 공기주의 감염병 환자에 대한 음압격리병실 제공이 불가능한 경우 : 단기간 동안 시간당 적어도 6회 이상, 가능한 12회 이상의 공기 순환이 되는 헤파필터 시스템을 갖춘 병실 제고 또는 다른 시설로 이송을 고려하고, 불가하여 일반병실 배치 시 감염관리 전문가와 상의(질병관리청 등 가이드라인 참고)
  - 비말주의, 접촉주의 감염병 환자에 대한 1인 병실 제공이 불가능한 경우 : 같은 병원체에 감염되었고 다른 감염이 없는 환자끼리 같은 병실 제공(코호트 격리), 비말 전파주의 감염병 환자인 경우 코호트 격리 불가능 시 병상 간 이격거리를 최소한 1m이상 확보하고, 환자간의 접촉의 기회를 줄이기 위해 가급적 물리적 차단막(커튼)을 설치
- 병실 준비물품
- 환경 관리 : 병실 청소 및 소독, 폐기물 처리, 식기 관리, 세탁물 관리 등
- 환자 및 보호자 대상으로 격리 관련 준수사항 교육
- 환자에게 사용한 의료기기 또는 물품 관리
- 직원 간 정보공유 방법 : 격리표지

  * 예시 : 침상 표시, 의무기록 표시, 전산 표시, 검체 표시 등
- 감염병 전파경로에 따른 보호구 종류, 착용 및 탈의(제거) 방법
- 환자 이송방법 : 환자와 이송 직원의 개인보호구 종류 및 착용방법, 호흡기 예절, 이송 도착 부서에 격리정보 제공 등
- 관련 직원 교육
  - 내용 : 전파경로에 따른 격리 원칙(격리병실 제공이 불가능한 경우 대응 포함), 보호구 종류 및 보호구 착용 및 탈의(제거) 순서, 환자/보호자에게 시행해야 할 격리관련 교육 내용, 의료기기 및 물품 관리 방법, 환경관리 원칙(병실 청소 및 소독, 폐기물 처리, 식기 관리, 세탁물 관리 등), 방문객 관리

○ 음압격리병실 설치 및 관리
  – 설치 대상 : 300병상 이상 종합병원, 상급종합병원, 권역응급의료센터, 지역응급의료센터, 지역응급의료기관, 국가지정 입원치료병상 운영 의료기관(법령 등에 따른 설치 대상이 아닌 의료기관이 설치한 경우에도 조사대상에 포함)
  – 설치 기준
  – 음압유지를 위한 격리 : 환자 사용 유무에 따른 점검 방법 및 주기, 점검결과 문제 발생 시 해결방법 등

2) 규정에 따라 유행성 감염병 위기 상황 시 외래환자의 감염성질환 관리 절차를 준수한다.

3) 규정에 따라 응급실 내원 환자의 감염성질환 관리 절차를 준수한다.

4) 규정에 따라 감염병 전파경로에 따른 절차를 준수하여 환자를 관리한다.

5) 규정에 따라 음압격리병실을 갖추고 관리한다.

6) 보호격리에 때한 규정에는 다음의 내용을 포함한다.
○ 감염위험성에 따른 보호격리 대상 : 동종조혈모세포이식환자, 동종조혈모세포이식환자 외의 보호 격리 대상은 입원환자 특성을 고려하여 의료기관에서 정함
○ 보호격리실
  – 배치
  – 보호격리실 제공이 불가능한 경우 대응(가용할 수 있는 보호격리실이 없는 경우를 의미함)
  – 시설 설치 기준 및 관리
    • 설치 기준
    • 양압유지를 위한 관리 : 환자 사용 유무에 따른 점검 방법 및 주기, 점검결과 문제 발생 시 해결 방법 등
  – 준비물품
  – 환경 관리 : 청소 및 소독, 소아환자의 장난감 관리 등
○ 환자관리 : 피부, 구강 및 회음부 관리 등
○ 환자 및 보호자 대상으로 보호격리 관련 준수사항 교육
○ 환자에게 사용한 의료기기 또는 물품 관리
○ 직원 간 정보공유 방법 : 격리표지
  * 예시 : 침상 표시, 의무기록 표시, 전산 표시, 검체 표시 등
○ 환자 이송방법 : 환자 개인보호구 착용 시점 및 종류, 이송 도착 부서에 보호격리정보 제공

7) 규정에 따라 보호격리가 필요한 환자를 관리한다.

2. 손위생 관련 기준

기준 1.5

손위생을 철저히 수행한다.

조사 목적

의료기관은 의료기관내에서 미생물의 주된 전파 원인이 되는 손을 통한 의료관련 감염을 예방하고 감염전파를 막기 위해 최신 근거에 기반한 손위생 수행 규정을 직원들이 철저히 준수하도록 하고 환자 또는 보호자의 손위생 수행을 지원한다.

조사항목

	조사항목	구분	상급	종합	병원	조사결과
1	손위생 수행에 대한 규정이 있다.	S	필수	필수	필수	□상 □중 □하
2	손위생을 올바르게 수행한다.	P	필수	필수	필수	□상 □중 □하
3	손위생 수행을 돕기 위한 자원을 지원한다.	P	필수	필수	필수	□상 □중 □하

기준의 이해

1) [필수] 손위생 수행에 대한 규정에는 다음의 내용을 포함한다.
   ○ 손위생을 수행해야 하는 시점
      – 환자를 접촉하기 전
      – 청결 및 무균 처치 시행 전
      – 체액에 노출된 후
      – 환자와 접촉 후
      – 환자 주변의 기구 및 물건의 접촉 후
   ○ 올바른 손위생 수행 방법
      – 손위생 증진을 위해 사용하는 소독비누 및 손소독제 종류
      – 비누와 물을 이용한 손씻기(hand washing)방법, 알코올 제제를 이용한 손소독 마찰(alcohol based handrub) 방법
   ○ 손위생 수행을 돕기 위한 자원 지원
      – 손소독제 구비, 접근 용이한 세면대 설치, 환자 또는 보호자를 위한 손위생 수행 자료 비치* 등
        * 예시 : 손위생 수행에 대한 자료 부착 등

2) [필수] 규정에 따라 손위생을 올바르게 수행한다.

3) [필수] 규정에 따라 손위생 수행을 돕기 위한 자원을 지원한다.

3. 위험관리체계 관련 기준

기준 7.2

의료기관 차원의 위험관리체계를 수립하고 관리한다.

조사 목적

의료기관은 예기치 않은 위해사건과 의료기관 내 모든 구성원에게 미치는 잠재적인 위험 또는 위험가능성을 없애거나 감소시키기 위해 의료기관 차원의 위험요인을 파악하여 환자와 직원의 안전을 확보하기 위한 적절한 체계를 구축하고, 원인분석 및 개선활동을 효율적으로 수행할 수 있도록 관리한다.

조사항목

	조사항목	구분	상급	종합	병원	조사결과
1	의료기관 차원의 위험관리체계가 있다.	S	정규	정규	시범	□상 □중 □하
2	위험관리 영역에 따른 위험요인을 확인한다.	P	정규	정규	시범	□상 □중 □하
3	위험요인에 대한 위험 정도를 평가하고 우선순위를 정한다.	P	정규	정규	시범	□상 □중 □하
4	우선순위에 따라 선정된 위험요인을 분석하여 개선한다.	P	정규	정규	시범	□상 □중 □하
5	개선활동 효과를 모니터링하고 평가한다.	P	정규	정규	시범	□상 □중 □하
6	위험관리 활동 결과를 경영진에게 보고하고 관련 직원과 공유한다.	P	정규	정규	시범	□상 □중 □하

기준의 이해

1) [정규/병원-시범] 의료기관 차원의 위험관리체계에는 다음의 내용을 포함한다.

※ 위험요인 확인, 위험평가 및 우선순위 선정, 위험요인 분석 및 개선활동, 개선활동 효과에 대한 모니터링 및 평가, 경영진 보고 및 직원 공유 등의 내용은 하나의 위험관리 활동 계획(또는 위험관리프로그램 등)으로 서면화하여 이에 따라 의료기관의 위험관리를 수행하여야 함

- ○ 위험 관리 영역(범주) : 국제 수준의 환자안전관리 우선 영역 포함되어야 함

※ 참고 : WHO Global Patient Safety Solutions

* 예시 : 환자안전보장활동, 고위험 의료서비스(고위험 시술 등), 고위험 장소(중환자실, 수술실, 응급실 등) 고위험 환자(고령, 면역저하, 소아 등), 의료기관의 운영, 전략, 재정 등

– 각 관리 영역(범주)별 위험요인(Risk Factor) 자료 산출 및 담당부서

- ○ 위험요인 확인 : 의료기관 내 운영되는 다양한 경로*를 통해 확인할 수 있음

* 예시 : 환자안전사건보고서, 기타사고보고서, 민원 또는 고객의 소리, 의료분쟁, 의료기관 차원의 지표모니터링, 각 부서/서비스의 지표모니터링 등 영역별 위험도 평가 도구 등

– 주기적인 위험요인 파악 : 위험요인 확인 방법 외에 영역별로 주기적인 모니터링이나 현장 확인*을 통하여 파악할 수 있음

* 예시 : 의료기관 모든 구역 시설환경안전 라운딩, 감염관리 라운딩 등

– 위험요인 틀(Frame) 및 기록방법

- 부서별 또는 영역별로 의료기관이 정한 틀(Frame)의 형태로 확인된 위험요인들을 기록
- 위험요인 변화 시 관련 기록 업데이트

○ 위험 평가(Risk Assessment) 및 우선순위 선정

– 위험평가 영역 : 환자안전영역, 감염관리영역, 시설 및 환경안전 영역, 재난영역

– 의료기관 차원의 위험관리를 위한 위원회 운영

√ 환자안전위원회[환자안전 영역], 감염관리위원회[감염관리 영역], 시설안전관리위원회[시설 및 환경안전 영역], 재난대비위원회[재난영역] 등으로, 어느 영역에서든지 위험이 확인되었을 때 운영 가능하며, 의료기관에 따라 개별 위원회로 운영하거나 통합 운영 가능

– 평가 방법

- 위험요인들을 근거로 각 영역별 위험평가목록을 작성하여 해당 위원회를 통해 위험도 평가 수행
- 평가내용을 점수화할 수 있는 점수척도(빈도, 심각도, 잠재적 영향 등) 이용

– 평가 주기 : 최소 연1회 해당 영역별 위원회를 통하여 위험도 평가 수행

– 위험평가 결과에 따른 개선을 위한 우선순위 선정 기준

○ 위험요인 분석 및 개선활동 수행

– 방법 : 각 영역별 적합한 활동방법 선택

* 예시

- 환자안전위원회 : 위험도 평가 결과 선정된 우선순위 고위험프로세스에 대해 고장유형영향분석(Failure Mode Effect Analysis, FMEA) 활동 수행
- 감염관리위원회 : 연1회 감염위험도 평가를 통하여 우선순위에 따라 감염관리 역점(또는 중점) 분야 선정 및 개선활동 수행
- 시설안전관리위원회 : 연1회 위험성 평가 체크리스트를 사용하여 전부서 위험도평가 수행 또는 연2회 시설안전 라운딩을 통한 위험도평가 및 개선활동 수행
- 재난대비위원회 : 연 1회 의료기관 내 또는 지역사회 재난위험도를 평가하여 우선순위에 따라 재난대비훈련 시행

○ 개선활동 효과에 대한 모니터링 및 평가

* 예시 : 개선활동 전후 위험도 평가, 개선활동 후 효과평가, 시설의 경우 개선활동 결과물, 재난모의훈련 결과 평가 등

○ 위험관리 활동 결과 경영진 보고 및 관련 직원 공유

– 해당 위원회에 보고하고 경영진 보고

2) [정규/병원–시범] 체계에 따라 의료기관 차원의 위험관리 영역에 따른 위험 요인(Risk Factor)을 확인한다.

3) [정규/병원–시범] 체계에 따라 위험요인에 대한 위험 정도를 평가하고 우선순위를 정한다.

4) [정규/병원–시범] 체계에 따라 필요 시 팀을 구성하여 우선순위에 따라 선정된 위험요인에 대해 최소 연1건 이상 분석하고 개선활동을 수행한다.

5) [정규/병원–시범] 체계에 따라 개선활동 효과를 모니터링하고 평가한다.

6) [정규/병원–시범] 체계에 따라 위험관리 활동 결과를 경영진에게 보고하고, 관련 직원과 공유한다.

4. 안전 관리활동 관련 기준

기준 10.7

직원의 건강유지와 안전 관리활동을 수행한다.

조사 목적

의료기관은 직원의 건강유지와 업무와 관련된 직원의 안전사고를 최소화하기 위해 안전관리활동을 계획하여 수행하며, 직원 안전사고를 관리한다. 이를 위하여 의료기관은 직원 건강관리에 대한 요구도 파악, 감염 노출을 포함한 직원 안전사고 조사, 상담 및 추후관리를 통한 직원 건강유지 및 감염성 질환 전파감소를 위한 활동을 수행한다.

조사항목

	조사항목	구분	상급	종합	병원	조사결과
1	직원 건강유지 및 안전 관리활동에 대한 규정이 있다.	S	필수	필수	필수	□상 □중 □하
2	직원 건강유지 및 안전 관리활동 계획이 있다.	S	필수	필수	필수	□상 □중 □하
3	직원 건강유지 및 안전 관리활동을 수행한다.	P	필수	필수	필수	□상 □중 □하
4	직원 안전사고 관리에 대한 규정이 있다.	S	필수	필수	필수	□상 □중 □하
5	직원 안전사고 발생 시 보고하고 치료 및 관리한다.	P	필수	필수	필수	□상 □중 □하
6	직원 안전사고 처리결과를 경영진에게 보고한다.	P	필수	필수	필수	□상 □중 □하

기준의 이해

1) [필수] 직원의 건강유지 및 안전 관리활동에 대한 규정에는 다음과 같은 내용을 포함한다.
- ○ 직원 건강유지 및 안전 관리활동 연간 계획
  - – 시행시기 및 필요시 예산 포함
  - – 내용
    - · 직원건강검진
    - · 직원에 대한 감염예방을 위한 점검 활동
    - · 직원의 예방접종
    - · 직원의 안전 및 보건 유지 · 증진
    - · 유해물질 및 유해환경 관리 : 작업환경측정 및 관리
    - · 직원의 건강증진 프로그램 운영
- ○ 직원건강검진 : 신입, 재직직원
  - – 일반건강검진 및 관리
  - – 특수 건강검진 및 관리
  - – 부서배치 시 고려해야 할 사전 건강검진 및 정기검진

ㅇ 직원 감염예방을 위한 점검활동
- 대상 : 의료기관 내에 근무하는 모든 직원
※ 모든 의료인은 필수로 적용하되 정규직, 계약직 등을 구분하여 관리할 경우, 별도 점검 시행에 대해 명시
- 직원 채용 시 근무시작 전 직원의 현성감염 여부 및 노출경험 또는 보균상태 확인
- 감염노출 위험부서로 직원 배치 전(근무시작 전) 추가 점검 및 필요시 예방접종 시행
- 유소견자 발견 시 절차
ㅇ 직원의 예방접종
ㅇ 직원의 안전 및 보건 유지 · 증진
- 신체적 피로 및 정신적 스트레스 등으로 인한 건강장해예방 및 산업재해예방
ㅇ 유해물질 및 유해환경 관리 : 작업환경관리 측정 및 관리
ㅇ 직원의 건강증진 프로그램* 운영
* 예시 : 금연, 절주, 영양, 운동 등에 대한 교육, 상담, 지원 등

2) [필수] 규정에 따라 직원 건강유지 및 안전 관리활동 계획을 수립한다.

3) [필수] 계획에 따라 직원 건강유지 및 안전 관리활동을 수행한다.

4) [필수] 직원 안전사고 관리에 대한 규정에는 다음과 같은 내용을 포함한다.
ㅇ 직원 안전사고의 유형
ㅇ 직원 안전사고 예방활동
- 직원 감염노출 예방을 위한 지침 등
* 예시 : 주사침 자상 예방을 위한 지침, 감염병 환자에 대한 표식방법 및 검체 취급방법 등
ㅇ 직원 안전사고 발생 시 보고체계
- 보고 대상 : 혈액매개감염원 노출 시(예시 : 주사침 자상 등), 공기매개감염원 노출 시(예시 : 활동성 폐결핵 등), 비말감염원에 노출 시(예시 : 대유행중인 호흡기질환 등), 접촉감염원에 노출 시(예시 : 옴 등) 등
• 보고받는 부서 및 담당자
• 보고 내용 : 직원명, 노출날짜, 노출장소, 노출경로, 노출대상*, 임신여부, 감염예방을 위한 조치사항 등
* 예시 : 환자, 주사침, 혈액, 물품 등
- 직원 감염 노출 외 보고체계
ㅇ 직원 안전사고 발생 시 치료 및 관리
- 직원 감염 노출 시 전파경로에 따른 치료 및 관리절차
• 직원 감염 노출 시 처치, 진단검사 및 추적검사, 예방적 투약, 감염원에 따른 필요시 근무제한 조치 등
- 직원 감염 노출 외 안전사고 치료 및 관리절차
ㅇ 직원 안전사고 처리결과 경영진 보고

5) [필수] 규정에 따라 직원 안전사고 발생 시 보고체계에 따라 보고하고 치료 및 관리한다.

6) [필수] 규정에 따라 직원 안전사고 처리 결과를 경영진에게 보고한다.

5. 유행성 감염병 대응 관련 기준

기준 11.8

유행성 감염병 발생 상황에 대비한다.

조사 목적

의료기관은 유행성 감염병 발생 시 손상과 피해를 최소화하기 위해 관리 계획을 수립하여 훈련 및 대비책을 평가한다.

조사항목

	조사항목	구분	상급	종합	병원	조사결과
1	유행성 감염병 발생 시 대응을 위한 표준매뉴얼이 있다.	S	정규	정규	시범	□상 □중 □하
2	유행성 감염병 발생을 인식하기 위한 경보체계가 있다.	S	정규	정규	시범	□상 □중 □하
3	유행성 감염병 대응팀이 있다.	S	정규	정규	시범	□상 □중 □하
4	유행성 감염병 진료지원 체계가 있다.	S	정규	정규		□상 □중 □하
5	대응체계 점검 및 재난훈련을 시행한다.	P	정규	정규		□상 □중 □하

기준의 이해

※ 조사대상 제외 : (ME.4-5) '병원'

1) [정규/병원-시범] 유행성 감염병 발생 시 대응을 위한 표준매뉴얼에는 다음의 내용을 포함한다.

※ 표준매뉴얼 : 감염병의 예방 및 관리에 관한 법률에 따른 감염병으로 인한 국민의 건강과 보건에 심각한 위해가 가해지는 대규모 사태에 대한 위기관리(예방-대비-대응-복구) 체계 구축 및 활동방향을 규정한 것

- ○ 표준매뉴얼 적용 요건
  - 감염병의 예방 및 관리에 관한 법률에 따른 감염병의 확산 등으로 인한 위기상황*에 적용
    - * 위기경보수준은 관심(Blue)-주의(Yellow)-경계(Orange)-심각(Red)로 나누어지며 표준매뉴얼은 '주의' 단계부터 작동함
      - ① 신종 감염병이 국내로 유입되어 대규모로 환자가 발생하고 있는 경우 : 중증급성기호흡기증후군(SARS), 동물인플루엔자 인체감염증, 중동호흡기증후군(MERS), 코로나바이러스감염증-19(COVID-19) 등
      - ② 국내에서 재출현 감염병으로 인해 대규모로 환자가 발생하는 경우 : 신종인플루엔자 등
- ○ 유행성 감염병 발생을 인식하기 위한 경보체계
  - 국가기관(질병관리청 등) 공지 정보 모니터링 및 원내 공유 : 홈페이지 등 지속 확인을 통한 정보 습득 후 원내 공지
- ○ 유행성 감염병 대비를 위한 대응팀
  - 대응팀 구성
  - 대응팀 구성원의 역할
  - 대응팀 활성화 절차 및 유행 시 운영

○ 유행성 감염병 진료지원 체계
  – 별도의 시설 확보
    • 선별진료소 설치 : 음압 유지(−2.5Pa 이상), 위치 등
    • 별도의 선별진료소가 없는 경우 임시 공간 확보 가능 여부(음압텐트 가능)
  – 인력 확보
    • 유행성 감염병에 대응할 수 있는 훈련된 담당 의료진 및 적정 인력 확보
    • 개인보호장비(PPE, Personal Protective Equipment) 사용법 및 착탈의 방법 훈련

○ 대응체계 점검 : 매년 표준매뉴얼 점검

○ 재난훈련 시행 및 관리
  – 연 1회 이상 모의훈련을 시행, 훈련 결과를 평가하고 개선사항 점검
  ※ 모의훈련을 시행하지 못한 경우 : 도상훈련 수행
  – 평가 결과에 따른 개선활동 수행
  – 경영진 보고 및 관련 직원 공유 : 평가결과 및 개선사항, 개선활동 수행결과 등

2) [정규/병원–시범] 유행성 감염병 발생을 인식하기 위한 경보체계가 있다.

3) [정규/병원–시범] 유행성 감염병 관련 신속한 의사결정과 진행을 위한 대응팀이 있다.

4) 유행성 감염병 진료를 위한 별도의 시설 및 담당 의료진 확보체계가 있다.

5) 유행성 감염병 발생에 대비한 표준매뉴얼에 따라 대응체계 점검 및 재난훈련을 시행하고 관리한다.

참고문헌

- 강나경 외, 〈보건인을 위한 핵심 미생물학〉, 의학교육, 2022
- 김경미 저, 〈무균술〉, 한미의학, 2011
- 김양호 외, 〈감염미생물과 간호〉, 현문사, 2020
- 유승민 외, 〈감염미생물과 보건관리〉, 메디컬에듀케이션, 2021
- 질병관리청, 〈다제내성균 감염 관리 지침〉, 2012
- 질병관리청, 〈법정감염병 진단검사 통합지침〉, 2022
- 질병관리청, 〈성매개감염병 관리지침〉, 2020
- 질병관리청, 〈신종 코로나바이러스 확인을 위한 검체채취 안내서〉, 2020
- 질병관리청, 〈예방접종 대상 감염병 관리지침〉, 2022
- 질병관리청, 〈의료관련감염 표준예방지침〉, 2017
- 질병관리청, 〈코로나바이러스감염증-19 대응 지침(의료기관용)〉, 2022
- 김병욱 외(2017). 내시경 세척 및 소독 지침. 대한내과학회지 제92권 제3호
- 김봉영(2020). 의료관련감염관리. 대한의료관련감염학회지 제25권 제2호
- 김옥선 외(2011). 중소병원 의료종사자의 주사침 상해 후 미보고율 및 관련요인. 의료관련감염관리, 16(1), 29-36
- 박미선(2010). 경장영양 주입세트의 감염 위험. 한국정맥경장영양학회지 제3권 제1호
- 박창식 외(2015). 욕창의 치료와 예방. 대한의사협회지 제58권 제9호, pp.786-794
- 보건복지부, 의료기관평가인증원. 〈4주기 급성기병원 인증기준〉, 2022
- 정두련(2018). 의료관련감염의 전파경로와 예방. 대한내과학회지 제93권 제4호
- 최영화(2018). 우리나라 의료관련감염 감시체계. 대한의사협회지 제61권 제1호

Index
찾아보기

한글
영어

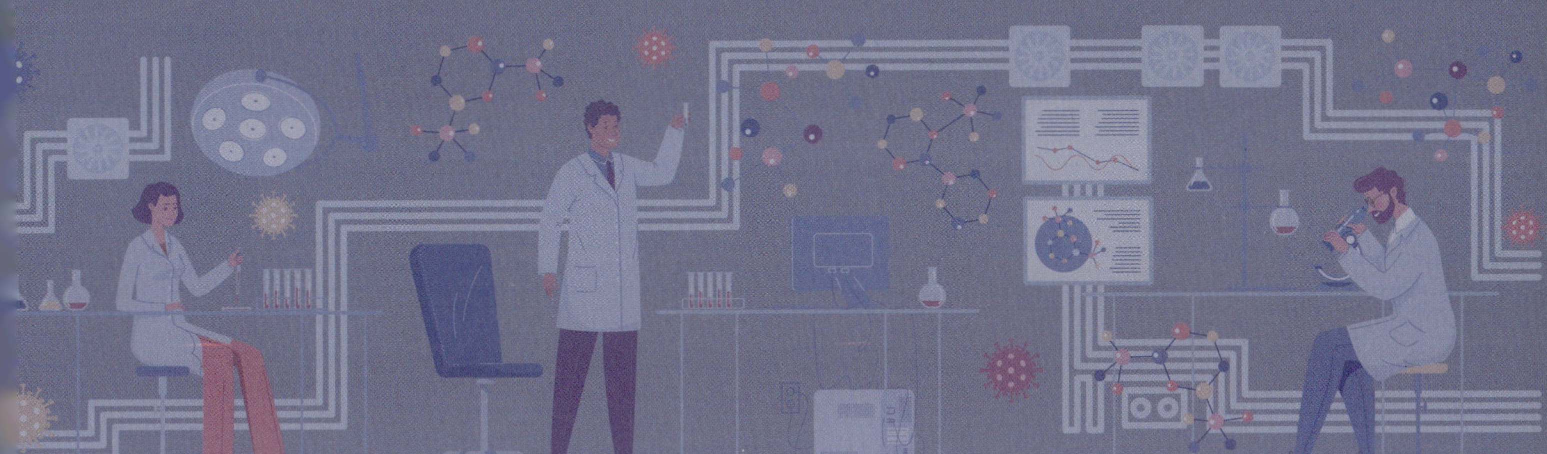

한글

ㄱ

감염병 3
감염원 3
건열멸균 34
결핵균 148
경관영양 137
경태반감염 6
고압증기멸균 35
고위험 무균영역 83
공기감염 5
공기주의 102
과산화수소 30
광범위내성 165
광범위내성 결핵 152
교차감염 66
교차내성 218
균교대감염 9
균교대현상 217
그물체 159
글루콘산 클로르헥시딘 29
기관/강 수술부위감염 122
기본소체 159
기회감염 9

ㄴ

내과적 무균술 81
내시경 132
내시경 재처리 133
내인감염 9
노로바이러스 88, 204

ㄷ

다제내성 165
다제내성 결핵 152
다제내성균 87
다제내성 녹농균 166
다제내성 아시네토박터 바우마니균 166

ㄹ

라이증후군 179
라텍스알레르기 74
로타바이러스 88, 206

ㅁ

매개체감염 5
매독균 153
멈프스바이러스 189
메티실린 내성 황색포도알균 166
면역저하숙주 8
면역형광법 58
멸균 32
멸균술 82
모유감염 6
무균술 81
무증상감염 7
무증상보균자 3
물리적 확인 38
물질안전보건자료 41
미생물학적 모니터링 130

ㅂ

반코마이신 내성 장알균 166
반코마이신 내성 황색포도알균 165
방사선멸균 37
범약제내성 165
병원감염 12
병원성 7
병원성 인자 7
병원체 7
보균자 3
보체결합반응 52
보호격리실 105
보호환경 105
복막투석 128
부유 비말핵 5
불연속변이 178
불현성 감염 7
비말 4
비말감염 4
비말주의 101
비말핵 5

ㅅ

사람면역결핍바이러스 192
사람파르보바이러스 B19 190
산도감염 6
살균작용 213
생리식염수 30
생물학적 지시제 39
생물학적 확인 39
선천매독 153
선천풍진증후군 184
선택독성 213
성매개감염병 153, 156
세균혈증 113
세척 22
소독 23
속립결핵 147
손위생 65
수두대상포진바이러스 186
수술부위감염 121
수직감염 6
수평감염 4
시겔라속 145
신경매독 155
신종 감염병 10
심부 수술부위감염 122

ㅇ

아데노바이러스 209
알코올 25
약물감수성 검사 168
약물알레르기 217
약제내성 218
약제내성 결핵 152
여과법 23
연속변이 178
염화벤잘코늄 28
염화벤제토늄 28
예방접종 220
외과적 무균술 81, 82

외과적 손위생 65
외인감염 7
욕창 124
운반배지 49
원내감염 12
위험평가 171
유치도뇨관 115
음압격리실 102
응집반응 51
의료관련감염 12, 15
이질이질균 145
인공호흡기 119
인수공통감염병 10
인터페론-감마 분비검사 151
인플루엔자바이러스 177
일회통과법 131
일회통과 재순환법 131
임균 157

ㅈ

자비소독 23
자연내성 218
자외선멸균 37
잠복감염 7
잠복결핵 147
잠복매독 154
장기쏠림성 214
장기주성 214
재순환법 131
재출현 감염병 10
저온살균 23
저위험 무균영역 84
전국 의료관련감염 감시체계 17
접촉감염 4
접촉주의 100
정균작용 213
좁쌀결핵 147
주사실무 109
중소병원 감염관리 네트워크 18
중심정맥관 113
증상감염 8
지속감염 7
지역감염 12

ㅊ

차아염소산나트륨 27
채혈 111
최소살균농도 169
최소억제농도 169

ㅋ

카바페넴 내성 장내세균속 균종 166
칵테일요법 195
코플릭반점 181
클라미디아 트라코마티스 159
클로스트리듐 디피실 88, 162

ㅌ

태반경유감염 6
투베르쿨린검사 150
투석 128
투석용수 130

ㅍ

펄스장겔전기영동법 52
폐쇄배뇨시스템 116
포비돈 요오드 27
표재성 수술부위감염 122
표준 무균술 82
표준주의 98
풍진바이러스 183
프리온 88
플라즈마멸균 37

ㅎ

한손 기법 110
항균스펙트럼 214
항미생물제 213
항생제 213
항원대변이 178
항원변위 178
항원변이 178
항원소변이 178
현성 감염 8
혈액투석 128
혼성화 59
홍역바이러스 180
화학요법 213
화학요법제 213
화학적 모니터링 131
화학적 지시제 38
화학적 확인 38
확산법 168
회복기보균자 3
효소항체법 51, 58
희석법 169

기타

1기 매독 154
2기 매독 154
3기 매독 155
B형 간염바이러스 199
C형 간염바이러스 202
EO 가스멸균 36
PCR법 52, 59
SARS 코로나바이러스 2 197

영어

A

adenovirus 209
aerial infection 5
agglutination reaction 51
air-borne droplet 5
air-borne precautions 102
alcohol 25
antibiotic 213
antigenic drift 178
antigenic shift 178
antimicrobial agent 213
antimicrobial spectrum 214
apparent infection 8
aseptic technique 81
asymptomatic carrier 3

B

bacteremia 113
bacteriocidal action 213
bacteriostasis 213
benzalkonium chloride 28
benzethonium chloride 28
BI 39
biological indicator 39
biological monitoring 39
birthcanal infection 6
boiling disinfection 23
breastfeeding infection 6

C

carrier 3
CASS 120
central venous catheter 113
chemical indicator 38
chemical monitoring 38
chemotherapeutic agent 213
chemotherapy 213
Chlamydia trachomatis 159
chlorhexidine gluconate 29
CI 38
closed drainage system 116
Clostridium difficile 88, 162
community acquired infection 12
complement fixation reaction 52
congenital rubella syndrome 184
congenital syphilis 153
contact infection 4
contact precautions 100
continuous aspiration of subglottic secretionss 120
convalescent carrier 3
CRE 166
cross infection 66
cross tolerance 218
CRS 184
CVC 113

D

decubitus ulcer 124
deep incisional SSI 122
dialysis 128
diaplacental infection 6
disinfection 23
draw blood 111
droplet 4
droplet infection 4
droplet nuclei 5
droplet precautions 101
drug allergy 217
drug tolerance 218
dry heat sterilization 34

E

EB 159
elementary body 159
ELISA 58
emerging infectious disease 10
endogenous infection 9
endoscope 132
endoscope reprocessing 133
enzyme-labeled antibody method 51
enzyme-linked immunosorbentassay 58
EO gas sterilization 36
exogenous infection 7
extensively drug resistant 165
extensively drug-resistant tuberculosis 152

F

filtration 23

H

HAART 195
HAI 15
hand hygiene 65
HCV 202
healthcare-associated infection 12, 15
hemodialysis 128
hepatitis B virus 199
hepatitis C virus 202
highly active antiretroviral treatment 195
HIV 192
horizontal infection 4
hospital acquired infection 12
human immunodeficiency virus 192
human parvovirus B19 190
hybridization 59
hydrogen peroxide 30

I

ICCON 18
IGRA 151
immunocompromised host 8
immunofluorescence assay 58
inapparent infection 7
indwelling catheter 115
infection control consulting network 18
infection source 3
infectious disease 3
influenza virus 177
interferon-gamma release assay 151

K

KONIS 17
Koplik's spot 181
korean national healthcare associated infections surveillance system 17

L

latent infection 7
latent tuberculosis 147

M

material safety data sheet 41
MBC 169
MDR−TB 152
measles virus 180
MIC 169
microbial substitution 217
miliary tuberculosis 147
minimum bactericidal concentration 169
minimum inhibitory concentration 169
MRAB 166
MRPA 166
MRSA 166
MSDS 41
multi−drug resistant bacteria 87
multiple drug resistance tuberculosis 152
mumps virus 189
mutidrug resistant 165
Mycobacterium tuberculosis 148

N

natural tolerance 218
Neisseria gonorrhoeae 157
normal saline 30
norovirus 88, 204

O

one hand technique 110
opportunistic infection 9
oragan/space incisional SSI 122
organotaxis 214

P

pandrug resistant 165
pasteurization 23
pathogen 7
pathogenicity 7
peritoneal dialysis 128
persistent infection 7
PFGE 52
physical monitoring 38
plasma sterilization 37
polymerase chain reaction method 52, 59
povidone iodine 27
prion 88
protective environment 105
pulsed−field gel electrophoresis 52

R

radiation sterilization 37
RB 159
recirculating 131
reemerging infectious disease 10
reticulate body 159
Reye's syndrome 179
risk assessment 171
rotavirus 88, 206
rubella virus 183

S

SARS−CoV−2 197
selective toxicity 213
severe acute respiratory syndrome coronavirus 2 197
sexually transmitted infection/disease 153, 156
Shigella 145
single−pass 131
single pass−recirculating 131
sodium hypochlorite 27
SSI 121
standard ANTT 82
standard aseptic non−touch technique 82
standard precautions 98
steam sterilization under pressure 35
sterile technique 82
sterilization 32
STI/STD 153, 156
superficial incisional SSI 122
superinfection 9
surgical ANTT 82
surgical aseptic non−touch technique 82
surgical hand antisepsis 65
surgical hand preparation 65
surgicalsite infection 121

T

transport medium 49
Treponema pallidum 153
tube feeding 137
tuberculin test 150

U

ultraviolet sterilization 37
urinary catheter 115

V

vaccination 220
varicella−zoster virus 186
vector−borne infection 5
ventilator 119
vertical infection 6
virulence factor 7
VRE 166
VRSA 165
VZV 186

W

washing 22

X

XDR−TB 152

Z

zoonosis 10

● 저자진

- **공혜연** 수원여자대학교
- **김은진** 경인여자대학교
- **류다정** 목포과학대학교
- **박상남** 경동대학교
- **이선미** 진주보건대학교
- **조명지** 호산대학교
- **최명심** 선린대학교
- **황지원** 경동대학교

보건의료인을 위한
감염관리학

2023년 2월 25일 초판 인쇄
2023년 3월 3일 초판 발행

저 자	공혜연 · 김은진 · 류다정 · 박상남 · 이선미 · 조명지 · 최명심 · 황지원
발 행 인	최경희 · 배영환
발 행 처	도서출판 의학교육
등록번호	제 2013-114 호
주 소	서울시 영등포구 영중로 138-1(영등포동 8가 80-2) 드림프라자 B 901호 Tel. 02) 2637-4806, 4863 Fax. 02) 2637-4807
홈페이지	www.medipub.co.kr
E-mail	okpress1208@naver.com
정 가	29,000 원
I S B N	979-11-6127-125-5 93510